张锡纯医学全书

郑腾飞　胡蓝方　黄小龙　点校

张锡纯
医论医案撮要

学苑出版社

图书在版编目（CIP）数据

张锡纯医论医案撮要/郑腾飞，胡蓝方，黄小龙点校．—北京：学苑出版社，2017.4

（张锡纯医学全书）

ISBN 978 - 7 - 5077 - 5196 - 3

Ⅰ.①张… Ⅱ.①郑… ②胡… ③黄… Ⅲ.①医论 - 汇编 - 中国 - 民国 ②医案 - 汇编 - 中国 - 民国 Ⅳ.①R249.6

中国版本图书馆 CIP 数据核字（2017）第 060567 号

责任编辑：黄小龙

出版发行：学苑出版社

社　　址：北京市丰台区南方庄 2 号院 1 号楼

邮政编码：100079

网　　址：www.book001.com

电子邮箱：xueyuanpress@163.com

销售电话：010 - 67601101（销售部）67603091（总编室）

印　刷　厂：北京画中画印刷有限公司

开本尺寸：880 × 1230　1/32

印　　张：11.5

字　　数：258 千字

版　　次：2017 年 4 月第 1 版

印　　次：2017 年 11 月第 2 次印刷

定　　价：42.00 元

前有张仲景　后有张锡纯

中国近代医学第一人

张锡纯，字寿甫，生于1860年，卒于1933年秋，祖籍山东诸城，祖上于明代时迁居河北盐山县边务乡。张锡纯家为儒医之家，少时饱读经史，后遵父命习医，上至《内经》《伤寒》，下至名医诸家无不遍览。后教书乡里，科举不第，遂转而攻医。时西学渐入，张氏开始接触西洋医学，潜心研读十余载，为人诊治，药效非凡，沉疴痼疾常能药到病除，渐闻名于乡里。辛亥革命后，受聘从军，任军医之职。1918年，奉天设立达中医院，张氏被聘为院长。张锡纯晚年携亲眷至天津，开业行医。张氏在其行医生涯中主张中西医应取长补短，相互汇参，并将自己的经验加以整理、刊行，在医界引起很大反响，被称为"医学中第一可法之书"，张氏亦被称为"中国近代医学第一人"。

医学中第一可法之书

张锡纯《医学衷中参西录》自刊行以来深受医学界广大读者的推崇，后经奉天章福记书局多次刊行，畅销海内外，为近代以来中医界不可多得的优秀著作。新中国成立以后，该书又经河北人民出版社点校、整理出版，加入了张锡纯后人保存的张锡纯遗稿。近年来各医家又多次对该书进行整理、完善，使张锡纯的学术思想在医学界广为传播。

学宗经典，自创新方

张锡纯潜心研读《内经》《本经》《伤寒杂病论》等秦汉经典及其他历代先贤医籍，吸取其精华，"瀹我灵性，益我神智，迨至性灵神智洋溢活泼，又贵举古人之规矩、准绳扩充之、变化之、引申触长之"（《前三期合编·自序》），而自创新方。故"书中诸方，除古方数首之外，其余一百六十余方，皆系拙拟。此非矜奇立异，欲与古人争胜也。诚以医者以挽回人命，为孜孜当尽之天职，至遇难治之证，历试成方不效，不得不苦心经营，自拟治法。迨拟出用之有效，且屡次用之，皆能随手奏效，则其方即不忍抛弃，而详为录存。是此一百六十余方，皆迫于孜孜挽回人命之热忱，而日积月累以成卷帙者也"（《前三期合编·例言》）。这表明，张氏所创新方皆源自临证实践。更难能可贵的是，张锡纯不藏私，每首新方皆分述主治病证、方药组成、剂量用法及方药分析，且多数方论附有相关医案。如此一来，读者更加容易活学活用。

衷中参西，中西汇通第一人

自西医东渐，打破了华夏大地中医"一统天下"之局面。中医界面临西医学的兴起，"维新派"审时度势，与时俱进，倡导中西医汇通，张锡纯为其一。有学者评价说："能融贯中西，汇通新旧，以求医学之尽善尽美，而无偏私之见存于其中者，则余于张君寿甫之《衷中参西录》。"（《第五期·第八卷》盛泽王镜泉登《绍兴医报》论《衷中参西录》为医家必读之书）张锡纯在回顾他对西医学的认识过程时说："自幼承家学渊源，医学与读书并重。是以自成童时即留心医学，弱冠后即为人诊病疏方。年过三旬始见西人医书，颇喜其讲解新异多出中医之外。后又十余年，于医学研究功深，乃知西医新异之理原多在中医包括之中，特古籍语意浑含，有赖后人阐发耳。"（《第五期·第一卷·论中医之理多包括西医之理沟通中西原非难事》）张氏在客观分析中西医各有所长与所短，并倡导应优势互补时说："自西药之入中国也，维新者趋之恐后，守旧者视之若浼，遂至互相牴牾，终难沟通。愚才不敏，而生平用药多喜取西药之所长，以济吾中药之所短，初无畛域之见存于其间。故拙著之书，以衷中参西为名也。盖西医用药在局部；是重在病之标也；中医用药求原因，是重在病之本也。究之标本原宜兼顾，若遇难治之证，以西药治其标，以中药治其本，则奏效必捷，而临证亦确有把握矣。"（《第五期·第二卷·论中西之药原宜相助为理》）他还说："夫医学以活人为宗旨，原不宜有中西之界限存于胸中。在中医不妨取西医之所长（如实验器械化学等），以补中医之所短；在西医尤当精研气化（如脏腑各有性情及手足六经分治主六气等），视中医深奥之理原为形上之道，而非空谈无实际也。"（《第五期·第一卷》）"盖中、西医学原可相助为理，而不宜偏废，吾国果欲医学之振兴，固非沟通中、西不可也。"（《第五期·第六卷·论痫证治法》）综上所述，张锡纯当年审时度势，衷中参西之理念至今也没有过时，并且对目前的中西医结合有一定的指导意义。

张锡纯所在时代，西医对霍乱病长于预防而短于治疗。为此，张锡纯发明了治疗霍乱的"急救回生丹"，用药有朱砂、冰片、薄荷冰、粉甘草，他认为此方治霍乱无论寒热，均可应用。随后，张锡纯又制有防治兼用的"卫生防疫宝丹"，"治霍乱吐泻转筋，下痢腹疼，及一切痧证，平素口含化服，能防一切疠疫传染"。此方流传一时，如沈阳某煤矿发生霍乱，"有工人病者按原数服药 40 丸，病愈强半，又急续服 40 丸，遂脱然痊愈。后有病者数人，皆服药 80 丸。中有至剧者一人，一次服药 120 丸，均完全治愈。"

这两种方药的药味及制法均系衷中参西的成果，经济简便，效果又在单独用中药或西药之上。1919～1920 年，曾在东北及河北、山东、河南大面积试用，据较可靠的报告，治愈数万人。

提倡传统内练法

吴云波先生指出："张锡纯提倡医家力行'内练、内修'的静坐气功，认为这是'领悟脏腑经络之功能和人体内气化作用'的捷径，他由此得出这样的认识：'内练内修'的佛、道气功是中医的源起和基础。"

张锡纯在"论哲学与医学之关系"一文中指出："哲学实为医学之本源，医学即为哲学之究竟。"他说："是其人必先有明哲之天资，及明哲之学问，而后能保其身也。而此明哲保身之天资学问，在修士原为养生之道。此修士之养生，所以名为哲学也。"又说："诚以静坐之功，原为哲学之起点。"

在这方面，张锡纯有不少具体的观点，如："医者，生命所托。必其人具有非常聪明，而后能洞人身之精微，察天地之气化，辨药物之繁赜。临证疏方，适合病机，救人生命。若是则研究医学者顾可不留心哲学，藉以沦我性灵、益我神智乎哉？"

张锡纯认为，为把握中医所指的人体之"本"，是有赖于内练法之熟稔的。如，怎样才能体察到中医脏腑的存在？他说："当其内视功深之候，约皆能洞见脏腑，朗若掣电；深究性命，妙能悟真。"

张锡纯认为，把握哲学便能洞悉中医的实质，由此，可极大地提高中医的诊疗水平。他说："拙著医书中多论及哲学，非以鸣高也，实欲医者兼研究哲学，自能于医学登峰造极也。"

本次点校、编著采用奉天章福记书局民国二十年印行版本为底本、以河北人民出版社 1957 年版本为对校本。本丛书共分《张锡纯医方精粹》《张锡纯医论医案撮要》《张锡纯经方讲习录》《张锡纯医书拾遗》《张锡纯内科证治精华》五册，分别从方剂、医论医案、经方、遗稿、内科经验等方面入手进行整理，以方便读者携带和研读。

限于编校者的学识，书中难免有错漏，敬请读者批评指正。

本书编委会
2017 年 2 月

编 校 说 明

一、本册共分"医论摘要"、"医案摘要"两部分，分别选取张氏部分医论、医案进行编次整理。"医论摘要"部分按"论心、脑系病"、"论肺系病"、"论肝胆、脾胃病"、"论肾系病"等九个章节进行整理。"医案摘要"部分，则选取《医学衷中参西录》第六期前四卷的去除"痢疾门"、"霍乱门"这两个章节的大部分医案。

二、将原书繁体字改为简体字，竖排版改为横排，同时对原书中不同的部分在排版格式和字体上加以区分。

三、依据惯例竖排本将原书横排版中"右"改为"上"。

四、原书中药物的计量未做改动。

五、原书中通假字，保持原貌，未做改动；对于书中较为明显的刊误，径直改动未加标注。

六、本书中提到的计量单位"瓦"：1 瓦 = 1 克（gram，"柯兰某"），见张锡纯《医学衷中参西录》例言二十九。后文中不再出注。

目　　录

6

医论摘要

论心、脑系病

论心病治法

心者，血脉循环之枢机也。心房一动，则周身之脉一动，是以心机亢进，脉象即大而有力，或脉搏更甚数；心脏麻痹，脉象即细而无力，或脉搏更甚迟。是脉不得其平，大抵由心机亢进与心脏麻痹而来也。于以知心之病虽多端，实可分心机亢进、心脏麻痹二大纲。

今试先论心机亢进之病。有因外感之热炽盛于阳明胃腑之中，上蒸心脏致心机亢进者。其脉象洪而有力，或脉搏加数，可用大剂白虎汤以清其胃；或更兼肠有燥粪、大便不通者，酌用大、小承气汤以涤其肠，则热由下泻，心机之亢进者自得其平矣。

有下焦阴分虚损，不能与上焦阳分相维系，其心中之君火恒至浮越妄动，以致心机亢进者。其人常苦眩晕，或心疼、目胀、耳鸣，其脉象上盛下虚，或摇摇无根，至数加数，宜治以加味左归饮。方用：大熟地、大生地、生怀山药各六钱，甘枸杞、怀牛膝、生龙骨、生牡蛎各五钱，净萸肉三钱，云苓片一钱。此壮水之源以制浮游之火，心机之亢者自归于和平矣。

有心体之阳素旺，其胃腑又积有实热，复上升以助之，以致心机亢进者。其人脉虽有力，而脉搏不数，五心恒作灼热，宜治以咸寒之品（《内经》谓热淫于内治以咸寒），若朴硝、太阴玄精石及西药硫苦，皆为对证之药（每服少许，日服三次久久自愈）。盖心体属火，味之咸者属水，投以咸寒之品，足以寒胜热、水胜火也。

又人之元神藏于脑，人之识神发于心。识神者，思虑之神也。人常思虑，其心必多热。以人之神明属阳，思虑多者其神之阳常常由心发露，遂致心机因热亢进，其人恒多迷惑，其脉多现滑实之象。因其思虑所生之热恒与痰涎互相胶漆，是以其脉滑而有力也，可用大承气汤（厚朴宜少用），以清热降痰，再加赭石（生赭石两半轧细同煎）、甘遂（甘遂一钱研细调药汤中服）以助其清热降痰之力。药性虽近猛烈，实能稳建奇功，而屡试屡效也。

又有心机亢进之甚者，其鼓血上行之力甚大，能使脑部之血管至于破裂。《内经》所谓"血之与气，并走于上"之大厥也，亦即西人所谓脑充血之险证也。推此证之原因，实由肝木之气过升，肺金之气又失于肃降，则金不制木，肝木之横恣遂上干心脏，以致心机亢进。若更兼冲气上冲，其脉象之弦硬有力更迥异乎寻常矣。当此证之初露征兆时，必先脑中作疼，或间觉眩晕，或微觉半身不利，或肢体有麻木之处。宜思患预防，当治以清肺、镇肝、敛冲之剂，更重用引血下行之药辅之。连服十余剂或数十剂，其脉象渐变柔和，自无意外之患。向因此证方书无相当之治法，曾拟得建瓴汤一方，屡次用之皆效。即不能治之于预，其人忽然昏倒，须臾能自苏醒者，大抵脑中血管未甚破裂，急服此汤，皆可保其性命。连服数剂，其头之疼者可以痊愈。即脑中血管不复充血，其从前少有破裂之处亦可自愈，而其肢体之痿废者亦可徐徐见效。方载本卷前篇论中，原用铁锈水煎药，若刮取铁锈数钱，或多至两许，与药同煎服更佳。

有非心机亢进而有若心机亢进者，怔忡之证是也。心之本体原长发动，以运行血脉。然无病之人初不觉其动也，惟患怔忡者则时觉心中跳动不安。盖人心中之神明，原以心中之气血为凭依，有时其气血过于虚损，致神明失其凭依，虽心机之动照常，原分毫未尝亢进，而神明恒若不任其震撼者。此其脉象多微细，或脉搏兼数。宜用山萸肉、酸枣仁、怀山药诸药品以保合其气；龙眼肉、熟地黄、柏子仁诸药以滋养其血；更宜用生龙骨、牡蛎、朱砂（研细送服）诸药以镇安其神明。气分虚甚者可加人参，其血分虚而且热者可加生地黄。

有因心体肿胀，或有瘀滞，其心房之门户变为窄小，血之出入致有激荡之力，而心遂因之觉动者。此似心机亢进，而亦非心机亢进也。其脉恒为涩象，或更兼迟。宜治以拙拟活络效灵丹（方载三期第四卷，系当归、丹参、乳香、没药各五钱）加生怀山药、龙眼肉各一两，共煎汤服。或用节菖蒲三两，远志二两，共为细末，每服二钱，红糖冲水送下，日服三次，久当自愈。因菖蒲善开心窍，远志善化瘀滞（因其含有稀盐酸），且二药并用，实善调补心脏。而送以红糖水者，亦所以助其血脉流通也。

至心脏麻痹之原因，亦有多端，治法亦因之各异。

如伤寒温病之白虎汤证，其脉皆洪大有力也，若不即时投以白虎汤，脉洪大有力之极，又可渐变为细小无力。此乃由心机亢进而转为心脏麻痹。病候至此，极为危险。宜急投以大剂白虎加人参汤，将方中人参加倍，煎汤一大碗，分数次温饮下，使药力相继不断，一日连服二剂，庶可挽回。若服药后仍无效，宜用西药斯独落仿斯丁儿四瓦，分六次调温开水服之，每两点钟服一次。服至五六次，其脉渐起，热渐退，可保无虞矣。盖外感之热，传入阳明，其热实脉虚者，原宜治以白虎加人参汤（是以伤寒汗吐下后用白虎汤时皆加人参）。然其脉非由实转虚也，至其脉由实转虚，是其心脏为热所伤而麻痹，已成坏证。故用白虎加人参汤时宜将人参加倍，助其心脉之跳动，即可愈其心脏之麻痹也。至西药斯独落仿斯实为强壮心脏之良药，原为实芰答里斯之代用品，其性不但能强心脏，且善治脏腑炎证，凡实芰答里斯所主之证皆能治之，而其性又和平易用，以治心脏之因热麻痹者，诚为至良之药。

有心脏本体之阳薄弱，更兼胃中积有寒饮溢于膈上，凌逼心脏之阳，不能用事。其心脏渐欲麻痹，脉象异常微细，脉搏异常迟缓者，宜治以拙拟理饮汤（方载三期第三卷，系干姜五钱，于白术四钱，桂枝尖、茯苓片、炙甘草各二钱，生杭芍、广橘红、川厚朴各钱半。病剧者加黄芪三钱）。连服十余剂，寒饮消除净尽，心脏之阳自复其初，脉之微弱迟缓者亦自复其常矣（此证间有心中觉热，或周身发热。或耳鸣欲聋种种反应象，须兼看理饮汤后所载治愈诸案，临症诊断自无差误）。

有心脏为传染之毒菌充塞以至于麻痹者，霍乱证之六脉皆闭者是也。治此证者，宜治其心脏之麻痹，更宜治其心脏之所以麻痹。则兴奋心脏之药，自当与扫除毒菌之药并用，如拙拟之急救回生丹、卫生防疫宝丹是也（二方皆载于第六卷论霍乱治法篇中）。此二方中用樟脑所升之冰片，是兴奋心脏以除其麻痹也；二方中皆有朱砂、薄荷冰，是扫除毒菌以治心脏之所以麻痹也。是以无论霍乱之因凉因热，投之皆可奏效也（急救回生丹药性微凉以治因热之霍乱尤效，至卫生防疫宝丹其性温用凉，无论病因凉热用之皆有捷效）。

有心中神明不得宁静，有若失其凭依，而常惊悸者。此其现象若与心脏麻痹相反，若投以西药麻醉之品如臭剥、抱水诸药，亦可取效于一时。而究其原因，实亦由心体虚弱所致。唯投以强心之剂，乃为根本之治法。当细审其脉，若数而兼滑者，当系心血虚而兼热，宜用龙眼肉、熟地黄诸药补其虚，生地黄、玄参诸药泻其热，再用生龙骨、牡蛎以保合其神明，镇静其魂魄，其惊悸自除矣。其脉微弱无力者，当系心气虚而莫支，宜用参、术、芪诸药以补其气，兼用生地黄、玄参诸滋阴药以防其因补生热，更用酸枣仁、山萸肉以凝固其神明，收敛其气化，其治法与前条脉弱怔忡者大略相同。特脉弱怔忡者，心机之发动尤能照常，而此则发动力微，而心之本体又不时颤动，犹人之力小任重而身颤也，其心脏之弱似较怔忡者尤甚矣。

有其惊悸恒发于夜间，每当交睫甫睡之时，其心中即惊悸而醒，此多因心下停有痰饮。心脏属火，痰饮属水，火畏水迫，故作惊悸也。宜清痰之药与养心之药并用，方用二陈汤加当归、菖蒲、远志，煎汤送服朱砂细末三分，有热者加玄参数钱。自能安枕稳睡而无惊悸矣。

脑气筋辨 （脑气筋亦名脑髓神经）

西人谓人之知觉运动，其枢机皆关于脑气筋，此尤拘于迹象之谈，而非探本穷源之论也。夫脑气筋者，脑髓之所滋生也。《内经》名脑为髓海。所谓海者，乃聚髓之处，非生髓之处。究其本源，实由于肾中真阳、真阴之气酝酿化合以成，至精至贵之液体缘督脉上升而贯注于脑者也。盖肾属水，水于五德为智，故善知觉；肾主骨，骨为全身祯干，故善运动。此乃脑气筋先天之本源也。

至于后天之运用，则又全赖胸中大气（即宗气）。《内经》谓："上气不足，脑为之不满，耳为之苦鸣，头为之倾，目为之眩。夫上气，乃胸中大气由任脉而上注于脑之气也。设或大气有时辍其贯注，必即觉脑空、耳鸣、头倾、目眩。此时脑气筋固无恙也，而不能效其灵者何也？盖胸中大气，原能保合脑中之神明，斡旋全身之气化，是以胸中大气充足上升，而后脑气筋始能有所凭藉。此非愚之出于想象而凭空拟议也，曾有实验二则，详录于下以备考证。

友人赵厚庵，邑诸生，其丁外艰时，哀毁过甚，忽觉呼吸之气，自胸中近喉之处，如绳中断。其断之上半，觉出自口鼻，仍悬于囟门之上；其下半，则觉渐缩而下，缩至心口，胸中转觉廓然。过心以下，即昏然罔觉矣。时已扑于地，气息全无，旁人代为扶持，俾盘膝坐，片时觉缩至下焦之气又徐徐上升，升至心口恍然觉悟，再升至胸觉囟门所悬之气，仍由口鼻入喉，与上升之气相续。其断与续皆自觉有声，仿佛小爆竹，自此遂呼吸复常。后向愚述其事，且问其所以然之故。因晓之曰："此乃胸中大气下陷，而复自还也。夫大气者，积于胸中，资始于先天元气，而成于后天水谷之气，以代先天元气用事，能保合神明，斡旋全身。肺脏阖辟呼吸之中枢尤其所司。子因哀毁过甚，饮食不进，大气失其所养而下陷，呼吸之中枢顿停，所以呼吸之气中断，于是神明失其保合而昏，肢体失其斡旋而扑矣。所幸先天元气未亏，即大气之根抵犹在，所以下陷之后仍能徐徐上升自还原处。升至于心而恍然醒悟者，心中之神明得大气之保合也；升至胸中觉与外气相续者，肺脏之呼吸得大气能自如也。"时愚行箧中带有《衷中参西录》未梓稿，因出示之，俾观升陷汤后诠解及所载医案，厚庵恍然悟会曰："十余年疑团存于胸中，一朝被君为消去矣。"

又沧州中学校学生董炳文，吴桥人，气分素虚。教员教以深呼吸之法，谓能补助气分。其法将身躯后挺，努力将胸中之气下压，以求胸中宽阔，呼吸舒长。一日因用力逼压其气过甚，忽然扑地，毫无知觉。移时似觉呼吸不舒，尤不自知其扑也。又须臾呼吸方顺，乃自知身扑地上。此因胸中大气下陷，而呼吸、知觉、运动一时并已，则大气之关于脑气筋者，为何如哉？由斯观之，脑气筋先天之本源在于肾，脑气筋后天之赖以保合斡旋者在胸中大气，其理固昭然也。

西人于脑气筋虚者，但知用药补脑，而卒无一效。此诚昧乎《内经》脑为髓海及上气不足则脑为不满之理。西人生理之学虽精，较之《内经》，不又迥不如哉！吾人临证遇有脑气筋虚而欲培养补助之者，尚能究其本源与其功用之所以然乎？

论脑充血之原因及治法

脑充血病之说倡自西人，而浅见者流恒讥中医不知此病，其人盖生平未见《内经》者也。尝读《内经》至《调经论》，有谓"血之与气，并走于上，则为大厥，厥则暴死，气反则生，不反则死"云云，非即西人所谓脑充血之证乎？所有异者，西人但言充血，《内经》则谓血之与气并走于上。盖血必随气上升，此为一定之理。而西人论病，皆得之剖解之余，是以但见血充脑中，而不知辅以理想以深究病源，故但名为脑充血也。至《内经》所谓"气反则生，不反则死"者，盖谓此证幸有转机，其气上行之极，复反而下行，脑中所充之血应亦随之下行，故其人可生；若其气上行不反，升而愈升，血亦随之，充血愈充，脑中血管可至破裂，所以其人死也。

又《内经·厥论篇》谓"巨阳之厥则肿首，头重不能行，发为眴（眩也）仆"；"阳明之厥，面赤而热，妄言妄见"；"少阳之厥，则暴聋颊肿而热"，诸现象皆脑充血证也。推之，秦越人治虢太子尸厥，谓"上有绝阳之络，下有破阴之纽"者，亦脑充血证也。特是古人立言简括，恒但详究病源，而不细论治法。然既洞悉致病之由，即自拟治法不难也。

愚生平所治此证甚多，其治愈者，大抵皆脑充血之轻者，不至血管破裂也。今略举数案于下，以备治斯证者之参考。

在奉天曾治一高等检察厅科员，年近五旬，因处境不顺，兼办稿件劳碌，渐觉头疼，日浸加剧，服药无效，遂入西人医院。治旬日，头疼不减，转添目疼。又越数日，两目生翳，视物不明，来院求为诊治。其脉左部洪长有力。自言脑疼彻目，目疼彻脑，且时觉眩晕，难堪之情，莫可名状。脉证合参，知系肝胆之火挟气血上冲脑部。脑中血管因受冲激而膨胀，故作疼；目系连脑，脑中血管膨胀不已，故目疼生翳且眩晕也。因晓之曰："此脑充血证也。深考此证之原因，脑疼为目疼之根；而肝胆之火挟气血上冲，又为脑疼之根。欲治此证，当清火、平肝、引血下行，头疼愈而目疼、生翳及眩晕自不难调治矣。"遂为疏方：用怀牛膝一两，生杭芍、生龙骨，生牡蛎、生赭石各六钱，玄参、川楝子各四钱，龙胆草三钱，甘草二钱，磨取铁锈浓水煎药。服一剂，觉头目之疼顿减，眩晕已无。即方略为加减，又服两剂，头疼、目疼痊愈，视物亦较真。其目翳原系外障，须兼外治之法。为制磨翳药水一瓶，日

　　　　　　　张锡纯医论医案撮要

点眼上五六次，徐徐将翳尽消。

又在沧州治一赋闲军官，年过五旬，当军旅纵横之秋，为地方筹办招待所，应酬所过军队，因操劳过度，且心多抑郁，遂觉头疼。医者以为受风，投以表散之药，疼益甚，昼夜在地盘桓且呻吟不止。诊其脉象弦长，左部尤重按有力，知其亦系肝胆火盛，挟气血而上冲脑部也，服发表药则血愈上奔，故疼加剧也。为疏方大致与前方相似，而于服汤药之前，俾先用铁锈一两煎水饮之，须臾即可安卧，不作呻吟。继将汤药服下，竟周身发热，汗出如洗，病家疑药不对证。愚思之，恍悟其故。因谓病家曰："此方与此证诚有龃龉，然所不对者几微之间耳。盖肝为将军之官，中寄相火，骤用药敛之、镇之、泻之，而不能将顺其性，其内郁之热转挟所寄之相火起反动力也，即原方再加药一味，自无斯弊。遂为加茵陈二钱；服后遂不出汗，头疼亦大轻减。又即原方略为加减，连服数剂痊愈。

夫茵陈原非止汗之品（后世本草且有谓其能发汗者）。而于药中加之，汗即不再出者，诚以茵陈为青蒿之嫩者，采于孟春，得少阳发生之气最早，与肝胆有同气相求之妙。虽其性凉能泻肝胆，而实善调和肝胆，不复使起反动力也。

又在沧州治一建筑工头，其人六十四岁，因包修房屋失利，心甚懊恢。于旬日前即觉头疼，不以为意。一日晨起至工所，忽扑于地，状若昏厥，移时苏醒，左手足遂不能动，且觉头疼甚剧。医者投以清火通络之剂，兼法王勋臣补阳还五汤之义，加生黄芪数钱，服后更觉脑中疼如锥刺难忍，须臾求为诊视。其脉左部弦长，右部洪长，皆重按甚实。询其心中，恒觉发热。其家人谓其素性嗜酒，近因心中懊恢，益以烧酒浇愁，饥时恒以酒代饭。愚曰："此证乃脑充血之剧者。其左脉之弦长，懊憹所生之热也；右脉之洪长，积酒所生之热也。二热相并，挟脏腑气血上冲脑部，脑部中之血管若因其冲激过甚而破裂，其人即昏厥不复醒。"今幸昏厥片时苏醒，其脑中血管当不至破裂，或其管中之血隔血管渗出，或其血管少有罅隙，出血少许而复自止。其所出之血著于司知觉之神经则神昏；著于司运动之神经则痿废。此证左半身偏枯，当系脑中血管所出之血伤其司左边运动之神经也。医者不知致病之由，竟投以治气虚偏枯之药，而此证此脉岂能受黄芪之升补乎！此所以服药后而头疼益剧也。遂为疏方，亦约略如前。为其右脉亦洪实，因于方中加生石膏一两，亦用铁锈水煎药。服两剂，头疼痊愈，脉已和平，左手足已能自动。遂改用当归、赭石、生杭芍、玄参、天冬各五钱，生黄芪、乳香、没药各三钱，红花一钱，连服数剂，即扶杖能行矣。

方中用红花者，欲以化脑中之瘀血也。为此时脉已和平，头已不痛，可受黄芪之温补，故方中少用三钱，以补助其正气，即借以助归、芍、乳、没以流通血脉，更可调玄参、天冬之寒凉，俾约性凉热适均，而可多服也。

上所录三案，用药大略相同，而皆以牛膝为主药者，诚以牛膝善引上部之血下行，为治脑充血证无上之妙品。此愚屡经试验而知，故敢公诸医界。而用治此证，尤以怀牛膝为最佳。

论脑充血证可预防及其证误名中风之由 （附：建瓴汤）

脑充血证即《内经》之所谓厥证，亦即后世之误称中风证，前论已详辨之矣。而论此证者谓其猝发于一旦，似难为之预防，不知凡病之来皆预有征兆。至脑充血证，其征兆之发现实较他证为尤显著，且有在数月之前，或数年之前，而其征兆

张锡纯医论医案撮要

即发露者。今试将其发现之征兆详列于下：

一、其脉必弦硬而长，或寸盛尺虚，或大于常脉数倍，而毫无缓和之意。

二、其头目时常眩晕，或觉脑中昏聩，多健忘，或常觉疼，或耳聋目胀。

三、胃中时觉有气上冲，阻塞饮食不能下行；或有气起自下焦，上行作呃逆。

四、心中常觉烦躁不宁，或心中时发热，或睡梦中神魂飘荡。

五、或舌胀、言语不利，或口眼歪斜，或半身似有麻木不遂，或行动脚踏不稳、时欲眩扑，或自觉头重足轻、脚底如踏棉絮。

上所列之证，偶有一二发现，再参以脉象之呈露，即可断为脑充血之征兆也。愚十余年来治愈此证颇多，曾酌定建瓴汤一方，服后能使脑中之血如建瓴之水下行，脑充血之证自愈。爰将其方详列于下，以备医界采用。

生怀山药—两　怀牛膝—两　生赭石轧细，八钱　生龙骨捣细，六钱　生牡蛎捣细，六钱　生怀地黄六钱　生杭芍四钱　柏子仁四钱

磨取铁锈浓水以之煎药。

方中赭石必一面点点有凸，一面点点有凹，生轧细用之方效。若大便不实者去赭石，加建莲子（去心）三钱。若畏凉者，以熟地易生地。

在津曾治东门里友人迟华章之令堂，年七旬有四，时觉头目眩晕，脑中作疼，心中烦躁，恒觉发热，两臂觉撑胀不舒，脉象弦硬而大。知系为脑充血之征兆，治以建瓴汤。连服数剂，诸病皆愈。唯脉象虽不若从前之大，而仍然弦硬。因苦于

吃药，遂停服。后月余，病骤反复。又用建瓴汤加减，连服数剂，诸病又愈。脉象仍未和平，又将药停服。后月余，病又反复，亦仍用建瓴汤加减，连服三十余剂。脉象和平如常，遂停药勿服，病亦不再反复矣。

又治天津河北王姓叟，年过五旬，因头疼、口眼歪斜，求治于西人医院。西人以表测其脉，言其脉搏之力已达百六十度。断为脑充血证，服其药多日无效，继求治于愚。其脉象弦硬而大，知其果系脑部充血，治以建瓴汤。将赭石改用一两，连服十余剂，觉头部清爽，口眼之歪斜亦愈，唯脉象仍未复常。复至西人医院以表测脉，西医谓较前低二十余度，然仍非无病之脉也。后晤面向愚述之，劝其仍须多多服药，必服至脉象平和，方可停服。彼觉病愈，不以介意，后四月未尝服药。继因有事出门，劳碌数旬。甫归后，又连次竹战。一旦忽眩扑于地而亡。

观此二案，知用此方以治脑充血者，必服至脉象平和，毫无弦硬之意，而后始可停止也。

友人朱钵文，滦州博雅士也，未尝业医而实精于医。尝告愚曰："脑充血证，宜于引血下行药中加破血之药以治之。"愚闻斯言，恍有悟会。如目疾，其疼连脑者，多系脑部充血所致，而眼科家恒用大黄以泻其热，其脑与目即不疼。此无他，服大黄后脑充血之病即愈故也。夫大黄非降血兼能破血最有力之药乎？由斯知：凡脑充血证其身体脉象壮实者，初服建瓴汤一两剂时，可酌加大黄数钱；其身形脉象不甚壮实者，若桃仁、丹参诸药，亦可酌加于建瓴汤中也。

至唐宋以来，名此证为中风者，亦非无因。尝征以平素临证实验，知脑充血证恒因病根已伏于内，继又风束外表，内生燥热，遂以激动其病根，而猝发于一旦。是以愚临此证，见有夹杂外感之热者，恒于建瓴汤中加生石膏一两；或两三日后见有阳明大热、脉象洪实者，又恒治以白虎汤或白虎加人参汤，以清外感之热，而后治其脑充血证。此愚生平之阅历所得，而非为唐宋以来之医家讳过也。然究之此等证，谓其为中风兼脑充血则可，若但名为中风仍不可也。迨至刘河间出，谓此证非外袭之风，乃内生之风，实因五志过极，动火而猝中。大法以白虎汤、三黄汤沃之，所以治实火也；以逍遥散疏之，所以治郁火也；以通圣散、凉膈散双解之，所以治表里之邪火也；以六味汤滋之，所以壮水之源以制阳光也；以八味丸引之，所谓从治之法，引火归原也；又用地黄饮子治舌喑不能言，足废不能行。此等议论，似高于从前误认脑充血为中风者一筹。盖脑充血证之起点，多由于肝气、肝火妄动。肝属木、能生风，名之为内中风，亦颇近理。然因未悟《内经》所谓"血之与气并走于上"之旨，是以所用之方，未能丝丝入扣，与病证吻合也。至其所载方中有防风、柴胡、桂、附诸品，尤为此证之禁药。

又《金匮》有风引汤，除热瘫痫。夫瘫既以热名，明其病因热而得也，其证原似脑充血也。方用石药六味，多系寒凉之品，虽有干姜、桂枝之辛热，而与大黄、石膏、寒水石、滑石并用，药性混合，仍以凉论（细按之桂枝、干姜究不宜用）。且诸石性皆下沉，大黄性尤下降，原能引逆上之血使之下行。又有龙骨、牡蛎与紫石英同用，善敛冲气；与桂枝同用，善平肝气。肝冲之气不上干，则血之上充者自能徐徐下降也。且其方虽名风引，而未尝用祛风之药。其不以热瘫痫为中风明矣。特后世不明方中之意，多将其方误解耳。拙拟之建瓴汤，重用赭石、龙骨、牡蛎，且有加石膏之时，实窃师风引汤之义也（风引汤方下之文甚简，似非仲景笔墨，故方书多有疑此系后世加入者，故方中之药品不纯）。

论脑贫血治法 <small>（附：脑髓空治法）</small>

脑贫血者，其脑中血液不足，与脑充血之病正相反也。其人常觉头重目眩、精神昏愦，或面黄唇白，或呼吸短气，或心中怔忡。其头与目或间有作疼之时，然不若脑充血者之胀疼，似因有收缩之感觉而作疼。其剧者亦可猝然昏仆，肢体颓废或偏枯。其脉象微弱，或至数兼迟。西人但谓脑中血少，不能荣养脑筋，以致脑失其司知觉、司运动之机能。然此证但用补血之品，必不能愈。《内经》则谓："上气不足，脑为之不满。"此二语实能说明脑贫血之原因，并已发现脑贫血之治法。

盖血生于心、上输于脑（心有四血脉管通脑），然血不能自输于脑也。《内经》之论宗气也，谓宗气"积于胸中，以贯心脉，而行呼吸"，由此知胸中宗气，不但为呼吸之中枢，而由心输脑之血脉管亦以之为中枢。今合《内经》两处之文参之，知所谓上气者，即宗气上升之气也。所谓"上气不足，脑为之不满"者，即宗气不能贯心脉以助之上升，则脑中气血皆不足也。然血有形而气无形，西人论病皆从实验而得，故言血而不言气也。因此知脑贫血治法固当滋补其血，尤当峻补其胸中宗气，以血助其上行。持此以论古方，则补血汤重用黄芪以补气，少用当归以补血者，可为治脑贫血之方矣。今录其方于下，并详论其随证宜加之药品。

生箭芪<small>一两</small> 当归<small>三钱</small>

呼吸短气者，加柴胡、桔梗各二钱。不受温补者，加生地、玄参各四钱。素畏寒凉者，加熟地六钱，干姜三钱。胸有寒饮者，加干姜三钱，广陈皮二钱。

按：《内经》"上气不足，脑为不满"二语，非但据理想象也，更可实征诸囟门未合之小儿。《灵枢·五味篇》谓"大气抟于胸中，赖谷气以养之。谷不入半日则气衰，一日则气少"。大气即宗气也（理详首卷大气诠中）。观小儿慢惊风证，脾胃虚寒，饮食不化，其宗气之衰可知；更兼以吐泻频频，虚极风动，其宗气不能助血上升以灌注于脑更可知。是以小儿得此证者，其囟门无不塌陷。此非"上气不足，脑为不满"之明征乎？时贤王勉能氏谓"小儿慢惊风证，其脾胃虚寒，气血不能上朝脑中。既有贫血之病，又兼寒饮填胸，其阴寒之气上冲脑部，激动其脑髓神经，故发痫痉"，实为通论。

又方书谓真阴寒头疼证，半日即足损命。究之，此证实兼因宗气虚寒，不能助血上升，以致脑中贫血乏气，不能御寒，或更因宗气虚寒之极而下陷，呼吸可至顿停，故至危险也（理亦参观大气诠自明）。审斯，知欲治此证，拙拟回阳升陷汤（方在三期第四卷处方编中系生箭芪八钱，干姜、当归各四钱，桂枝尖三钱，甘草一钱）可为治此证的方矣。若细审其无甚剧之实寒者，宜将干姜减半，或不用亦可。

又《内经》论人身有四海，而脑为髓海。人之色欲过度者，其脑髓必空，是以内炼家有还精补脑之说，此人之所共知也。人之脑髓空者，其人亦必头重目眩，甚或猝然昏厥，知觉运动俱废，因脑髓之质原为神经之本源也。其证实较脑贫血尤为紧要。治之者，宜用峻补肾经之剂，加鹿角胶以通督脉。督脉者何？即脊梁中之脊髓袋，上通于脑，下通命门，更由连命门之脂膜而通于胞室，为副肾脏，即为肾脏化精之处（论肾须取广义，命门、胞室皆为副肾，西人近时亦知此理，观本书首篇论中可知）。鹿角生脑后督脉上，故善通督脉。患此证者果能清心寡欲，按此服药不辍，还精补脑之功自能收效于数旬中也。

论脑贫血痿废治法答内政部长杨阶三先生

（附：干颓汤、补脑振痿汤）

详观来案，病系肢体痿废，而其病因实由于脑部贫血也。按生理之实验，人之全体运动皆脑髓神经司之。虽西人之说，而洵可确信。是以西人对于痿废之证皆责之于脑部，而实有脑部充血与脑部贫血之殊。盖脑髓神经原藉血为濡润者也，而所需之血多少尤以适宜为贵。彼脑充血者，血之注于脑者过多，力能排挤其脑髓神经，俾失所司。至脑贫血者，血之注于脑者过少，无以养其脑髓神经，其脑髓神经亦恒至失其所司。至于脑中之所以贫血，不可专责诸血也，愚尝读《内经》而悟其理矣。

《内经》谓："上气不足，脑为之不满，耳为之苦鸣，头为之倾，目为之眩。"夫脑不满者，血少也。因脑不满而贫血，则耳鸣、头目倾眩即连带而来，其剧者能使肢体痿废，不言可知。是西人脑贫血可致痿废之说原与《内经》相符也。然西医论痿废之由，知因脑中贫血；而《内经》更推脑中贫血之由，知因上气不足。

夫上气者何？胸中大气也（亦名宗气）。其气能主宰全身，斡旋脑部，流通血脉。彼脑充血者，因肝胃气逆，挟血上冲，原与此气无关；至脑贫血者，实因胸中大气虚损，不能助血上升也。是以欲治此证者，当以补气之药为主，以养血之药为辅，而以通活经络之药为使也。爰本此义，拟方于下：

16

干颓汤

治肢体痿废，或偏枯，脉象极微细无力者。

生箭芪五两　当归一两　甘枸杞果一两　净杭萸肉一两　生滴乳香三钱　生明没药三钱　真鹿角胶捣碎，六钱

先将黄芪煎十余沸，去渣；再将当归、枸杞、萸肉、乳香、没药入汤同煎十余沸，去渣，入鹿角胶末融化，取汤两大盅，分两次温饮下。

方中之义：重用黄芪以升补胸中大气，且能助气上升，上达脑中，而血液亦即可随气上注。唯其副作用能外透肌表，具有宣散之性。去渣重煎，则其宣散之性减，专于补气升气矣。当归为生血之主药，与黄芪并用，古名补血汤。因气旺血自易生，而黄芪得当归之濡润，又不至燥热也。萸肉性善补肝，枸杞性善补肾，肝肾充足，元气必然壮旺。元气者，胸中大气之根也（元气为祖气，大气为宗气，先祖而后宗，故宗气以元气为根，一先天一后天也）。且肝肾充足则自脊上达之督脉必然流通。督脉者，又脑髓神经之根也。且二药皆汁浆稠润，又善赞助当归生血也。用乳香、没药者，因二药善开血痹，血痹开则痿废者久瘀之经络自流通矣。用鹿角胶者，诚以脑既贫血，其脑髓亦必空虚。鹿之角在顶，为督脉之所发生，是以其所熬之胶善补脑髓，脑髓足则脑中贫血之病自易愈也。

此方服数十剂后，身体渐渐强壮，而痿废仍不愈者，可继服后方：

补脑振痿汤

治肢体痿废偏枯，脉象极微细无力，服药久不愈者。

生箭芪二两　当归八钱　龙眼肉八钱　杭萸肉五钱　胡桃肉五钱　蛰虫大者三枚　地龙去净土，三钱　生乳香三钱　生没药三钱

鹿角胶六钱　　制马钱子末三分

药共十一味，将前九味煎汤两盅半，去渣，将鹿角胶入汤内融化，分两次服，每次送服制马钱子末一分五厘。

此方于前方之药独少枸杞，因胡桃肉可代枸杞补肾，且有强健筋骨之效也。又尝阅《沪滨医报》，谓脑中血管及神经之断者，地龙能续之。愚则谓必辅以䗪虫，方有此效。盖蚯蚓（即地龙）善引，䗪虫善接（断之能自接），二药并用，能将血管神经之断者引而接之。是以方中又加此二味也。加制马钱子者，以其能瞷动神经使灵活也。此方与前方若服之觉热者，皆可酌加天花粉、天冬各数钱。制马钱子法，详三期七卷振颓丸下。

附案：

天津特别三区三号路于遇顺，年过四旬，自觉呼吸不顺，胸中满闷，言语动作皆渐觉不利，头目昏沉，时作眩晕。延医治疗，投以开胸理气之品，则四肢遽然痿废。再延他医，改用补剂而仍兼用开气之品，服后痿废加剧，言语竟不能发声。愚诊视其脉象沉微，右部尤不任循按，知其胸中大气及中焦脾胃之气皆虚陷也。于斯投以拙拟升陷汤（在第一卷大气诠内），加白术、当归各三钱。服两剂，诸病似皆稍愈，而脉象仍如旧。因将芪、术、当归、知母各加倍，升麻改用钱半，又加党参、天冬各六钱。连服三剂，口可出声而仍不能言，肢体稍能运动而不能步履，脉象较前有起色似堪循按。因但将黄芪加重至四两，又加天花粉八钱。先用水六大盅将黄芪煎透去渣，再入他药，煎取清汤两大盅，分两次服下。又连服三剂，勉强可作言语，然恒不成句，人扶之可以移步。遂改用干颓汤，惟黄芪仍用四两。服过十剂，脉搏又较前有力，步履虽仍需人，而起卧可自如矣。言语亦稍能达意，其说不真之句，间可执笔写出。

　　　　　　　　　　　　张锡纯医论医案撮要

从前之头目昏沉眩晕者，至斯亦见轻。俾继服补脑振痿汤。嘱其若服之顺利，可多多服之，当有脱然痊愈之一日也。

按： 此症其胸满闷之时，正因其呼吸不顺也。其呼吸之所以不顺，因胸中大气及中焦脾胃之气虚而下陷也。医者竟投以开破之药，是以病遽加重。至再延他医，所用之药补多开少，而又加重者，因气分当虚极之时，补气之药难为功，破气之药易生弊也。愚向治大气下陷症，病人恒自觉满闷，其实非满闷，实短气也。临证者细细考究，庶无差误。

论治痫疯 （附：愈痫丸、息神丸）

痫疯最为难治之证。因其根蒂最深 （论者谓此病得于先天未降生之时），故不易治耳。愚平素对于此证，有单用磨刀水治愈者；有单用熊胆治愈者；有单用芦荟治愈者；有用磁朱丸加赭石治愈者；有日用西药臭素加里、抱水格鲁拉尔诸药强制其脑筋使不暴发，而徐以健脾利痰、清火镇惊之药治愈者。然如此治法，效者固多，不效者亦恒有之，仍觉对于此证未有把握。

后治奉天小西边门外王氏妇，年近三旬，得痫疯证，医治年余不愈，浸至每日必发，且病势较重。其证甫发时作狂笑，继则肢体抽掣，昏不知人，脉象滑实，关前尤甚。知其痰火充盛，上并于心，神不守舍，故作狂笑。痰火上并不已，迫激脑筋，失其所司，故肢体抽掣，失其知觉也。先投以拙拟荡痰汤 （方在三期三卷，系生赭石细末二两，大黄一两，朴硝六钱，清半夏、郁金各三钱），间日一剂。三剂后，病势稍轻，遂改用丸药：硫化铅、生赭石、芒硝各二两，朱砂、青黛、白矾各一两，黄丹五钱，共为细末，复用生怀山药四两为细末，焙熟，调和诸药中，炼蜜为丸，二钱重。当空心时，开水送服一丸，日两次。服至百丸痊愈。

又治奉天女师范刘姓学生，素患痫风。愚曾用羚羊角加清火、理痰、镇肝之药治愈。隔二年，证又反复，再投以原方不效。亦与以此丸，服尽六十丸痊愈。

又治一沈阳县乡间童子，年七八岁，夜间睡时骚扰不安，似有抽掣之状。此亦痫风也。亦治以此丸，服至四十丸痊愈。

此丸不但治痫风，又善治神经之病。

奉天陆军军官赵赧斋，年五十许，数年头迷心乱，精神恍惚，不由自主。屡次医治不愈。亦治以此丸，惟方中白矾改为硼砂，仍用一两，亦服至百丸痊愈。

因此丸屡用皆效，遂名此丸为愈痫丸。而以硼砂易白矾者，名为息神丸。

附：制硫化铅法

用真黑铅、硫黄细末各一斤。

先将铅入铁锅中熔化，即将硫黄末四五两撒在铅上，硫黄即发焰。急用铁铲拌炒，所熔之铅即结成砂子。其有未尽结者，又须将硫黄末接续撒其上，勿令火熄。仍不住拌化之，铅尽结成砂子为度。待晾冷，所结砂子色若铅灰。入药钵，细研为粉，去其研之成饼者。所余之粉用芒硝半斤，分三次冲水，将其粉煮过三次，然后入药。

论癫狂失心之原因及治法

人之元神在脑，识神在心。无病之人识神与元神息息相通，是以能独照庶务，鉴别是非，而毫无错谬。乃有时元神、识神相通之路有所隔阂，其人之神明艰险，失其所用，恒至颠倒是非，狂妄背戾，而汩没其原来之知觉。此何故也？盖脑中之元神，体也；心中识神，用也。人欲用其神明，则自脑达心；不用其神明，则仍由心归脑。若其心脑之间有所隔阂，则欲用其神明，而其神明不能由脑达心，是以神明顿失其所司。而究其隔阂者果为何物，则无非痰涎凝滞而已。

盖人之神明属阳而性热。凡其人心中有不释然，或忧思，或忿怒，或用心过度，其神明常存于心中，必致其心中生热，灼耗水饮，而为胶痰，其甚或成顽痰。此痰随心血上行，最易凝滞于心脑相通之路。其凝滞之甚者，元神与识神即被其隔阂而不相通矣。

是以愚治此证，其脉甚洪实者，恒投以大剂承气汤，而重用赭石辅之。大黄可用至一两，生赭石可用至二两，名之为荡痰汤。其证极重者，又恒用所煎汤药送服甘遂细末一钱，名之为荡痰加甘遂汤。其方皆载于第三期三卷，兹不复详论。

唯近在天津，治河东李公楼刘姓女子，得失心病，然有轻时，每逢大便干燥时则加剧。遂俾用生赭石细末，每服三钱，日两次。连服月余，大便之干燥除，而病亦遂愈矣。诚以赭石重坠之性，能引其隔阂元神、识神之痰涎下行也。

又愚在籍时，曾治一室女，得失心病甚剧，不知服药，其家人又不欲强灌之。遂俾用以朴硝当盐，置于其所日用饮食中。月余，其病亦愈。

盖朴硝味咸性寒，原为心经对宫之药，故大能清心经之热，而其开通消化之力，又善清顽痰、胶痰，是以服之亦立见功效也。因其方简便易用，遂载于三期书中。后医界同仁亦用此方有效，致书相告者数处焉。由斯观之，若遇癫狂失心之剧者，又不妨两方并作一方用。

特是上所论者，皆癫狂失心之实证也。有其人上盛下虚，其下焦之真阴真阳不相维系，又加肝风内动为引，陡然痰火上奔，致迷乱其本性者，其治法详于三期三卷中，且附载有治愈之案，可参观也。

论肺系病

论肺病治法 <small>（附：犀黄丸、清金二妙丹、三妙丹）</small>

肺病西人名为都比迦力，谓肺脏生有坚粒如砂，久则溃烂相连。即东人所谓肺结核，方书所谓肺痈也。盖中医不能剖解，当其初结核时，实无从考验。迨至三期之时，所结之核已溃烂相连，至于咳吐脓血，乃始知为肺上生痈。岂知肺胞之上焉能生红肿高大之痈？不过为肺体之溃烂而已。然肺病至于肺体溃烂，西人早诿为不治，而古方书各有治法，用之亦恒获效。其故何哉？盖以西人之治病，惟治局部，但知理其标，而不知清其本。本既不清，标亦终归不治耳。愚临证四十余年，治愈肺病甚伙，即西人诿为不治者，亦恒随手奏效。此无他，亦惟详审病因，而务为探本穷源之治法耳，故今者论治肺病，不以西人之三期立论。而以病因立论。爰细列其条目于下：

肺病之因，有内伤、外感之殊。然无论内伤、外感，大抵皆有发热之证，而后酿成肺病，诚以肺为娇脏，且属金，最畏火刑故也。有如肺主皮毛，外感风邪，有时自皮毛袭入肺脏，阻塞气化，即暗生内热；而皮毛为风邪所束，不能由皮毛排出碳气，则肺中不但生热，而且酿毒。肺病即由此起点。

其初起之时，或时时咳嗽，吐痰多有水泡；或周身多有疼处，舌有白苔；或时觉心中发热，其脉象恒浮而有力。可先用西药阿斯匹林一瓦，白糖冲水送下，俾周身得汗。继用玄参、天花粉各五钱，金银花、川贝母各三钱，硼砂八分（研细分两次送服），粉甘草细末三钱（分两次送服），煎汤服。再每日用阿斯匹林一瓦，分三次服，白糖水送下，勿令出汗。此三次中或一次微有汗者亦佳。如此服数日，热不退者，可于汤药中加生石膏七八钱；若不用石膏，或用汤药送服西药安知歇貌林半瓦亦可。

　　若此时不治，病浸加剧，吐痰色白而黏，或带腥臭，此时亦可先用阿斯匹林汗之。然恐其身体虚弱，不堪发汗。宜用生怀山药一两或七八钱，煮作茶汤，送服阿斯匹林半瓦，俾服后微似有汗即可。仍用前汤药送服粉甘草细末、三七细末各一钱，煎渣时再送服二药如前。仍兼用阿斯匹林三分瓦之一（合中量八厘八毫），白糖冲水送下；或生怀山药细末四五钱，煮茶汤送下，日两次。其嗽不止者，可用山药所煮茶汤送服川贝细末三钱；或用西药几阿苏四瓦，薄荷冰半瓦，调以粉甘草细末，以适可为丸为度（几阿苏是稀树脂，掺以甘草末始可为丸），为丸桐子大，每服三丸，日再服。此药不但能止嗽，且善治肺结核（薄荷冰味宜辛凉，若其味但辛辣而不凉者，可用好朱砂钱半代之）。至阿斯匹林，亦善治肺结核，而兼能发汗，且能使脉之数者变为和缓，是以愚喜用之，惟其人常自出汗者不宜服耳。至山药之性，亦最善养肺，以其含蛋白质甚多也，然忌炒，炒之则枯其蛋白质矣。煮作茶汤，其味微酸。欲其适口可少调以白糖，或柿霜皆可。若不欲吃茶汤者，可用生山药片，将其分量加倍，煮取清汤，以代茶汤饮之。

　　若当此时不治，以后病又加剧，时时咳吐脓血。此肺病已至三期，非寻常药饵所能疗矣，必用中药极贵重之品，若徐灵胎所谓用清凉之药以清其火，滋润之药以养其血，滑降之药以祛其痰，芳香之药以通其气，更以珠黄之药解其毒，金石之药填其空。兼数法而行之，屡试必效。

又邑中曾钧堂孝廉，精医术，尝告愚曰："治肺痈惟林屋山人《证治全生集》中犀黄丸最效，余用之数十年，治愈肺痈甚多。"后愚至奉天，遇肺痈咳吐脓血，服他药不愈者，俾于服汤药之外兼服犀黄丸，果如曾君所言，效验异常。三期第二卷清凉华盖饮后有案，可参观。至所服汤药，宜用前方加牛蒡子、瓜蒌仁各数钱以泻其脓，再送服三七细末二钱以止其血。至于犀黄丸配制及服法，皆按原书，兹不赘。

有外感伏邪伏膈膜之下，久而入胃。其热上熏肺脏，以致成肺病者，其咳嗽吐痰始则稠黏，继则腥臭。其舌苔或白而微黄。其心中燥热，头目昏眩。脉象滑实，多右胜于左。宜用生石膏一两，玄参、花粉、生怀山药各六钱，知母、牛蒡子各三钱，煎汤送服甘草、三七细末如前。再用阿斯匹林三分瓦之一，白糖水送服，日两次。若其热不退，其大便不滑泻者，石膏可以加重。

曾治奉天大西边门南徐姓臾肺病，其脉弦长有力，迥异寻常。每剂药中用生石膏四两，连服数剂，脉始柔和。

由斯观之，药以胜病为准，其分量轻重，不可预为限量也。若其脉虽有力而至数数者，可于前方中石膏改为两半，知母改为六钱，再加潞党参四钱。盖脉数者其阴分必虚，石膏、知母诸药虽能退热，而滋阴仍非所长。辅之以参，是仿白虎加人参汤之义，以滋其真阴不足（凉润之药得人参则能滋真阴），而脉之数者可变为和缓也，若已咳嗽吐脓血者，亦宜于服汤药外兼服犀黄丸。

张锡纯医论医案撮要

至于肺病由于内伤，亦非一致。有因脾胃伤损，饮食减少，土虚不能生金，致成肺病者。盖脾胃虚损之人，多因肝木横恣，侮克脾土，致胃中饮食不化精液，转多化痰涎，溢于膈上，黏滞肺叶作咳嗽，久则伤肺，此定理也。且饮食少则虚热易生，肝中所寄之相火，因肝木横恣，更挟虚热而刑肺。于斯，上焦恒觉烦热，吐痰始则黏滞，继则腥臭，胁下时或作疼。其脉弦而有力，或弦而兼数，重按不实。方用生怀山药一两，玄参、沙参、生杭芍、柏子仁炒不去油各四钱，金银花二钱，煎汤送服三七细末一钱，西药百布圣二瓦。汤药煎渣时，亦如此送服。若至咳吐脓血，亦宜服此方，兼服犀黄丸。或因服犀黄丸，减去三七亦可，至百布圣，则不可减去，以其大有助脾胃消化之力也。然亦不必与汤药同时服，每于饭后迟一句钟服之更佳。

有因肾阴亏损而致成肺病者。盖肾与肺为子母之脏，子虚必吸母之气化以自救，肺之气化即暗耗；且肾为水脏，水虚不能镇火，火必妄动而刑金。其人日晚潮热，咳嗽，懒食，或干咳无痰，或吐痰腥臭，或兼喘促，其脉细数无力。方用生山药一两，大熟地、甘枸杞、柏子仁各五钱，玄参、沙参各四钱，金银花、川贝各三钱，煎汤送服甘草、三七细末如前。若咳吐脓血者，去熟地，加牛蒡子、蒌仁各三钱，亦宜兼服犀黄丸。若服药后脉之数者不能渐缓，亦可兼服阿斯匹林，日两次，每次三分瓦之一。盖阿斯匹林之性既善治肺结核，尤善退热，无论虚热实热，其脉象数者服之，可使其至数渐缓。然实热服之，汗出则热退，故可服至一瓦。若虚热，不宜出汗，但可解肌，服后或无汗，或微似有汗，方能退热，故一瓦必须分三次服。若其人多汗者，无论虚热实热，皆分毫不宜。若其人每日出汗者，无论其病因为内伤、外感，虚热、实热，皆宜于所服汤药中加生龙骨、生牡蛎、净山萸肉各数钱，或研服好朱砂五分，亦可止汗。盖以汗为心液，朱砂能凉心血，故能止汗也。

有其人素患吐血、衄血，阴血伤损，多生内热；或医者用药失宜，强止其血，俾血瘀经络亦久而生热，以致成肺病者。其人必心中发闷、发热，或有疼时，廉于饮食，咳嗽短气，吐痰腥臭，其脉弦硬，或弦而兼数。方用生怀山药一两，玄参、天冬各五钱，当归、生杭芍、乳香、没药各三钱，远志、甘草、生桃仁（桃仁无毒，宜带皮生用，因其皮红能活血也。然须明辨其果为桃仁，不可误用带皮杏仁）各二钱，煎汤送服三七细末钱半，煎渣时亦送服钱半。盖三七之性，不但善止血，且善化瘀血也。若咳吐脓血者，亦宜于服汤药之外兼服犀黄丸。

此论甫拟成，法库门生万泽东见之。谓此论固佳，然《衷中参西录》三期肺病门，师所拟之清金益气汤、清金解毒汤二方尤佳，何以未载？愚曰："二方皆有黄芪，东省之人多气盛，上焦有热，于黄芪恒不相宜，是以未载。"泽东谓："若其人久服蒌仁、杏仁、苏子、橘红诸药以降气利痰止嗽，致肺气虚弱，脉象无力者，生常投以清金益气汤；若兼吐痰腥臭者，投以清金解毒汤，均能随手奏效。盖东省之人虽多不宜用黄芪，而经人误治之证，又恒有宜用黄芪者。然宜生用，炙用则不相宜耳。"愚闻泽东之言，自知疏漏。爰将两方详录于下，以备治肺病者之采用。

清金益气汤

治肺脏虚损，尪羸少气，劳热咳嗽，肺痿失音，频吐痰涎，一切肺金虚损之病，但服润肺宁嗽之药不效者。方用：

生地黄五钱　生黄芪、知母、粉甘草、玄参、沙参、牛蒡

子各三钱　川贝二钱

清金解毒汤

治肺脏结核，浸至损烂，咳吐脓血，脉象虚弱者。方用：

生黄芪、生滴乳香、生明没药、粉甘草、知母、玄参、沙参、牛蒡子各三钱　川贝细末、三七细末各二钱（二末和匀分两次另送服）

若其脉象不虚者，宜去黄芪，加金银花三四钱。

或问：桔梗能引诸药入肺，是以《金匮》治肺痈有桔梗汤。此论肺病者方何以皆不用桔梗？答曰：桔梗原提气上行之药，肺病者多苦咳逆上气，恒与桔梗不相宜，故未敢加入方中。若其人虽肺病而不咳逆上气者，亦不妨斟酌用之。

或问：方书治肺痈，恒于其将成未成之际，用皂荚丸或葶苈大枣汤泻之，将肺中之恶浊泻去，而后易于调治。二方出自《金匮》，想皆为治肺良方。此论中皆未言及，岂其方不可采用乎？答曰：二方之药性近猛烈，今之肺病者多虚弱，是以不敢轻用。且二方泻肺，治肺实作喘原是正治；至泻去恶浊痰涎，以防肺中腐烂，原是兼治之证。其人果肺实作喘且不虚弱者，葶苈大枣汤愚曾用过数次，均能随手奏效。皂荚丸实未尝用，因皂荚性热，与肺病之热者不宜也。至欲以泻浊防腐，似不必用此猛烈之品。若拙拟方中之硼砂、三七及乳香、没药，皆化腐生新之妙品也。况硼砂善治痰厥。曾治痰厥半日不醒，用硼砂四钱，水煮化灌下，吐出稠痰而愈。由斯知硼砂开痰泻肺之力，固不让皂荚、葶苈也。所可贵者，泻肺脏之实，即以清肺金之热，润肺金之燥，解肺金之毒（清热润燥解毒皆硼砂所长）；人但知口中腐烂者漱以硼砂则愈（冰硼散善治口疮），而不知其治肺中之腐烂亦犹治口中之腐烂也。且拙制有安肺宁嗽丸，方用硼砂、嫩桑叶、儿茶、苏子、粉甘草各一两，共为细末，炼蜜为丸，三钱重，早晚各服一丸。治肺郁痰火作嗽，肺结核作嗽。在奉天医院用之数年，屡建奇效。此丸药中实亦硼砂之功居多也。

或问：古有单用甘草四两煎汤治肺痈者。今所用治肺病诸方中，其有甘草者皆为末送服，而不以之入煎者何也？答曰：甘草最善解毒泻热，然生用胜于熟用。因生用则其性平，且具有开通之力。拙著四期《衷中参西录》中《甘草解》，言之甚详。熟用则其性温，实多填补之力，故其解毒泻热之力，生胜于熟。夫炙之为熟，水煮之亦为熟，若入汤剂是仍煎熟用矣，不若为末服之之为愈也。且即为末服，又须审辨。盖甘草轧细颇难，若轧之不细，而用火炮焦再轧，则生变为熟矣，是以用甘草末者，又宜自监视轧之。

再者，愚在奉时，曾制有清金二妙丹。方用粉甘草细末二两，远志细末一两，和匀，每服钱半，治肺病劳嗽，甚有效验。肺有热者，可于每二妙丹一两中加好朱砂细末二钱，名为清肺三妙丹，以治肺病结核、咳嗽不止，亦极有效。然初服三四次时，宜少加阿斯匹林，每次约加四分瓦之一，或五分瓦之一；若汗多，可不加也。

或问：西人谓肺病系杆形之毒菌传染，故治肺病以消除毒菌为要务；又谓呼吸之空气不新鲜易成肺病，故患此病者宜先移居新鲜空气之中，则病易愈。今论中皆未言及，其说岂皆无足取乎？答曰：西人之说原有可取。然数十人同居一处，或独有一人肺病，其余数十人皆不病；且即日与肺病者居，仍传染者少，而不传染者多，此又作何解也？古语云："木必先腐，而后虫生。"推之于人，何莫不然。为其人先有此病因，而后

张锡纯医论医案撮要

其病乃乘虚而入。愚为嫌西人之说肤浅，故作深一层论法，更研究深一层治法。且亦以西人之说皆印于人之脑中，无烦重为表白也。矧上所用之药，若西药之几阿苏、阿斯匹林、薄荷冰原可消除毒菌；即中药之朱砂及犀黄丸亦皆消除毒菌之要药，非于西说概无所取也。

治肺病便方 （附：三味单药法、北沙参豆腐浆汤）

鲜白茅根去皮切碎一大碗，用水两大碗，煎两沸，候半点钟，视其茅根不沉水底，再煎至微沸。候须臾，茅根皆沉水底，去渣，徐徐当茶温饮之。

鲜小蓟根二两，切细，煮两三沸，徐徐当茶温饮之，能愈肺病叶脓血者。

白莲藕一斤，切细丝，煮取浓汁一大碗。再用柿霜一两融化其中，徐徐温饮之。

以上寻常之物，用之皆能清减肺病。恒有单用一方，浃辰之间即能治愈肺病者。三期第二卷有将鲜茅根、鲜小蓟根、鲜藕共切碎，煮汁饮之，名为三鲜饮，以治因热吐血者甚效。而以治肺病亦有效，若再调以柿霜更佳。三期第六卷载有宁嗽定喘饮，方用生怀山药两半，煮汤一大碗，再调入甘蔗自然汁一两，酸石榴自然汁五钱，生鸡子黄三个，徐徐饮下，治寒温病，阳明大热已退，其人或素虚，或在老年，至此益形怯弱，或喘，或嗽，痰涎壅盛，气息似不足者，此亦寻常服食之物。若去方中鸡子黄，加荸荠自然汁一两，调匀，徐徐温服，亦治肺病之妙品也，而肺病之咳而兼喘者服之尤宜。

又北沙参细末，每日用豆腐浆送服二钱，上焦发热者送服三钱，善治肺病及肺痨喘嗽。

又西药有橄榄油，性善清肺，其味香美。肺病者可以之代香油，或滴七八滴于水中服之亦佳。

饮食宜淡泊，不可过食炮炙厚味及过咸之物。宜多食菜蔬，若藕、鲜笋、白菜、莱菔、冬瓜。果品若西瓜、梨、桑椹、苹果、荸荠、甘蔗皆宜，不宜桃、杏。忌烟酒及一切辛辣之物。又忌一切变味，若糟鱼、松花蛋、卤虾油、酱豆腐、臭豆腐之类，亦不宜食。

养生家有口念呵、呼、呬、嘘、吹、嘻六字，以却脏腑诸病者。肺病者若于服药之外兼用此法，则为益良多。其法当静坐时，或睡醒未起之候，将此六字每一字念六遍，其声极低小，惟己微闻，且念时宜蓄留其气，徐徐外出，愈缓愈好。每日行两三次，久久自有效验。盖道书有呼气为补之说，其理甚深，拙撰元气诠中发明甚详。西人有深长呼吸法，所以扩胸膈以舒肺气。此法似与深长呼吸法相近，且着意念此六字，则肺中碳气呼出者必多，肺病自有易愈之理也。

论肺痿喘嗽治法 （附：曼陀罗膏）

肺痿之证，因肺中分支细管多有瘀滞，热时肺胞松容、气化犹可宣通，故病则觉轻；冷时肺胞紧缩、其痰涎恒益堵塞，故病则加重。此乃肺部之锢疾，自古无必效之方。惟用曼陀萝熬膏，和以理肺诸药，则多能治愈。爰将其方详开于下。

曼陀萝正开花时，将其全科切碎，榨取原汁四两，入锅内熬至若稠米汤；再加入硼砂二两，熬至融化；再用远志细末、甘草细末各四两，生石膏细末六两，以所熬之膏和之，以适可为丸为度，分作小丸，每服钱半。若不效，可多至二钱，白汤送下，一日两次。久服病可除根。若服之觉热者，石膏宜加重。

按：曼陀罗俗名洋金花，译西文者名为醉仙桃，因其大有麻醉之性也。科高三四尺许，叶大如掌，有有歧、无歧两种。开花如牵牛稍大，有红白二色，且其花有单层多层之分。结实大如核桃，有芒刺如包麻实，蒂有托盘如钱，中含细粒如麻仁。李时珍谓：服之令人昏昏如醉，可作麻药。又谓：熬水洗脱肛甚效，盖大有收敛之力也。入药者以花白且单层者为佳，然其麻醉之力甚大，曾见有以之煎汤饮之伤命者，慎勿多服。

肺脏具阖辟之机，其阖辟之机自如，自无肺痨病症。远志、硼砂最善化肺管之瘀；甘草末服，不经火炙、水煮，亦善宣通肺中气化，此所以助肺脏之辟也。曼陀罗膏大有收敛之力，此所以助肺脏之阖也。用石膏者，因曼陀罗之性甚热，石膏能解其热也、且远志、甘草、硼砂皆为养肺之品，能多生津液，融化痰涎，俾肺脏阖辟之机灵活无滞，则肺痨之喘嗽自愈也。

同庄张岛仙先生，邑之名孝廉也。其任东安教谕时，有门生患肺痨，先生教以念呵、呼、呬、嘘、吹、嘻，每字六遍，日两次。两月而肺痨愈。

愚由此知此法可贵。养生家谓此六字可分主脏腑之病，愚则谓不必如此分析。总之，不外呼气为补之理。因人念此六字皆徐徐呼气外出，其心肾可交也。心肾交久则元气壮旺，自能斡旋肺中气化，而肺痨可除矣。欲肺痨速愈者，正宜兼用此法。

总论喘证治法

俗语云：喘无善证。诚以喘证无论内伤外感，皆为紧要之证也。然欲究喘之病因，当先明呼吸之枢机何脏司之。喉为气管，内通于肺，人之所共知也。而吸气之入，实不仅入肺，并能入心、入肝、入冲任，以及于肾。何以言之？气管之正支入肺，其分支实下通于心，更透膈而下通于肝（观肺心肝一系相连可知）。由肝而下，更与冲任相连，以通于肾。藉曰不然，何以妇人之妊子者，母呼而子亦呼，母吸而子亦吸乎？呼吸之气若不由气管分支通于心肝，下及于冲任与肾，何以子之脐带其根蒂结于冲任之间，能以脐承母之呼吸之气，而随母呼吸乎？是知肺者，发动呼吸之机关也。喘之为病，《本经》名为吐吸，因吸人之气内不能容，而速吐出也。其不容纳之故，有由于肺者，有由于肝肾者。试先以由于肝肾者言之：

肾主闭藏，亦主翕纳，原所以统摄下焦之气化，兼以翕纳呼吸之气，使之息息归根也。有时肾虚不能统摄其气化，致其气化膨胀于冲任之间，转挟冲气上冲。而为肾行气之肝木（方书谓肝行肾之气），至此不能疏通肾气下行，亦转随之上冲。是以吸入之气未受下焦之翕纳，而转受下焦之冲激。此乃喘之所由来，方书所谓肾虚不纳气也。当治以滋阴补肾之品，而佐以生肝血、镇肝气及镇冲、降逆之药。方用大怀熟地、生怀山药各一两，生杭芍、柏子仁、甘枸杞、净萸肉、生赭石细末各五钱，苏子、甘草各二钱。热多者可加玄参数钱。汗多者可加生龙骨、生牡蛎各数钱。

有肾虚不纳气，更兼元气虚甚，不能固摄，而欲上脱者。其喘逆之状恒较但肾虚者尤甚，宜于前方中去芍药、甘草，加野台参五钱，萸肉改用一两，赭石改用八钱。服一剂喘见轻，心中觉热者，可酌加天冬数钱。或用拙拟参赭镇气汤亦可（方载三期第二卷，系野台参、生杭芍各四钱，生赭石、生龙骨、生牡蛎、净萸肉各六钱，生怀山药、生芡实各五钱，苏子二钱）。

有因猝然暴怒，激动肝气、肝火，更挟冲气上冲，胃气上逆，迫挤肺之吸气不能下行作喘者，方用川楝子、生杭芍、生赭石细末各六钱，厚朴、清夏、乳香、没药、龙胆草、桂枝尖、苏子、甘草各二钱，磨取铁锈浓水煎服。

以上三项作喘之病因，由于肝肾者也，而其脉象，则有区别。肝虚不纳气者，脉多细数；阴虚更兼元气欲脱者，脉多上盛下虚；肝火、肝气挟冲气、胃气上冲者，脉多硬弦而长。审脉辨证，自无差误也。

至喘之由于肺者，因肺病不能容纳吸入之气。其证原有内伤、外感之殊。试先论肺不纳气之由于内伤者。一阖一辟，呼吸自然之机关也。至问其所以能呼吸者，固赖胸中大气（亦名宗气）为之斡旋，又赖肺叶具有活泼机能，以遂其阖辟之用。乃有时肺脏受病，肺叶之阖辟活泼者变为易阖难辟，而成紧缩之性。暑热之时，其紧数稍缓，犹可不喘；一经寒凉，则喘立作矣。此肺痨之证，多发于寒凉之时也，宜用生怀山药轧细，每用两许煮作粥，调以蔗白糖，送服西药百布圣七八分。盖肺叶紧缩者，以其中津液减少，血脉凝滞也。有山药、蔗糖以润之（山药含蛋白质甚多故善润），百布圣以化之（百布圣为小猪小牛之胃液制成故善化），久当自愈。其有顽痰过盛者，可再用硼砂细末二分，与百布圣同送服，若外治，灸其肺腧穴亦有效，可与内治之方并用。若无西药百布圣处，可代以生鸡内金细末三分。其化痰之力较百布圣尤强。

有痰积胃中，更溢于膈上，浸入肺中，而作喘者。古人恒用葶苈大枣泻肺汤或十枣汤下之，此乃治标之方，究非探本穷源之治也。拙拟有理痰汤，载于三期第三卷（方系生芡实一两，清半夏四钱，黑脂麻三钱，柏子仁、生杭芍、茯苓片、陈皮各二钱）连服十余剂，则此证之标本皆清矣。至方中之义，原方下论之甚详，兹不赘。

若其充塞于胸膈胃腑之间，不为痰而为饮，且为寒饮者（饮有寒热，热饮脉滑，其人多有神经病；寒饮脉弦细，概言饮为寒者非是）。其人或有时喘，有时不喘，或感受寒凉病即反复者，此上焦之阳分虚也，宜治以《金匮》苓桂术甘汤，加干姜三钱，厚朴、陈皮各钱半，俾其药之热力能胜其寒，其饮自化而下行，从水道出矣。

又有不但上焦之阳分甚虚，并其气分亦甚虚，致寒饮充塞于胸中作喘者。其脉不但弦细，且甚微弱，宜于前方中加生箭芪五钱，方中干姜改用五钱。

壬戌秋，台湾医士严坤荣为其友问二十六七年寒饮结胸，时发大喘，极畏寒凉，曾为开去此方（方中生箭芪用一两，干姜用八钱，非极虚寒之证不可用此重剂），连服十余剂痊愈。方中所以重用黄芪者，以其能补益胸中大气。俾大气壮旺，自能运化寒饮下行也。

上所论三则，皆内伤喘证之由于肺者也。

至外感之喘证，大抵皆由于肺。而其治法，实因证而各有所宜。人身之外表，卫气主之，卫气本于胸中大气，又因肺主皮毛，与肺脏亦有密切之关系。有时外表为风寒所束，卫气不能流通周身，以致胸中大气无所输泄，骤生膨胀之力，肺悬胸中，因受其排挤而作喘；又因肺与卫气关系密切，卫气郁而肺气必郁，亦可作喘。此《伤寒论》麻黄汤所主之证，多有兼喘者也。然用麻黄汤时，宜加知母数钱，汗后方无不解之虞。至温病亦有初得作喘者，宜治以薄荷叶、牛蒡子各三钱，生石膏细末六钱，甘草二钱，或用麻杏甘石汤方亦可。然石膏万勿煅用，而其分量又宜数倍于麻黄（石膏可用至一两，麻黄治此证多用不过二钱）。此二证之喘同而用药迥异者，因伤寒之脉浮紧，温病之脉洪滑也。

有外感之风寒内侵，与胸间之水气凝滞，上迫肺气作喘者。此《伤寒论》小青龙汤证也，当必效《金匮》之小青龙加石膏法，且必加生石膏至两许，用之方效。又此方加减定例：喘者去麻黄，加杏仁。而愚用此方治喘时，恒加杏仁，而仍用麻黄一钱；其脉甚虚者，又宜加野台参数钱。三期第五卷载有更定后世所用小青龙汤分量，可参观也。又第五卷中载有拙拟从龙汤方，治服小青龙汤后喘愈而仍反复者。方系用生龙骨、生牡蛎各一两，杭芍五钱，清半夏、苏子各四钱，牛蒡子三钱，热者酌加生石膏数钱，用之曾屡次奏效。上所论两则，治外感作喘之大略也。

有其人素有劳疾喘嗽，少受外感即发，此乃内伤外感相并作喘之证也。宜治以拙拟加味越婢加半夏汤（方载三期五卷，系麻黄二钱，生怀山药、生石膏各五钱，寸冬四钱，清半夏、牛蒡子、玄参各三钱，甘草钱半，大枣三枚，生姜三片）。因其内伤外感相并作喘，故所用之药亦内伤外感并用。

特是上所论之喘，其病因虽有内伤、外感，在肝肾、在肺之殊，约皆不能纳气而为吸气难，即《本经》所谓吐吸也。乃有其喘不觉吸气难而转觉呼气难者，其病因由于胸中大气虚而下陷，不能鼓动肺脏以行其呼吸，其人不得不努力呼吸以自救。其呼吸迫促之形状有似乎喘，而实与不纳气之喘有天渊之分。设或辨证不清，见其作喘，复投以降气纳气之药，则凶危立见矣，然欲辨此证不难也。盖不纳气之喘，其剧者必然肩息

（肩上耸也）；大气下陷之喘，纵呼吸有声，必不肩息，而其肩益下垂。即此二证之脉论，亦迥不同。不纳气作喘者，其脉多数，或尺弱寸强；大气下陷之喘，其脉多迟而无力，尺脉或略胜于寸脉。察其状而审其脉，辨之固百不失一也，其治法当用拙拟升陷汤，以升补其胸中大气，其喘自愈。方载第一卷大气诠中，并详载其随证宜加之药。

有大气下陷作喘，又兼阴虚不纳气作喘者，其呼吸皆觉困难，益自强为呼吸而呈喘状。其脉象微弱无力，或脉搏略数，或背发紧而身心微有灼热。宜治以生怀山药一两，玄参、甘枸杞各六钱，生箭芪四钱，知母、桂枝尖各二钱，煎汤服。方中不用桔梗、升、柴者，恐与阴虚不纳气有碍也。上二证之喘，同中有异，三期第四卷升陷汤后皆治有验案，可参观也。

又有肝气、胆火挟冲胃之气上冲作喘。其上冲之极，至排挤胸中大气下陷，其喘又顿止，并呼吸全无，须臾忽又作喘，而如斯循环不已者，此乃喘证之至奇者也。

曾治一少妇，因夫妻反目得此证，用桂枝尖四钱，恐其性热，佐以带心寸冬三钱，煎汤服下即愈。因读《本经》，桂枝能升大气兼能降逆气。用之果效如影响。

夫以桂枝一物之微，而升陷降逆两擅其功，此诚天之生斯使独也。然非开天辟地之圣神发之，其孰能知之？原案载三期第二卷参赭镇气汤下，可参观。

读章太炎氏论肺病治法书后

读本志（山西医学杂志）二十一期，章太炎先生论肺炎治法，精微透彻，古今中外融会为一，洵为医学大家。其中有谓咳嗽发热，未见危候，数日身忽壮热，加以喘息，脉反微弱，直视撮空，丧其神守者。此肺虽膜满，而脉反更挎落，血痹不利，心脏将绝。西人治此证，用强心剂数服，神清喘止，其热渐退而愈，而未明言所用强心之剂，果为何药。

按：此乃肺胀兼心痹之证，若用中药，拟用白虎加人参汤。白虎汤以治肺胀，加参以治心痹。若用西药，当用实芰答利斯及斯独落仿斯。二药皆为强心之药，而与他强心之药不同。盖凡强心之药，能助心之跳动有力，即能助心之跳动加速。独此二药又善治心机亢进，使脉之动速者转为和缓。又凡强心之药多热，而此二药能解热，故又善治肺炎。肺脏炎愈而喘胀自愈也。至于伤寒温病，热入阳明，脉象洪实。医者不知急用白虎汤或白虎加人参汤以解其热，迫至热极伤心，脉象由洪实而微弱，或兼数至七八至，神识昏愦者，急投以白虎加人参汤，再将方中人参加重，汤成后调入生鸡子黄数枚，此正治之法也。西医则治以实芰答利斯及斯独落仿斯，亦为正治之法，而用之皆不易奏效。因其病至极危，心脏将绝也。拟将此中西之药并用，庶可挽回此至重之证也。然此犹虚为拟议，而未尝实验于临证。

附录

实芰答利斯及斯独落仿斯用法实芰答利斯叶之用量，一次服十分瓦之二（一瓦分为十分用其二分）。若用其丁儿（酒也），一次可服半瓦。斯独落仿斯丁儿之用量，亦一次服半瓦，皆宜一日服三次。实芰答利斯之性稍烈于斯独落仿斯。若病轻可缓治者，可用斯独落仿斯为实芰答利斯之代用品。若病重宜急治者，可将二药按其原定分量作一剂并用，方能有效。斯独落仿斯不宜生用，其制品有斯独落仿斯精，其用量极少，不如用其丁儿稳妥。

论李东垣补中益气汤所治之喘证

愚初读方书时，至东垣补中益气汤，谓可治喘证，心甚疑之。夫喘者，气上逆也。《本经》谓之吐吸，以其吸入之气不能下行，甫吸入而即上逆吐出也。气既苦于上逆，犹可以升麻、柴胡提之乎？

乃以此疑义遍质所识宿医，大抵皆言此方可治气分虚者作喘。然气实作喘者苦于气上逆，气虚作喘者亦苦于气上逆。因其气虚，用参、术、芪以补其气则可，何为佐以升柴耶？如此再进一步质问，则无有能答者矣。迨后详读《内经》，且临证既久，知胸中有积贮之气为肺脏阖辟之原动力，即《灵枢·五味篇》所谓"抟而不行，积于胸中"之大气也。亦即《邪客》篇所谓"积于胸中，出于喉咙，以贯心脉"之宗气也。此气一虚，肺脏之阖辟原动力缺乏，即觉呼吸不利，若更虚而下陷，阖辟之原动力将欲停止，其人必努力呼吸以自救。为其呼吸努力，其迫促之形有似乎喘，而实与气逆之喘有天渊之分。审证不确，而误投以纳气定喘之药，则凶危立见矣。故治此等证者，当升补其胸中大气，至降气、纳气之药，分毫不可误投。若投以补中益气汤，虽不能十分吻合，其喘必然见轻。审是，则补中益气汤所主之喘，确乎为此等喘证无疑也。

盖东垣平素注重脾胃，是以但知有中气下陷，而不知有大气下陷，故于大气下陷证，亦以补中益气汤治之。幸方中之药多半可治大气下陷，所以投之亦可奏效。所可异者，东垣纵不知补中益气汤所治之喘为大气下陷，亦必知与气逆作喘者有异，而竟不一为分疏，独不虑贻误后人，遇气逆不降之真喘亦投以补中益气汤乎？

张锡纯医论医案撮要

愚有鉴于此，所以拙著《衷中参西录》三期第四卷特立大气下陷门，而制有升陷汤一方（见第一卷大气诠），以升补陷之大气，使仍还胸中。凡因大气下陷所出种种之险证，经愚治愈者数十则，附载于后。其中因大气下陷而喘者，曾有数案，对与气逆作喘不同之处，极为详细辨明。若将其案细细参阅，临证时自无差误。

论肝胆、脾胃病

论肝病治法 （附：新拟和肝丸）

肝为厥阴，中见少阳，且有相火寄其中，故《内经》名为将军之官，其性至刚也。为其性刚，当有病时恒侮其所胜，以致脾胃受病，至有胀满、疼痛、泄泻种种诸证。因此，方书有平肝之说，谓平肝即所以扶脾。若遇肝气横恣者，或可暂用，而不可长用。因之肝应春令，为气化发生之始，过平则人身之气化必有所伤损也。

有谓肝于五行属木，木性原善条达，所以治肝之法当以散为补（方书谓肝以敛为泻、以散为补）。散者，即升发条达之也。然升散常用，实能伤气耗血，且又暗伤肾水，以损肝木之根也。

有谓肝恶燥喜润。燥则肝体板硬，而肝火肝气即妄动；润则肝体柔和，而肝火肝气长宁静。是以方书有以润药柔肝之法。然润药屡用，实与脾胃有碍，其法亦可暂用而不可长用。然则治肝之法将恶乎宜哉？

《内经》谓："厥阴不治，求之阳明。"《金匮》谓："见肝之病，当先实脾。"先圣后圣，其揆如一。此诚为治肝者之不二法门也。惜自汉唐以还，未有发明其理者。独至黄坤载，深明其理。谓："肝气宜升，胆火宜降。然非脾气之上行，则肝气不升；非胃气之下行，则胆火不降。"旨哉此言！诚窥《内经》、《金匮》之精奥矣。

由斯观之，欲治肝者，原当升脾降胃，培养中宫，俾中宫气化敦厚，以听肝木之自理。即有时少用理肝之药，亦不过为调理脾胃剂中辅佐之品。所以然者，五行之土，原能包括金、木、水、火四行；人之脾胃属土，其气化之敷布，亦能包括金、木、水、火诸脏腑。所以脾气上行，则肝气自随之上升；胃气下行，则胆火自随之下降也。

又《内经》论厥阴治法，有"调其中气，使之和平"之语。所谓调其中气者，即升脾降胃之谓也；所谓使之和平者，即升脾调胃而肝气自和平也。至仲景著《伤寒论》，深悟《内经》之旨，其厥阴治法有吴茱萸汤。厥阴与少阳脏腑相依，乃由厥阴而推之少阳治法，有小柴胡汤。二方中之人参、半夏、大枣、生姜、甘草，皆调和脾胃之要药也。且小柴胡汤以柴胡为主药，而《本经》谓其主肠胃中结气，饮食积聚，寒热邪气，推陈致新。三复《本经》之文，则柴胡实亦为阳明胃腑之药，而兼治少阳耳。欲治肝胆之病者，曷弗祖《内经》而师仲景哉！

独是肝之为病，不但不利于脾，举凡惊痫、癫狂、眩晕、脑充血诸证，西人所谓脑气筋病者，皆与肝经有涉。盖人之脑气筋发源于肾，而分派于督脉，系淡灰色之细筋。肝原主筋，肝又为肾行气，故脑气筋之病，实与肝脏有密切之关系也。治此等证者，当取五行金能制木之理，而多用五金之品以镇之：如铁锈、铅灰、金银箔、赭石（赭石铁氧化合亦含有金属）之类；

而佐以清肝、润肝之品，若羚羊角、青黛、芍药、龙胆草、牛膝（牛膝味酸入肝，善引血火下行，为治脑充血之要药。然须重用方见奇效）诸药。俾肝经风定火熄，而脑气筋亦自循其常度，不至有种种诸病也。若目前不能速愈者，亦宜调补脾胃之药佐之，而后金属及寒凉之品可久服无弊。且诸证多系挟有痰涎，脾胃之升降自若，而痰涎自消也。

又有至要之证，其病因不尽在肝，而急则治标，宜先注意于肝者，元气之虚而欲上脱者是也。其病状多大汗不止，或少止复汗，而有寒热往来之象；或危极至于戴眼，不露黑睛；或无汗而心中摇摇，需人按住，或兼喘促。此时宜重用敛肝之品，使肝不疏泄，即能堵塞元气将脱之路。迨至汗止，怔忡、喘促诸疾暂愈，而后徐图他治法。宜重用山茱萸净肉至二两（《本经》山萸肉主治寒热即指此证）敛肝即以补肝；而以人参、赭石、龙骨、牡蛎诸药辅之。拙著三期第一卷来复汤后载有本此法挽回垂绝之证数则，可参阅也。

究之，肝胆之为用，实能与脾胃相助为理。因五行之理，木能侮土，木亦能疏土也。

曾治有饮食不能消化，服健脾暖胃之药百剂不效，诊其左关太弱，知系肝阳不振。投以黄芪（其性温升，肝木之性亦温升，有同气相求之义，故为补肝之主药）一两，桂枝尖三钱，数剂而愈。

又治黄疸，诊其左关特弱。重用黄芪煎汤，送服《金匮》黄疸门硝石矾石散而愈。

若是者，皆其明征也。且胆汁入于小肠，能助小肠消化食物，此亦木能疏土之理。盖小肠虽属火，而实与胃腑一体相连，故亦可作土论。胆汁者，原由肝中回血管之血化出，而注之于胆，实得甲乙木气之全，是以在小肠中能化胃中不能化之食，其疏土之效愈捷也。又西人谓肝中为回血管会合之处，或肝体发大，或肝内有热，各管即多凝滞壅胀。由斯知：疏达肝郁之药，若柴胡、川芎、香附、生麦芽、乳香、没药皆可选用，而又宜佐以活血之品，若桃仁、红药、樗鸡、䗪虫之类，且又宜佐以泻热之品。然不可骤用大凉之药，恐其所瘀之血得凉而凝，转不易消散。宜选用连翘、茵陈、川楝子、栀子（栀子为末烧酒调敷，善治跌打处青红肿痛，能消瘀血可知）诸药，凉而能散，方为对证。

又近闻孙总理在京都协和医院养病，西人谓系肝痈，须得用手术割洗敷药。及开而视之，乃知肝体木硬，非肝痈也。由斯知中医所用柔肝之法，当为对证治疗。

至柔肝之药，若当归、芍药、柏子仁、玄参、枸杞、阿胶、鳖甲皆可选用，而亦宜用活血之品佐之。而活血药中尤以三七之化瘀生新者为最紧要之品，宜煎服汤药之外，另服此药细末日三次，每次钱半或至二钱，则肝体之木硬者，指日可柔也。

又《内经》谓："肝苦急，急食甘以缓之。"所谓苦急者，乃气血忽然相并于肝中，致肝脏有急迫难缓之势，因之失其常司。当其急迫之时，肝体亦或木硬，而过其时又能复常。故其治法，宜重用甘缓之药以缓其急，其病自愈，与治肝体长此木硬者有异。

曾阅《山西医志》廿四期：有人过服燥热峻烈之药，骤发痉厥，角弓反张，口吐血沫。时贤乔尚谦遵《内经》之旨，但重用甘草一味，连煎服，数日痊愈。可谓善读《内经》者矣。

然此证若如此治法仍不愈者，或加以凉润之品，若羚羊角、白芍，或再加镇重之品，若朱砂（研细送服）、铁锈，皆可也。

新拟和肝丸

治肝体木硬，肝气郁结，肝中血管闭塞，及肝木横恣侮克脾土。其现病或胁下胀疼，或肢体串疼，或饮食减少、呕哕、吞酸，或噫气不除，或呃逆连连，或头疼目胀、眩晕、痉痫，种种诸证。

粉甘草_{细末，五两}　生杭芍_{细末，三两}　青连翘_{细末，三两}　广肉桂_{去粗皮细末，两半}　冰片_{细末，三钱}　薄荷冰_{细末，四钱}　片朱砂_{细末，三两}

上药七味，将前六味和匀，水泛为丸，梧桐子大，晾干（不宜晒），用朱砂为衣，勿余剩。务令坚实光滑，始不走味。每天饭后一点钟服二十粒至三十粒，日再服。病急剧者，宜空心服；或于服两次之后，临睡时又服一次更佳。若无病者，但以为健胃消食药。则每饭后一点钟服十粒即可。

数年来，肝之为病颇多，而在女子为尤甚。医者习用香附、青皮、枳壳、延胡开气之品，及柴胡、川芎升气之品，连连服之，恒有肝病未除，元气已弱，不能支持，后遇良医，亦殊难为之挽救。若斯者，良可慨也。

此方用甘草之甘以缓肝；芍药之润以柔肝；连翘以散其气分之结（尝单用以治肝气郁结有殊效）；冰片、薄荷冰以通其血管之闭（香能通窍，辛能开瘀，故善通血管）；肉桂以抑肝木之横恣（木得桂则枯，故善平肝）；朱砂以制肝中之相火妄行（朱砂内含真汞，故能镇肝中所寄之相火）。且合之为丸，其味辛香甘美，能醒脾健胃，使饮食加增。又其药性平和，在上能清，在下能温（此药初服下觉凉，及行至下焦则又变为温性）。故凡一切肝之为病，服他药不愈者，徐服此药，自能奏效。

论黄疸有内伤外感及内伤外感之兼证

并详治法（附：硝石矾石散新方）

黄疸之证，中说谓脾受湿热，西说谓胆汁溢行。究之，二说原可沟通也。黄疸之载于书者，原有内伤、外感两种，试先以内伤者言之。

内伤黄疸，身无热而发黄，其来以渐：先小便黄，继则眼黄，继则周身皆黄，饮食减少，大便色白，恒多闭塞，乃脾土伤湿（不必有热）而累及胆与小肠也。盖人身之气化由中焦而升降，脾土受湿，升降不能自如以敷布其气化，而肝胆之气化遂因之湮瘀（黄坤载谓肝胆之升降由于脾胃确有至理）。胆囊所藏之汁亦因之湮瘀而蓄极妄行，不注于小肠以化食，转溢于血中而周身发黄。是以仲景治内伤黄疸之方，均是胆脾兼顾。试观《金匮》黄疸门，其小柴胡汤显为治少阳胆经之方无论矣。他如治谷疸之茵陈蒿汤，治酒疸之栀子大黄汤，一主以茵陈，一主以栀子。非注重清肝胆之热，俾肝胆消其炎肿而胆汁得由正路以入于小肠乎？

至于治女劳疸之硝石矾石散，浮视之似与胆无涉，深核之实亦注重治胆之药。何以言之？硝石为焰硝，亦名火硝，性凉而味辛，得金之味；矾石为皂矾，又名青矾、绿矾（矾石是皂矾，不是白矾，解在三期第三卷审定《金匮》硝石矾石散下），系硫酸与铁化合，得金之质。肝胆木盛，胆汁妄行，故可借含有金味金质之药以制之（皂矾色青味酸尤为肝胆专药）。彼訾中医不知黄疸之原因在于胆汁妄行者，其生平未见仲景之书，即见之而亦未能深思也。

张锡纯医论医案撮要

特是《金匮》治内伤黄疸，虽各有主方。而愚临证经验以来，知治女劳疸之硝石矾石散不但治女劳疸甚效，即用以治各种内伤黄疸，亦皆可随手奏效。惟用其方时，宜随证制宜而善为变通耳。

按：硝石矾石散原方，用硝石、矾石等分为散，每服方寸七（约重一钱），大麦粥送下。其用大麦粥者，所以调和二石之性，使之与胃相宜也（大麦初夏即熟，得春令发生之气最多，不但调胃又善调和肝胆）。至愚用此方时，为散药难服，恒用炒熟大麦面，或小麦面亦可，与二石之末等分，和水为丸，如五味子大。每服二钱，随证择药之相宜者，数味煎汤送下（因药中已有麦面为丸，不必再送以大麦粥）。其有实热者，可用茵陈、栀子煎汤送服；有食积者，可用生鸡内金、山楂煎汤送服；大便结者，可用大黄、麻仁煎汤送服；小便闭者，可用滑石、生杭芍煎汤送服；恶心呕吐者，可用赭石、青黛煎汤送服；左脉沉而无力者，可用生黄芪、生姜煎汤送服；右脉沉而无力者，可用白术、陈皮煎汤送服；其左右之脉沉迟而弦、且心中觉凉、色黄黯者，附子、干姜皆可加入汤药之中；脉浮有外感者，可先用甘草煎汤，送服西药阿斯匹林一瓦，出汗后再用甘草汤送服丸药。又凡服此丸药而嫌其味劣者，皆可于所服汤药中加甘草数钱以调之。

至内伤黄疸证皆宜用此丸者，其原因有数端。脾脏为湿所伤者，其膨胀之形有似水母。尝见渔人得水母，敷以矾末，所含之水即全然流出。因此散中有矾石，其控治脾中之水，亦犹水母之敷以矾末也。又黄疸之证，西人谓恒有胆石阻塞胆囊之口，若尿道之有淋石也。硝石、矾石并用，则胆石可消。又西人谓小肠中有钩虫亦可令人成黄疸。硝石、矾石并用，则钩虫可除。此所以用此统治内伤黄疸，但变通其送服之汤药，皆可随手奏效也。

至外感黄疸，约皆身有大热。乃寒温之热，传入阳明之腑，其热旁铄，累及胆脾；或脾中素有积湿，热入于脾，与湿合，其湿热蕴而生黄，外透肌肤而成疸；或胆中所寄之相火素炽，热入于胆，与火并，其胆管因热肿闭，胆汁旁溢，混于血中，亦外现成疸。是以仲景治外感黄疸有三方，皆载于《伤寒论》阳明篇：一为茵陈蒿汤，二为栀子柏皮汤，三为麻黄连翘赤小豆汤，皆胆脾并治也。

且统观仲景治内伤、外感黄疸之方，皆以茵陈蒿为首方。诚以茵陈蒿为青蒿之嫩者，其得初春生发之气最早，且性凉色青，能入肝胆，既善泻肝胆之热，又善达肝胆之郁，为理肝胆最要之品，即为治黄疸最要之品。然非仲景之创见也，《本经》茵陈蒿列为上品，其主治之下早明言之矣。以西人剖验后知之病因，早寓于中华五千年前开始医学之中也。

至愚生平治外感黄疸，亦即遵用《伤寒论》三方。而于其热甚者，恒于方中加龙胆草数钱。又用麻黄连翘赤小豆汤时，恒加滑石数钱。诚以《伤寒论》古本连翘作连轺，系连翘之根，其利小便之力原胜于连翘，今代以连翘，恐其利水之力不足，故加滑石以助之。至赤小豆，宜用作饭之赤小豆，断不可误用相思子。至于奉天药房，皆用相思子亦名红豆者为赤小豆，误甚。若其证为白虎汤或白虎加人参汤证及三承气汤证，而身黄者，又恒于白虎承气中，加茵陈蒿数钱。其间有但用外感诸方不效者，亦可用外感诸方煎汤，送服硝石矾石散。

黄疸之证又有先受外感未即病，追酿成内伤而后发现者。

岁在乙丑，客居沧州，自仲秋至孟冬，一方多有黄疸证。

张锡纯医论医案撮要

其人身无大热，心中满闷，时或觉热，见饮食则恶心，强食之恒作呕吐。或食后不能下行，剧者至成结证。又间有腹中觉凉，食后饮食不能消化者。愚共治六十余人，皆随手奏效。其脉左似有热，右多郁象，盖其肝胆热而脾胃凉也。原因为本年季夏阴雨连旬，空气之中所含水分过度。人处其中，脏腑为湿所伤。肝胆属木，禀少阳之性，湿郁久则生热；脾胃属土，禀太阴之性，湿郁久则生寒，此自然之理也。为木因湿郁而生热，则胆囊之口肿胀，不能输其汁于小肠以化食，转溢于血分，色透肌表而发黄。为土因湿郁而生寒，故脾胃火衰，不能熟腐水谷、运转下行，是以恒作胀满，或成结证。

为疏方：用茵陈、栀子、连翘各三钱，泻肝胆之热，即以消胆囊之肿胀；厚朴、陈皮、生麦芽（麦芽生用不但能开胃且善舒肝胆之郁）各二钱，生姜五钱开脾胃之郁，即以祛脾胃之寒；茯苓片、生薏米、赤小豆、甘草各三钱，泻脏腑之湿，更能培土以胜湿，且重用甘草即以矫茵陈蒿之劣味也（此证闻茵陈之味多恶心呕吐，故用甘草调之）。服一剂后，心中不觉热者，去栀子，加生杭芍三钱，再服一剂；若仍不能食者，用干姜二钱以代生姜；若心中不觉热转觉凉者，初服即不用栀子，以干姜代生姜；凉甚者，干姜可用至五六钱；呕吐者，加赭石六钱或至一两；服后吐仍不止者，可先用开水送服赭石细末四五钱，再服汤药；胃脘、肠中结而不通者，用汤药送服牵牛（炒熟）头末三钱，通利后即减去。如此服至能进饮食，即可停药。黄色未退，自能徐消。此等黄疸，乃先有外感内伏，酿成内伤，当于《伤寒》、《金匮》所载之黄疸以外，另为一种矣。

或问：医学具有科学性质，原贵征实；即议论之间，亦贵确有实据。仲景治黄疸虽云胆脾并治，不过即其所用之药揣摩而得。然尝考之《伤寒论》谓"伤寒脉浮而缓，手足自温，是为系在太阴，太阴者，身当发黄"，是但言发黄证由于脾也。又尝考之《金匮》谓"寸口脉浮而缓，浮则为风，缓则为痹，痹非中风，四肢苦烦，脾色必黄，瘀热以行"，是《金匮》论黄疸亦责重脾也。夫古人立言，原多浑括；后世注疏，宜为详解。当西医未来之先，吾中华方书之祖述仲景者，亦有显然谓黄疸病由于胆汁溢于血中者乎？答曰：有之。明季喻嘉言著《寓意草》，其论钱小鲁嗜酒成病，谓胆之热汁满而溢于外，以渐渗于经络，则身目俱黄，为酒疸之病云云，岂非显然与西说相同乎？夫西人对于此证必剖验而后知，喻氏则未经剖验而已知。非喻氏之智远出西人之上，诚以喻氏最深于《金匮》、《伤寒》，因熟读仲景之书，观其方中所用之药而有所会心也。由斯观之，愚谓仲景治黄疸原胆脾并治者，固非无稽之谈也。

徐伯英论审定"硝石矾石散"

《金匮》硝石矾石散方，原治内伤黄疸。张寿甫氏之发明，功效卓然大著。至矾石即皂矾，张石顽亦曾于《本经达源》论及，而先生则引《本经》兼名涅石，《尔雅》又名羽涅，即一涅字，知其当为皂矾。又即其服药后大便正黑色，愈知其当为皂矾，可谓具有特识。

又于临证之时，见其左脉细弱者，知系肝阳不能条畅，则用黄芪、当归、桂枝尖诸药煎汤送服；若见其右脉濡弱者，知系脾胃不能健运，则用白术、陈皮、薏米诸药煎汤送服，不拘送以大麦粥。此诚善用古方，更能通变化裁者也。

友人史九州，治一妇人病黄病五六年，肌肤面目俱黄。癸亥秋感受客邪，寒热往来，周身浮肿。九州予柴胡桂枝汤和解之，二剂肿消，寒热不作。遂配硝石矾石散一剂，俾用大麦粥和服。数日后复来云：此药入腹似难容受，得无有他虑否？九州令放胆服之，倘有差错，吾愿领咎。又服两剂，其黄尽失。

九州欣然述之于愚。愚曰："仲圣之方固属神矣，苟非张先生之审定而阐发之，则亦沉潜汩没，黯淡无光耳。"

噫，古人创方固难，而今人用方亦岂易易哉！

论胃病噎膈治法及反胃治法 （附：变质化瘀丸）

噎膈之证，方书有谓贲门枯干者，有谓冲气上冲者，有谓痰瘀者，有谓血瘀者。愚向谓此证系中气衰弱，不能撑悬贲门，以致贲门缩如藕孔 （贲门与大小肠一气贯通，视其大便如羊矢，其贲门、大、小肠皆缩小可知），痰涎遂易于壅滞，因痰涎壅，滞冲气更易于上冲，所以不能受食。向曾拟参赭培气汤一方，仿仲景旋覆代赭石汤之义，重用赭石至八钱，以开胃镇冲，即以下通大便 （此证大便多艰），而即用人参以驾驭之，俾气化旺而流通，自能撑悬贲门，使之宽展，又佐以半夏、知母、当归、天冬诸药，以降胃、利痰、润燥、生津，用之屡见效验。遂将其方载于《衷中参西录》中，并详载用其方加减治愈之医案数则，以为一己之创获也。迨用其方既久，效者与不效者参半，又有初用其方治愈，及病又反复，再服其方不效者，再三踌躇，不得其解，亦以为千古难治之证，原不能必其痊愈也。

后治一叟，年近七旬，住院月余，已能饮食，而终觉不脱然。迨其回家年余，仍以旧证病故，濒危时吐出脓血若干。乃恍悟从前之不能脱然者，系贲门有瘀血肿胀也，当时若方中加破血之药，或能痊愈。

盖愚于瘀血致噎之证，素日未有经验，遂至忽不留心。今既自咎从前之疏忽，遂于此证细加研究，而于瘀血致噎之理，尤精采前哲及时贤之说以发明之。庶再遇此证，务拔除其病根，不使愈后再反复也。

　　吴鞠通曰：噎食之为病，阴衰于下，阳结于上，有阴衰而累及阳结者，治在阴衰；有阳结而累及阴衰者，治在阳结。其得病之由，多由怒郁日久，致令肝气横逆；或酒客中虚，土衰木旺，木乘脾则下泄或嗳气，下泄久则阴衰，嗳气久则阳结。嗳气不除，久成噎食，木克胃则逆上阻胸，食不得下，以降逆镇肝为要。其夹痰饮而阳结者则善呕反胃，一以通阳结、补胃体为要。亦有肝郁致瘀血，亦有发瘕致瘀血，再有误食铜物而致瘀血者．虽皆以化瘀血为要，然肝郁则以条畅木气，兼之活络；肝逆则降气镇肝；发瘕须用败梳菌；铜物须用荸荠。病在上脘，丝毫食物不下者，非吐不可。亦有食膈，因食受大惊大怒，在上脘者吐之，在下脘者下之。再如单方中咸韭菜卤之治瘀血；牛乳之治胃燥；五汁饮之降胃逆；牛转草之治胃槁；虎肚丸之治胃弱；狮子油之开锢结；活鸡血之治老僧趺坐，精气不得上朝泥丸官，以成舍利，反化为顽白骨，结于胃脘。盖鸡血纯阴能化纯阳之顽结也；狗尿粟、狗宝以浊攻浊而又能补土。诸方不胜纪，何今人非用枳实、厚朴以伤残气化，即用六味之呆腻哉？

　　杨素园曰：噎膈一证，昔人多与反胃混同立说。其实反胃乃纳而复出，与噎膈之毫不能纳者迥异，即噎与膈亦自有辨解，噎则原纳谷而喉中梗塞，膈则全不纳谷也。至其病原，昔人分为忧、气、恚、食、寒，又有饮膈、热膈、虫膈，其说甚纷。叶天士则以阴液下竭，阳气上结，食管窄隘使然。其说原本《内经》，最为有据。徐洄溪以为瘀血、顽痰、逆气阻隔胃气，其已成者无法可治。其义亦精，然以为阴竭而气结，何虚劳证阴亏之极而阳不见其结？以为阴竭而兼忧愁思虑，故阳气结而为瘀，则世间患此者大抵贪饮之流，尚气之辈，乃毫不知忧，而忧愁抑郁之人反不患此。此说之不可通者也，以为瘀血、顽痰、逆气阻伤胃气似矣。然本草中行瘀、化痰、降气之品，不一而足，何以已成者竟无法可治？此又说之不可通者也。

愚乡有治此证者，于赤日之中缚病人于柱，以物撬其口，抑其舌，即见喉中有物如赘瘤然，正阻食管。以利刃锄而去之，出血甚多。病者困顿，累日始愈。

又有一无赖，垂老患此。其人自恨极，以紫藤鞭柄探入喉以求速死，呕血数升，所患竟愈。

此二者虽不足为法，然食管中的系有形之物阻扼其间，而非无故窄隘也明矣。愚意度之，此证当由肝过于升，肺不能降，血之随气而升堵，历久遂成有形之瘀。此与失血异证同源，其来也暴，故脱然而为吐血；其来也缓，故留连不出而为噎膈。汤液入胃，已过病所，必不能去有形之物。其专治此证之药，必其性专入咽喉，而力能化瘀解结者也。

昔金溪一书贾患此，向愚乞方，愚茫无以应。思韭菜上露善治噤口痢，或可旁通其意。其人亦知医，闻之甚悦，遂煎千金苇茎汤加入韭露一半，时时小啜之，数日竟愈。

上所引二则，吴氏论噎膈之治法，可谓博矣；杨氏发明噎膈之病因，可谓精矣。而又皆注重瘀血之说，似可为从前所治之叟亦有瘀血之确证，而愚于此案，或从前原有瘀血，或以后变为瘀血，心中仍有游移。何者？以其隔年余而后反复也。迨辛酉孟夏，阅天津《卢氏医学报》百零六期，谓胃癌由于胃瘀血，治此证者兼用古下瘀血之剂，屡屡治愈，又无再发之厄，觉胸中疑团顿解。盖此证无论何因，其贲门积有瘀血者十之七八。其瘀之重者，非当时兼用治瘀血之药不能愈；其瘀之轻者，但用开胃降逆之药，瘀血亦可些些消散，故病亦可愈。而究之，瘀血之根蒂未净，是以有再发之厄也，明乎此理，知卢君之言可为治噎膈之定论矣。卢君名谦，号抑甫，兼通中西医学，自命为医界革命家，尝谓今业医者当用西法断病，用中药治病，诚为不磨之论。

总核以上三家之论，前二家所论破瘀血之药，似不能胜病。至卢抑甫谓宜兼用古下瘀血之方，若抵当汤、抵当丸、下瘀血汤，大黄䗪虫丸诸方，可谓能胜病矣。而愚意以为欲治此证，必中西之药并用，始觉有把握。盖以上诸方，治瘀血虽有效，以消瘤赘，恐难见效。西医名此证为胃癌，所谓癌者，因其处起凸，若山之有岩也。其中果函有瘀血，原可用消瘀血之药消之。若非函有瘀血，但用消瘀血之药，即不能消除。夫人之肠中可生肠蕈，肠蕈即瘤赘也，肠中可生瘤赘，即胃中亦可生瘤赘。而消瘤赘之药，惟西药沃剥即沃度加留谟最效。此其在变质药中独占优胜之品也，今愚合中西药品，拟得一方于下，以备试用：

旱三七细末－两　桃仁炒熟细末－两　硼砂细末六钱　粉甘草细末四钱　西药沃剥十瓦　百布圣二十瓦

上药六味调和，炼蜜为丸，二钱重。名为变质化瘀丸，服时含化，细细咽津。

今拟定治噎膈之法，无论其病因何如，先服参赭培气汤两三剂，必然能进饮食。若以后愈服愈见效，七八剂后，可于原方中加桃仁、红花各数钱，以服至痊愈为度。若初服见效，继服则不能递次见效者，可于原方中加三棱二钱，䗪虫钱半；再于汤药之外，每日口含化服变质化瘀丸三丸或四丸，久久当有效验。若其瘀血已成溃疡，而脓未尽出者，又宜投以山甲、皂刺、乳香、没药、花粉、连翘诸药，以消散之。

又此证之脉若见滑象者，但服参赭培气汤必愈，而服过五六剂后，可用药汤送服三七细末一钱，煎渣服时亦如此。迨愈后，自无再发之厄矣。

又王孟英谓：以新生小鼠新瓦上焙干，研末，温酒冲服，治噎膈极有效。盖鼠之性能消癥瘕，善通经络，故以治血瘀贲门成噎膈者极效也。

又有一人患噎膈，偶思饮酒，饮尽一壶而脱然病愈。验其壶中，有蜈蚣一条甚巨，因知其病愈非由于饮酒，实由于饮煮蜈蚣之酒也。闻其事者质疑于愚。此盖因蜈蚣消肿疡，患者必因贲门瘀血成疮致噎，故饮蜈蚣酒而顿愈也。欲用此方者，可用无灰酒数两（白酒、黄酒皆可，不宜用烧酒）煮全蜈蚣三条饮之。

总论破瘀血之药，当以水蛭为最，然此物忌炙，必须生用之方有效。乃医者畏其猛烈，炙者犹不敢用，则生者无论矣，不知水蛭性原和平，而具有善化瘀血之良能，拙著药物学讲义中论之甚详。若服以上诸药而病不愈者，想系瘀血凝结甚固。当于服汤药、丸药之外，每用生水蛭细末五分，水送服，日两次。若不能服药末者，可将汤药中䗪虫减去，加生水蛭二钱。

上所录者，登《上海中医杂志》之文也，至第五期杂志出，载有唐家祥君《读张君论噎膈》一篇，于拙论深相推许，并于反胃之证兼有发明。爰录其原文于下，以备参考。

附录：

唐君登医志原文：读杂志第四期张锡纯君论治噎膈，阐发玄微。于此证治法，别开径面，卓见明言，实深钦佩。及又读侯宗文君（西医）反胃论（见第三中学第二期杂志中），谓病原之重要者，乃幽门之发生胃癌，妨碍食物入肠之道路。初时胃力尚佳，犹能努力排除障碍，以输运食物于肠；久而疲劳，机能愈弱，病势益进，乃成反胃，中医谓火虚。证之生理：食物入胃，健康者由胃液消化而入肠，乃或吸收，或排出，一旦胃液缺乏，则积食不化。是火虚之言亦良确，顾积食亦可下泻，何为必上逆而反胃。所言甚当，其论噎膈，以食道癌为主因，与卢氏胃癌说相符，二证之病原既同，治法亦同矣。然则张君之论，其理可通于反胃也。

上引西医之论反胃，言其原因同于噎膈，可以治噎膈之法治之，固属通论。然即愚生平经验以来，反胃之证原有两种：有因幽门生癌者；有因胃中虚寒兼胃气上逆、冲气上冲者。其幽门生癌者，治法原可通于噎膈；若胃中虚寒兼气机冲逆者，非投以温补胃腑兼降逆镇冲之药不可。且即以胃中生癌论：贲门所生之癌多属瘀血，幽门所生之癌多属瘤赘。瘀血由于血管凝滞，瘤赘由于腺管肥大，治法亦宜各有注重。宜于参赭培汤中加生鸡内金三钱，三棱二钱，于变质化瘀丸中加生水蛭细末八钱，再将西药沃剥改作十五瓦，蜜为丸，桐子大，每服三钱，日服两次。而后幽门所生之癌，若为瘤赘，可徐消；即为瘀血，亦不难消除。

又治噎膈便方：用昆布二两洗净盐；小麦二合，用水三大盏，煎至小麦烂熟，去渣，每服不拘时，饮一小盏；仍取昆布不住口含两三片咽津，极效。

按：此方即用西药沃度加留谟之义也。盖西药之沃度加留谟原由海草烧灰制出。若中药昆布、海藻、海带皆含有沃度加留谟之原质者也。其与小麦同煮服者，因昆布味咸、性凉，久服之恐与脾胃不宜，故加小麦以调补脾胃也。此方果效，则人之幽门因生瘤赘而反胃者，用之亦当有效也。

论胃气不降治法

阳明胃气以息息下行为顺。为其息息下行也，即时时藉其下行之力，传送所化饮食达于小肠，以化乳糜；更传送所余渣滓，达于大肠，出为大便。此乃人身气化之自然，自飞门以至魄门，一气运行而无所窒碍者也。乃有时胃气不下行而转上逆，推其致病之由，或因性急多怒，肝胆气逆上干；或因肾虚不摄，冲中气逆上冲，而胃受肝胆冲气之排挤，其势不能下行，转随其排挤之力而上逆。迨至上逆习为故常，其下行之能力尽失，即无他气排挤之时，亦恒因蓄极而自上逆。于斯，饮食入胃，不能传送下行，上则为胀满，下则为便结，此必然之势也。而治之者，不知其病因在胃腑之气上逆不下降，乃投以消胀之药，药力歇而胀满依然；治以通便之剂，今日通而明日如故，久之兼证歧出，或为呕哕，或为呃为逆，或为吐衄，或胸膈烦热，或头目眩晕，或痰涎壅滞，或喘促咳嗽，或惊悸不寐。种种现证，头绪纷繁，则治之愈难。即间有知其致病之由在胃气逆而不降者，而所用降胃之药若半夏、苏子、蒌仁、竹茹、厚朴、枳实诸品，亦用之等于不用也。而愚数十年经验以来，治此证者不知凡几，知欲治此证，非重用赭石不能奏效也。盖赭石对于此证，其特长有六：其重坠之力能引胃气下行，一也；既能引胃气下行，更能引胃气直达肠中，以通大便，二也；因其饶有重坠之力，兼能镇安冲气，使不上冲，三也；其原质系铁氧化合，含有金气，能制肝木之横恣，使其气不上干，四也；为其原质系铁氧化合，更能引浮越之相火下行（相火有电气，此即铁能引电之理），而胸膈烦热、头目眩晕自除，五也；其力能降胃通便，引火下行，而性非寒凉开破，分毫不伤气分，因其为铁氧化合转能有益于血分，（铁氧化合同于铁锈，故能补血中之铁锈）六也。是以愚治胃气逆而不降之证，恒但重用赭石，即能随手奏效也。

丙寅季春，愚自沧州移居天津。有南门外郭智庵者，年近三旬，造寓求。自言心中常常满闷，饮食停滞胃中不下，间有呕吐之时，大便非服通利之品不行，如此者年余，屡次服药无效，至今病未增剧，因饮食减少则身体较前羸弱矣。诊其脉，至数如常，而六部皆有郁象。因晓之曰："此胃气不降之证也，易治耳。但重用赭石，数剂即可见效也。"为疏：方用生赭石细末一两，生怀山药、炒怀山药各七钱，全当归三钱，生鸡内金二钱，厚朴、柴胡各一钱。嘱之曰："此药煎汤，日服一剂，服至大便日行一次，再来换方。"

时有同县医友曰纶李君在座，亦为诊其脉，疑而问曰："凡胃气不降之病，其脉之现象恒弦长有力。今此证既系胃气不降，何其六脉皆有郁象，而重按转若无力乎？"答曰："善哉问也！此中颇有可研究之价值。盖凡胃气不降之脉，其初得之时，大抵皆弦长有力。以其病因多系冲气上冲，或更兼肝气上干。冲气上冲，脉则长而有力；肝气上干，脉则弦而有力；肝冲并见，脉则弦长有力也。然其初为肝气、冲气之所迫，其胃腑之气不得不变其下行之常而上逆。迨其上逆既久，因习惯而成自然，即无他气冲之干之，亦恒上逆而不能下行。夫胃居中焦，实为后天气化之中枢。故胃久失其职，则人身之气化必郁，亦为胃久失其职，则人身之气化又必虚，是以其脉之现象亦郁而且虚也。为其郁也，是以重用赭石以引胃气下行，而佐以厚朴以通阳（叶天士谓厚朴多用则破气少用则通阳），鸡内金以化积，则郁者可开矣；为其虚也，是以重用山药生熟各半，取其能健脾兼能滋胃（脾湿胜不能健运，宜用炒山药以健之；胃液少不能化食，宜用生山药以滋之），然后能受开郁之药，而无所伤损。用当归者，取其能生血兼能润便补虚，即以开郁也。用柴胡者，因人身之气化左宜升、右宜降。但重用镇降之药，恐有妨于气化之自然，故少加柴胡以宣通之，所以还其气化之常也。"日纶闻之，深韪愚言。

后其人连服此药八剂，大便日行一次，满闷大减，饮食加多。遂将赭石改用六钱，柴胡改用五分，又加白术钱半，连服十剂痊愈。

阅旬日，日纶遇有此证，脉亦相同，亦重用赭石治愈。觌面时向愚述之，且深赞愚审证之确，制方之精，并自喜其医学有进步也。

答刘希文问肝与脾之关系及肝病善作疼之理 （附：肝脾双理丸）

肝脾者，相助为理之脏也。人多谓肝木过盛可以克伤脾土，即不能消食；不知肝木过弱不能疏通脾土，亦不能消食。盖肝之系下连气海，兼有相火寄生其中。为其连气海也，可代元气布化，脾胃之健运实资其辅助；为其寄生相火也，可借火以生土，脾胃之饮食更赖之熟腐。故曰肝与脾相助为理之脏也。特是肝为厥阴，中见少阳，其性刚果，其气条达，故

《内经·灵兰秘典》名为将军之官，有时调摄失宜，拂其条达之性，恒至激发其刚果之性，而近于横恣。于斯，脾胃先当其冲。向之得其助者，至斯反受其损。而其横恣所及，能排挤诸脏腑之气，致失其和，故善作疼也。

于斯，欲制肝气之横恣，而平肝之议出焉。至平之犹不足制其横恣，而伐肝之议又出焉。所用之药，若三棱、莪术、青皮、延胡、鳖甲诸品，放胆杂投，毫无顾忌。独不思肝木于时应春，为气化发生之始，若植物之有萌芽，而竟若斯平之伐之，其萌芽有不挫折毁伤者乎？岂除此平肝伐肝之外，别无术以医肝乎？何以本属可治之证，而竟以用药失宜者归于不治乎？愚因目击心伤，曾作论肝病治法在后，登于各处医学志报。近又拟得肝脾双理丸。凡肝脾不和，饮食不消，满闷胀疼，或呃逆、嗳气、呕吐，或泄泻，或痢疾，或女子月事不调，行经腹疼，关于肝脾种种诸证，服之莫不奏效。爰录其方于下，以公诸医界，庶平肝伐肝之盲论自此可蠲除也。

肝脾双理丸

甘草细末十两　　生杭芍细末二两　　广条桂去粗皮细末，两半　川紫朴细末两半　薄荷冰细末，三钱　冰片细末二钱　朱砂细末三两

上药七味，将朱砂一两与前六味和匀，水泛为丸，桐子大，晾干（忌晒），用所余二两，朱砂为衣，勿令余剩。上衣时以糯米浓汁代水，且令坚实光滑，方不走气。其用量：常时调养，每服二十粒至三十粒；急用除病时，可服至百粒，或一百二十粒。

论肾系病

论肾弱不能作强治法

《内经》谓："肾者，作强之官，伎巧出焉。"盖肾之为用，在男子为作强，在女子为伎巧，然必男子有作强之能，而后女子有伎巧之用也。是以欲求嗣续者，固当调养女子之经血，尤宜补益男子之精髓，以为作强之根基。彼方书所载助肾之药，若海马、獭肾、蛤蚧之类，虽能助男子一时之作强，实皆为伤肾之品，原不可以轻试也。惟鹿茸方书皆以为补肾之要品，然只能补肾中之阳，久服之亦能生弊。惟用鹿角所熬之胶，《本经》谓之白胶，其性阴阳俱补，大有益于肾脏。是以白胶在《本经》列为上品，而鹿茸只列于中品也。

曾治一人，年近五旬，左腿因受寒作疼。教以日用鹿角胶三钱含化服之（鹿角胶治左腿疼，理详三期第四卷活络效灵丹下）。阅两月，复觌面。其人言服鹿角胶半月，腿已不疼，然自服此药后，添有兴阳之病，因此辍服。愚曰："此非病也，乃肾脏因服此而壮实也"。观此，则鹿角胶之为用可知矣。若其人相火衰甚，下焦常觉凉者，可与生硫黄并服（三期第八卷载有服生硫黄法可参观）。鹿角胶仍含化服之。又每将饭之先，服生硫黄末三分，品验渐渐加多，以服后移时微觉温暖为度。

又肾之为体，非但左右两枚也。肾于卦为坎，坎上下皆阴，即肾左右之两枚也；其中画为阳，即两肾中间之命门也，《难经》谓命门之处，男以藏精，女以系胞，胞即胞室，与肾系同连于命门。西人之生理新发明家谓其处为副肾髓质，又谓其处为射精之机关，是中西之说同也。又谓副肾髓质之分泌素名副肾碱，而鸡子黄中实含有此物，可用以补副肾碱之缺乏。此说愚曾实验之，确乎可信。方用：生鸡子黄两三枚，调开水服之，勿令熟，熟则勿效。又愚曾拟一强肾之方，用：建莲子 去心为末，焙熟，再用猪、羊脊髓和为丸，桐子大，每服二钱，日两次，常服大有强肾之效，因名其方为强肾瑞莲丸。盖凡物之有脊者，其脊中必有一袋，即督脉也。其中所藏之液，即脊髓，亦即西人所谓副肾碱，所以能助肾脏作强；且督脉上袋上通于脑。凡物之角与脑相连，鹿角最大，其督脉之强可知。是用鹿角胶以补肾，与用猪羊脊髓以补肾，其理同也。

又肾主骨。人之骨称骸骨，谓犹果之有核也。果核之大者，莫过于胡桃，是以胡桃仁最能补肾。人之食酸齼齿者，食胡桃仁即愈，因齿牙为骨之余，原肾主之，故有斯效。此其能补肾之明证也。古方以治肾经虚寒，与补骨脂并用，谓有木火相生之妙（胡桃属木补骨脂属火）。若肾经虚寒，泄泻、骨痿、腿疼，用之皆效，真佳方也。

又枸杞亦为强肾之要药，故俗谚有"隔家千里，勿食枸杞"之语。然素有梦遗之病者不宜单服久服，以其善兴阳也，惟与山萸肉同服，则无斯弊。

又紫稍花之性，人皆以为房术之药，而不知其大有温补下焦之功。凡下焦虚寒泄泻，服他药不愈者，恒服紫稍花即能愈，其能大补肾中元气可知。久久服之，可使全体强壮。至服之上焦觉热者，宜少佐以生地黄，然宜作丸散，不宜入汤剂煎服。

曾治一人，年过四旬，身形羸弱，脉象细微，时患泄泻，房事不能作强。俾用紫稍花为末，每服二钱半，日两次，再随便嚼服枸杞子五六钱。两月之后，其身形遽然强壮，泄泻痿废皆愈。再诊其脉，亦大有起色，且从前觉精神脑力日浸衰减，自服此药后，则又觉日浸增加矣。

论治梦遗法 （附：梦遗方）

梦遗之病，最能使人之肾经虚弱。此病若不革除，虽日服补肾药无益也。至若龙骨、牡蛎、萸肉、金樱诸固涩之品，虽服之亦恒有效，而究无确实把握。此乃脑筋轻动妄行之病，惟西药若臭剥、抱水诸品，虽为麻醉脑筋之药，而少用之实可以安静脑筋。若再与龙骨、牡蛎诸药同用，则奏效不难矣。

愚素有常用之方，爰录于下，以公诸医界。

煅龙骨一两　煅牡蛎一两　净萸肉二两

共为细末，再加西药臭剥十四瓦，炼蜜为百丸，每临睡时服七丸，服至两月病可永愈。

答人问泌尿道路

人之饮入于胃，上下四旁敷布以灌溉濡润诸脏腑，而其灌溉濡润之余，除化气、化汗之外，皆下归于膀胱而为小便，是以胃者小便之源，膀胱小便之委，犹黄河之播为九河，其下又同为逆河也。今特即管见所及，缕析条分，以列于下。

《内经》谓：“饮入于胃，游溢精气，上输于脾，脾气散精，上归于肺，通调水道，下输膀胱。”盖胃中之食，必得水气濡润始能酿为精液。经不曰精液而曰精气者，言精液之中含有气化也。此精液既成之后，可于脾胃相连之处 （《内经》谓脾胃相连以膜），输入脾中，藉脾气之散，以上达于肺，复由肺下降，以灌溉诸脏腑。而当其下降之时，即分泌水饮之含有废质者，循三焦之脂膜以下归膀胱。

又《内经》谓："食气入胃，散精于肝，淫气于筋。"所谓精者，亦水饮与食气酝酿而成。盖胃有肝膈大筋与之相连，而饮食所化之精液，遂得缘筋上之脂膜，以输于肝，分润诸筋（肝主筋故能自肝分润之）。而其含废质之水饮，遂循肝系下注，缘下焦脂膜归于膀胱。

二节经文虽有饮入于胃、食入于胃之不同，究之皆饮与食化合之精液，由肝脾以散布于周身也。

又《内经》谓："食气入胃，浊气归心，淫精于脉。"盖浊气者，即水气含有食物之精液者也。所谓淫精于脉者，以心主脉也。此即西人所谓微丝血管能吸胃中水饮之理。盖水饮被微丝血管吸去，随血脉之循环以注于心，助心酿成血中明水，以养赤白血轮。而所余之水亦多含有废质，由回血管下行至肾，由肾滤过，归于膀胱。

又《内经》谓："胃之大络，名虚里，贯膈络肺。"按虚里之络为胃腑通于胸肺之道路。其贯膈也，胃中谷气可缘之上升以养胸中大气；其络肺也，胃中水气可缘之上升以润肺化气。此由中焦如沤，以成上焦如雾也，迨至雾气润泽，复化为水而下注，循三焦以归于膀胱，则又下焦如渎矣。此与脾气散精节，所谓通调水道下归膀胱者，其分泌之道路同也。

又饮食入胃以后，经胃中酸汁（似稀盐酸）酝酿，化为稀糜，输于小肠，其中原多含水气，迨至此水助小肠酿成乳糜汁后，已归无用，即从乳糜管中透出，循下焦脂膜以归于膀胱。上共六则，泌尿之道路大约不外此矣。

或问：王勋臣言胃腑幽门之左寸许，有一门名津门，津门上有一管名津管，其处胃体甚厚，四围靠挤缩小，所以水能出

张锡纯医论医案撮要

而食不能出。观子所著《衷中参西录》中，亦间取王氏之说。今论泌尿道路而独未言及津门，岂王氏之说难确信欤？答曰：津门之说，《内经》未言，西人剖解家亦未尝言。愚曾用猪胃扎其下口，满注以酒，复扎其上口，煮烂熟作药用，未见其酒外出，其无显然出水之门可知。夫物之胃无显然出水门户，自能消水，而人之胃必显然有出水门户，始能消水，是人胃体质之粗疏，转不若物胃之精妙矣。又西人剖解之初，偶见胃有穿孔者，当时以为致死之由，后乃知为胃中酸汁所化。因酸汁之性，能化死肉，不能化活肉，故人生前之胃不畏酸汁，而死后之胃畏酸汁也。由是而论，王氏所言之津门，焉知非为酸汁所化之孔乎？

或问：西人合信氏谓，饮入于胃，被胃中微丝血管吸去，引入回血管，过肝入心，以布于周身，自肺达出为汽，自肤渗出为汗，余入膀胱为溺。今子则谓水饮过肝后无事入心，而即可由肝下达膀胱，果何所据而云然乎？答曰：《内经》谓：肝热病者，小便先黄。又谓肝壅，两胠（胁也）满，卧则惊悸，不得小便。且芍药为理肝之主药，而最善利小便。又肝木气臊，小便之气亦臊。是皆其明征也。况肝脉原下络阴器，连于下焦。由是观之，是水饮由胃入肝，原可直达于膀胱也。且西人谓回血管之尾与肾中溺管相接，回血管之水即用此透过肾脏，达于膀胱。夫回血管中水饮，若过肝之后皆上行入心，而实无自心复下行之回血管（凡回血管皆自他经收回心部），水饮又何能由之达于肾乎？是知水饮由回血管入肾者，必其过肝之后，未尽随上行之回血管归心，而即随自肝下行之回血管归肾也。盖西人此段议论原属约略未详之词，愚特于其未详者代为阐发耳。

论耳、鼻、喉病

论目疾由于脑充血者治法 （附：磨翳药水）

愚识瞽者数人，问其瞽目之由，皆言病目时兼头疼不已。医者不能治愈头疼，所以目终不愈，以至于瞽。因悟目系连脑，其头疼不已者，脑有充血之病也。古方书无治脑充血之方，是以医者遇脑充血头疼，皆不能治。因头疼而病及于目，是病本在脑，病标在目，病本未清，无论有何等治目妙药，亦等于扬汤止沸耳。

愚在奉时，有高等检察厅书记官徐华亭，年逾四旬，其左目红胀肿疼，入西人所设施医院中治数日，疼胀益甚，其疼连脑，彻夜不眠。翌晨视之，目上已生肉螺，严遮目睛。其脉沉部有力，而浮部似欠舒畅，自言胸中满闷且甚热。投以调胃承气汤加生石膏两半，柴胡二钱，下燥粪若干，闷热顿除，而目之胀疼如故。再诊其脉，变为洪长，仍然有力。恍悟其目之胀疼连其脑中亦觉胀疼者，必系脑部充血，因脑而病及于目也。急投以拙拟建瓴汤（方载第三卷论脑充血证可预防篇中），服一剂，目脑之疼胀顿愈强半，又服二剂，全愈。至其目中所生肉螺，非但服药所能愈，点以拙拟磨翳药水（方载三期第八卷），月余其肉螺消无芥蒂。

附录：

磨翳药水

生炉甘石一两，轧细过罗　硼砂八钱　胆矾二钱　薄荷叶三钱
蝉蜕带全足去翅土，三钱

先将薄荷叶、蝉蜕煎水一茶盅，和甘石、硼砂、胆矾同入药钵，研至数万遍，所研之药皆可随水飞出，连水贮瓶中。用时连水带药点眼上，日六七次。

论目疾由于伏气化热者治法

目疾有实热之证，其热屡服凉药不解，凡目疾亦因之久不愈者，大抵皆因伏气化热之后，而移热于目也。

丙寅季春，愚自沧来津，馆于珍簟胡道尹家。有门役之弟李汝峰，为纺纱厂学徒，病目久不愈。眼睑红肿，努肉遮睛，觉目睛胀疼甚剧，又兼耳聋鼻塞，见闻俱废，跬步须人扶持。其脉洪长甚实，左右皆然。其心中甚觉发热，舌有白苔，中心已黄。其从前大便原燥，因屡服西药大便日行一次。知系冬有伏寒，感春阳而化热，其热上攻，目与耳鼻皆当其冲也。拟用大剂白虎汤以清阳明之热；更加白芍、龙胆草兼清少阳之热。病人谓厂中原有西医，不令服外人药，今因屡服其药不愈，偷来求治于先生，或服丸散犹可，断乎不能在厂中煎服汤药。愚曰："此易耳，我有自制治眼妙药，送汝一包，服之，眼可立愈。"遂将预轧生石膏细末两半与之，嘱其分作六次服，日服三次，开水送下，服后又宜多喝开水，令微见汗方好。持药去后，隔三日复来，眼疾已愈十之八九，耳聋鼻塞皆愈，心中已不觉热，脉已和平，复与以生石膏细末一两，俾仍作六次服。将药服尽痊愈。至与以生石膏细末而不明言者，恐其知之即不敢服也。

后屡遇因伏气化热病目者，治以此方皆效。

答郭炳恒问小儿耳聋口哑治法 （附：磁铁相感法）

小儿之耳聋口哑，乃连带相关之证也。盖小儿必习闻大人之言，而后能言，故小儿当未能言时或甫能言时，骤然耳聋不闻，必至哑不能言。是以治此证者，当专治其耳聋。然耳聋之证有可治者，有不可治者。其不可治者，耳膜破也。其可治者，耳中核络有窒塞也。用灵磁石一块口中含之，将细铁条插耳内，磁铁之气相感，如此十二日耳之窒塞当通。若仍不通，宜口含铁块，耳际塞磁石，如此十二日耳中之窒塞当通矣。

论鼻渊治法 （附：丝瓜蔓汤）

《内经》谓"胆移热于脑，则辛頞、鼻渊。"頞者，鼻通脑之径路也。辛頞，则頞中觉刺激也。鼻渊者，鼻流浊涕如渊之不竭也。盖病名鼻渊，而其病灶实在于頞，因頞中黏膜生炎，有似腐烂，而病及于脑也。其病标在上，其病本则在于下。故《内经》谓系胆之移热。而愚临证品验以来，知其热不但来自胆经，恒有来自他经者。而其热之甚者，又恒来自阳明胃腑。胆经之热，大抵由内伤积热而成。胃腑之热，大抵由伏气化热而成。

临证者若见其脉象弦而有力，宜用药清其肝胆之热，若胆草、白芍诸药，而少加连翘、薄荷、菊花诸药辅之，以宣散其热，且以防其有外感拘束也。若见其脉象洪而有力，宜用药清其胃腑之热，若生石膏、知母诸药，亦宜少加连翘、薄荷、菊花诸药辅之。且浊涕常流，则含有毒性，若金银花、甘草、花粉诸药，皆可酌加也。若病久阴虚，脉有数象者，一切滋阴退热之药皆可酌用也。

后世方书治此证者，恒用苍耳、辛夷辛温之品，此显与经旨相背也。夫经既明言为胆之移热，则不宜治以温药可知。且明言辛额鼻渊，不宜更用辛温之药助其额益辛，更可知矣。即使证之初得者，或因外感拘束，宜先投以表散之药，然只宜辛凉而不可用辛温也。是以愚遇此证之脉象稍浮者，恒先用西药阿斯匹林瓦许汗之，取其既能解表又能退热也。拙著四期《衷中参西录·石膏解》中，载有重用生石膏治愈此证之案数则，可以参观。

又此证便方：用丝瓜蔓煎汤饮之，亦有小效。若用其汤当水，煎治鼻渊诸药，其奏效当尤捷也。

论喉证治法

愚弱冠时已为人疏方治病，然因年少，人多不相信。

值里中有病喉者，延医治疗，烦愚作陪，病者喉肿甚，呼吸颇难，医者犹重用发表之剂，而所用发表之药又非辛凉解肌。愚甚不以为然，出言驳之。医者谓系缠喉风证，非发透其汗不能消肿。病家信其说，误服其药，竟至不救。

后至津门应试，值《白喉忌表抉微》书新出，阅之见其立论以润燥滋阴清热为主，惟少加薄荷、连翘以散郁热，正与从前医者所用之药相反。因喜而试用其方，屡奏功效。

后值邑中患喉证者颇多，用《白喉忌表抉微》治法，有效有不效。观喉中，不必发白，恒红肿异常，有言此系烂喉痧者，又或言系截喉痈者，大抵系一时之疠气流行向互相传染也。其病初得脉多浮而微数，或浮而有力，久则兼有洪象，此喉证兼瘟病也。此时愚年近三旬，临证恒自有见解。遇脉之初得浮数有力者，重用玄参、花粉以清其热，牛蒡、连翘以利其喉，再加薄荷叶二钱以透其表，类能奏效；其为日即深，脉象洪而有力者，又恒用白虎汤加银花、连翘、乳香、没药治愈；为其有截喉痧之名，间有加炙山甲，以消其痈肿者；其肿处甚剧，呼吸有窒碍者，恒先用𬭼针刺出恶血，俾肿消，然后服药。针药并施，其奏功亦愈速。然彼时虽治愈多人，而烂喉痧、截喉痧之名究未见诸书也。

后读《内经》至《灵枢·痈疽篇》，谓"痈发嗌中，名曰猛疽，猛疽不治，化为脓，脓不泻，塞咽，半日死"。经既明言痈发嗌中，此后世截喉痧之名所由来也。至谓不泻其脓则危在目前，是针刺泻脓原为正治之法，即不待其化脓，针刺以出其恶血亦可为正治之法矣。

又阅《金匮》："阳毒之为病，面赤斑斑如锦纹，咽喉痛，唾脓血，五日可治，七日不可治。"王孟英解曰："阳毒即后世之烂喉痧耳。"截喉痧即烂喉痧之重者也。盖白喉与烂喉痧证均有外感。特白喉证内伤重而外感甚轻，其外来之邪惟袭入三焦，三焦色白，是以喉现白色，故方中宣散之品但少用薄荷、连翘已能逐邪外出。至烂喉痧，原即《金匮》之阳毒，其中挟有瘟毒之气，初得之时，原宜重用宣散之品，然宣散以辛凉，而断不可散以温热，且又宜重用凉药以佐之。

此为喉证之大略也。而愚临证数十年，知喉证中原有诸多变证。今详录二则以备参观。

愚在籍时，有姻家刘姓童子，年逾十龄，咽喉肿疼，心中满闷堵塞，剧时呼吸顿停，两目上翻，身躯后挺。然其所以呼吸顿停者，非咽喉堵塞，实觉胸膈堵塞也。诊其脉，微细而迟。其胸膈常觉发凉，有时其凉上冲即不能息，而现目翻身挺之象。即脉审证，知系寒痰结胸无疑。其咽喉肿疼者，寒痰充溢于上焦，迫其心肺之阳上浮也。为拟方：

　　生赭石细末一两　　干姜、乌附子各三钱　　厚朴、陈皮各钱半

　　煎服一剂，胸次顿觉开通，咽喉肿疼亦愈强半。又服两剂痊愈。

　　又在奉天时，治高等师范学生孙抟九，年二十，贵州人，得喉证。屡经医治，不外《白喉忌表抉微》诸方加减，病日增中，医者诿谓不治。后愚为诊视，其脉细弱而数，黏涎甚多，须臾满口，即得吐出。知系脾肾两虚。肾虚则气化不摄，阴火上逆，痰水上泛，而脾土虚损又不能制之（若脾土不虚，不但能制痰水上泛，并能制阴火上逆），故其咽喉肿疼，黏涎若斯之多也。投以六味地黄汤加于术，又少加苏子，连服十剂痊愈。

详论咽喉证治法 （附：加减八味地黄汤、敛阴泻肝汤、消肿利咽汤）

　　医界春秋社征咽喉科专稿，因撰此论以应之。咽喉之证，有内伤、外感，或凉或热，或虚或实，或有传染或无传染之殊。今试逐条详论之于下。

　　伤寒病恒兼有咽喉之证。《阳明》第二十节云："阳明病但头眩，不恶寒，故能食而咳，其人必咽痛。若不咳者，咽亦不痛。"

　　按：此节但言咽痛，未言治法。乃细审其文义，是由太阳初传阳明，胃腑之热犹未时（是以能食）。其热兼弥漫于胸中（胸中属太阳当为阳明病连太阳），上熏肺脏，所以作咳。更因咳而其热上窜，所以咽痛。拟治以白虎汤，去甘草，加连翘、川贝母。

　　伤寒《少阴篇》第三节："病人脉阴阳俱紧，反汗出者，亡阳也，此属少阴，法当咽痛。"此节亦未列治法。

按： 少阴脉微细，此则阴阳俱紧，原为少阴之变脉。紧脉原不能出汗，因其不当出汗者而反自汗，所以知其亡阳。其咽痛者，无根之阳上窜也。拟用大剂八味地黄汤，以芍药易丹皮，再加苏子、牛膝，收敛元阳，归根以止汗，而咽痛自愈也。

加减八味地黄汤

大怀熟地－两　净萸肉－两　生怀山药八钱　生杭芍三钱大云苓片二钱　泽泻钱半　乌附子二钱　肉桂去粗皮后入，二钱　怀牛膝三钱　苏子炒研，二钱

煎汤盅半，分两次温服。

《少阴篇》第三十节云："少阴病，下利，咽痛，胸满，心烦者，猪肤汤主之。"

按： 此证乃少阴之热弥漫于三焦也。是以在上与中，则为咽痛烦满，因肾中真阴不能上升与阳分相济，所以多生燥热也；在下则为下利，因脏病移热于腑，其膀胱瘀滞，致水归大肠而下利也。至治以猪肤汤者，以猪为水畜，其肤可熬胶，汁液尤胜，原能助肾阴上升与心阳调剂，以化燥热。而又伍以白蜜之凉润，小粉之冲和，熬之如粥，服后能留恋于肠胃，不致随下利泻出，自能徐徐敷布其气化，以清三焦弥漫之热也。

《少阴篇》第三十一节云："少阴病二三日，咽痛者，可与甘草汤。不差者，与桔梗汤。"此亦少阴病之热者也。用甘草汤，取其能润肺利咽，而其甘缓之性又能缓心火之上炎，则上焦之燥热可消。用桔梗汤者，取其能升提肾中之真阴，俾阴阳之气互相接续，则上焦之阳自不浮越以铄肺熏咽，且其上达之力又善散咽喉之郁热也。

按： 后世治咽喉证者皆忌用桔梗，然果审其脉为少阴病之

微细脉，用之固不妨也。况古所用之桔梗皆是苦桔梗，其性能升而兼能降，实具有开通之力也。

《少阴篇》第三十二节云："少阴病，咽中伤，生疮，不能言语，声不出者，苦酒汤主之。"

按：少阴之脉，原络肺，上循喉咙，是以《少阴篇》多兼有咽喉之病。至治以苦酒汤，唐氏谓苦酒与半夏同用，可使咽中之疮速破，苦酒即今之醋。醋调生半夏末外敷原可消疮，不必皆攻之使破也。至张氏注谓"鸡卵壳坚白似金，故能入肺"，亦颇近理。惟陈古愚谓"所用生半夏破如枣核大十四枚，则鸡子壳中不能容"。尝阅古本，谓将半夏一枚破为十四枚则又未免太少，且如枣核大四字亦无交代。以愚意测之，枣核当为枣仁之误，若谓如枣仁大十四枚，则鸡卵壳中容之有余矣。又古人用半夏，汤洗七次即用，故半夏下注有"洗"字。若今之制半夏用于此方，必然无效。如畏其有毒不敢用，可将生半夏破作数瓣，以水煮之，或换水煮两三次，尝之不甚辛辣，然后入药亦可。

《厥阴篇》第九节云："伤寒先厥后发热，下利必自止，而反汗出，咽中痛，其喉为痹。"

按：此节之咽痛，以多汗亡阴也，与《少阴篇》之汗出亡阳者原互相对照。

盖其人之肝脏蕴有实热，因汗出过多，耗其阴液，其热遂上窜，郁于咽中而作痛，故曰其咽为痹。痹者，热与气血凝滞不散也。仲师当日未言治法，而愚思此证当用酸敛之药以止其汗，凉润之药以复其液，宣通之药以利其咽，汇集为方，庶可奏功。爰将所拟之方详录于下：

敛阴泻肝汤

生杭芍两半　天花粉一两　射干四钱　浙贝母四钱，捣碎　酸石榴一个，连皮捣烂

同煎汤一盅半，分两次温服下。

上所录伤寒兼咽喉病者六节，伤寒中之咽喉证大略已备。而愚临证多年，知伤寒兼病咽喉又有出于六节之外者。试举治验之案一则明之。

愚在奉时，治一农业学校朱姓学生，患伤寒三四日，蜷卧昏昏似睡，间作谵语，呼之眼微开，舌上似无苔，而舌皮甚干，且有黑斑，咽喉疼痛，小便赤而热，大便数日未行，脉微细兼沉，心中时觉发热，而肌肤之热度如常。此乃少阴伤寒之热证，因先有伏气化热，乘肾脏虚损而窜入少阴，遏抑肾气不能上达，是以上焦燥热而舌斑咽痛也；其舌上有黑斑者，亦为肾虚之现象。至其病即属热而脉微细者，诚以脉发于心，肾气因病不能上达与心相济，其心之跳动即无力。此所以少阴伤寒无论或凉或热，其脉皆微细也。遂为疏方：

生石膏细末二两　生怀山药一两　大潞参六钱　知母六钱甘草二钱

先用鲜茅根二两煮水，以之煎药，取清汤三盅。每温服一盅，调入生鸡子黄一枚。服药一次后，六脉即起；服至二次，脉转洪大；服至三次，脉象又渐和平，精神亦复，舌干咽痛亦见愈。翌日，即原方略为加减，再服一剂，诸病痊愈。

按：上所用之方，即本期六卷《鼠疫门》中坎离互根汤。方之细解详于本方后，兹不赘。

至于温病，或温而兼疹，其兼咽喉证者尤多，方书名其证为烂喉痧。其证多系有传染之毒菌，治之者，宜注意清其温

热，解其疹毒，其咽喉之证亦易愈。试举治验之案以明之。

戊辰在津，有第一中学教员宋志良君素喜阅拙著。孟夏时，其长子慕濂患温疹兼喉证。医者皆忌重用凉药。服其药数剂，病转增剧，继延愚为诊视。其脉洪长有力，纯乎阳明胃腑蕴有实热。其疹似靥未靥，视其咽喉两旁红，微有烂处，心中自觉热甚，小便短赤，大便三日未行。为开大剂白虎汤，加连翘四钱，薄荷叶钱半以托疹外出。方中石膏重用生者四两，恐药房中以煅者充之，嘱取药者视其将大块生石膏捣细，且带一小块来视其果系生石膏否。迨药取至，其小块果为生白膏，而细面灰白，乃系煅者。究问其故，是预制为末，非当面捣细者。愚因渭志良曰："石膏煅用，性同鸩毒。若用至一两，即足误人性命。可向杂货铺中买生者，自制细用之。"于是依愚言办理。将药煎汤三盅，分三次温饮下，病大见愈，而脉仍有力，咽喉食物犹疼。继又用原方，先取鲜白茅根二两煮水以煎药，仍分三次服下，尽剂而愈，大便亦通下。

后其次子亦患温疹喉证，较其兄尤剧。仍治以前方，初次即用茅根汤煎药，药方中生石膏初用三两，渐加至五两始愈。

继其幼女年七岁，亦患温疹喉证，较其两兄尤重。其疹周身成一个，肉皮皆红（俗谓此等疹皆不能治愈）。亦治以前方，为其年幼，方中生石膏初用二两，后加至六两，其热稍退而喉痛不减，其大便六日未行。遂单用净芒硝俾淬水服下，大便即通，其热大减，喉痛亦愈强半。再诊其脉，虽仍有力，实有浮而还表之象，遂用西药阿斯匹林一瓦，因病机之外越而助其出汗。果服后周身得汗，霍然痊愈。志良因告愚曰："余从前有子女四人，皆因此证而殇。今此子女三人，服先生药完全得愈，始知医术之精，洵有夺命之权也。"

按：温疹之证，西人名为猩红热，有毒菌传染，原不易治，而兼咽喉证者，治之尤难。仲景所谓"阳毒之为病，面赤斑斑如锦纹，咽喉痛，唾脓血"者，当即此证。近世方书中名为烂喉痧，谓可治以《伤寒论》麻杏甘石汤，然麻杏甘石汤中石膏之分量，原为麻黄之二倍。若借用其方，则石膏之分量当十倍于麻黄（石膏一两，麻黄一钱）。其热甚者，石膏之分量又当二十倍于麻黄（石膏二两，麻黄一钱），然后用之无弊。本期第五卷中曾详论之。近闻友人杨达夫言：有名医精于伤寒，偶患喉证，自治以麻杏甘石汤，竟至不起。想其所用之分量皆按原方而未尝为之通变也。使其早见拙论，又何至有此失乎？

又治沧州友人董寿山，年过三旬，初则感冒发颐，继则渐肿而下延至胸膺，服药无效。时当中秋节后，淋雨不止，因病势危急，冒雨驱车迎愚。既至见其颔下连项，壅肿异常，抚之，硬而且热，色甚红，纯是一团火毒之气，下肿已至心口。其牙关不开，咽喉肿疼，自牙缝进水半日，必以手掩口，十分用力始能下咽。且痰涎填满胸中，上至咽喉，并无容水之处，进水少许，必换出痰涎一口，且觉有气自下上冲，常作呃逆。其脉洪滑而长，重按有力，一分钟约近九十至，大便数日未行。愚曰："此俗所称虾蟆瘟也。其毒热炽盛，盘踞阳明之腑，若火之燎原。必重用生石膏清之，乃可缓其毒热之势。"从前医者在座，谓曾用生石膏一两，毫无功效。愚曰："石膏乃微寒之药，《本经》原有明文，仅用两许，何能清此炽盛之热毒。"遂为疏方，用：

生石膏四两　清半夏四钱　金线重楼三钱　连翘二钱　射干二钱

煎服后，觉药停胸间不下，其热与肿似有益增之势，知其证兼结胸，火热无下行之路，故益上冲也。幸药房即在本村，复急取生石膏四两，赭石三两，又煎汤服下。仍觉停于胸间，又急取赭石三两，蒌仁二两，芒硝八钱，又煎汤饮下，胸中仍不开通。此时咽喉益肿，再饮水亦不能下咽，病家惶恐无措，愚晓之曰："余所以连次亟亟用药者，正为此病肿势浸长，恐稍缓则药不能进。今其胸中既贮如许多药，断无不下行之理。药下行则结开便通，毒火随之下降，而上焦之肿热必消矣。"

时当晚十点钟至夜半，觉药力下行。黎明，下燥粪若干，上焦肿热觉轻，水浆可进，晨饭时牙关亦微开，服茶汤一碗。午后肿热又渐增，抚其胸，热又烙手，脉仍洪实，意其燥粪必未尽下，遂投以大黄四钱，芒硝五钱。又下燥粪，兼有溏粪，病遂大愈，而肿处之硬者仍不甚消，胸间抚之犹热，脉象亦仍有余热。又用生石膏四两，金银花、连翘各五钱，煎汤一大碗，分数次温饮下，日服一剂，三日痊愈。寿山从此愤志学医，今已成名医矣。

按： 此病实温疫（疫有寒温两种，而寒者甚少），确有传染至猛至烈之毒菌，是以难治。

又按： 此证当二次用药时，若加硝、黄于药中，早通其大便，或不至以后如此危险。而当时阅历未深，犹不能息息与病机相赴也。

又有白喉证，其发白或至腐烂，西人名为实夫的历，实为传染病之一端。其证大抵先有蕴热，则易受传染，为其证内伤为重，宜用凉润滋阴清火之品，而忌用表散之剂。然用辛凉之药以散其火郁，若薄荷、连翘诸药固所不忌也。《白喉忌表抉微》中之养阴清肺汤、神仙活命汤二方，原为治白喉良方。而神仙活命汤中宜加连翘三钱，热甚者可将方中生石膏加倍，或加两倍；若大便不通者，大黄、芒硝皆可酌加。

白喉之病，又恒有与烂喉痧相并者。

辛未仲春，天津法租界瑞云里沈姓学生，年十六岁，得温疹兼喉痧证。其得病之由，因其身体甚胖，在体育场中游戏努力过度，周身出汗，为风所袭。初微觉恶寒头疼，翌日表里俱壮热，咽喉闷疼。延医服药，病未见轻，喉中疼闷似加剧，周身又复出疹，遂延愚为诊治。其肌肉甚热，出疹甚密，连无疹之处其肌肉亦发红色，诚西人所谓猩红热也。其心中亦自觉热甚，其喉中扁桃处皆有红肿，其左边有如榆荚一块发白。自谓不惟饮食疼难下咽，即呼吸亦甚觉有碍。其脉左右皆洪滑有力，一分钟九十八至。愚为刺其少商出血，复为针其合谷，又为拟一清咽、表疹、泻火之方俾服之。

生石膏捣细二两　玄参六钱　天花粉六钱　射干三钱　牛蒡子捣细，三钱　浙贝母捣碎，三钱　青连翘三钱　鲜茅根三钱，无鲜茅根可代以鲜芦根　甘草钱半　粳米三钱

共煎汤两大盅，分两次温服下。翌日，复为诊视，其表里之热皆稍退，脉象之洪滑亦稍减，疹出又稍加多，前三日未大便，至此则通下一次。再视其喉，其红肿似加增，其白处则大如钱矣。病人自谓："此时饮水必须努力始能下咽，呼吸之滞碍似又加剧。"愚曰："此为极危险之候，非刺患处出血不可。"遂用圭式小刀尖于喉左右红肿之处各刺一长口，放出紫血若干，呼吸骤觉顺利。继再投以清热、消肿、托表疹毒之剂，病遂痊愈。

又《灵枢·痈疽》篇谓："痈发嗌中，名曰猛疽，猛疽不治，化为脓，脓不泻，塞咽，半日死。"

按：此证即后世所谓截喉痈。初起时，咽喉之间红肿甚

76

剧，宜用消疮之药散之，兼用扁针刺之使多出血。若待其脓成而后泻之，恐不容待其成脓即有危险也。

消肿利咽汤

天花粉一两　连翘四钱　金银花四钱　丹参三钱　射干三钱　玄参三钱　乳香二钱　没药二钱　炙山甲钱半　薄荷叶钱半

脉象洪实者加生石膏一两，小便不利者加滑石六钱，大便不通者加大黄三钱。咽喉之证，热者居多，然亦间有寒者。

愚在籍时有姻家刘姓童子，年逾十龄，咽喉肿疼，胸中满闷堵塞，剧时呼吸停顿，两目上翻，身躯后挺。然细审其所以呼吸停顿者，非因咽喉堵塞，实因胸膈堵塞也。诊其脉，微细而迟。其心中常觉发凉，有时其凉上冲，而不能息，而现目翻身挺之象，即脉审证，知系寒痰结胸无疑。其咽喉肿疼者，寒痰充溢于上焦，迫其心肺之阳上浮也。为拟方：

生赭石细末一两　干姜、乌附子各三钱　厚朴、陈皮各钱半

煎服一剂，胸次顿觉开通，咽喉肿疼亦愈强半。又服两剂，痊愈。

又咽喉两旁微高处，西人谓之扁桃腺。若红肿，西人谓之扁桃腺炎。若其处屡次红肿，渐起疙瘩，服清火药则微消，或略有感冒，或稍有内热复起者，此是扁桃腺炎已有根蒂，非但服药所能愈，必用手术割去之，再投以清火消肿之药，始能除根。若不割去，在幼童可累其身体之发达。

又《金匮》谓妇人咽中如有炙脔（吐之不出，吞之不下，俗谓之梅核气病），此亦咽喉证之一也。

按：此证注疏家谓系痰气阻塞咽喉之中，然此证实兼有冲气之冲也。原方半夏厚朴汤主之，是以半夏降冲，厚朴开气，茯苓利痰，生姜、苏叶以宣通其气化。愚用此方时，恒加赭石

数钱，兼针其合谷，奏效更速（此证不但妇人，男子亦间有之）。

附录：

前哲治喉奇案一则。忆愚少时，出诊邻县庆云，见案头多书籍，中有记事闲书，载有名医某（书与医皆忘其名）外出，偶歇巨第门旁，其门中人出入甚忙迫。询之，言其家只有少年公子一人，患喉证奄奄一息，危在目前，急为备其身后事，故忙迫也。医者谓：此证我善治，虽至危亦能挽救，可为传达。其人闻言而入。须臾，宅主出，肃客入。视病人，见其脖项肿甚剧，闭目昏昏似睡，呼之不应，牙关紧闭，水浆亦不入。询其家人，知不食将周旬矣。医者遂俾其家人急煮稠粥一盆，晾半温，待其病人愈后服之，又令备细木棍数条及斧锯之嘱。其家人皆窃笑，以为斯人其疯癫乎！医者略不瞻顾，惟用锯与斧将木棍截短，一端削作鸭嘴形，且催将所煮之粥盛来视凉热可食否。遂自尝之曰："犹热，可少待。"乃徐用所制鸭嘴之最细薄者撬病人齿，齿少启，将鸭嘴填入。须臾，又填以略粗略厚之鸭嘴，即将初次所填者抽出。如此填抽至五次，其口可进食矣。而骤以制鸭嘴所锯之木屑投病人喉中。其家人见之大惊，欲加恶声。病人遂大咳连连，须臾吐脓血碗余，遂能言，呼饥，进以所备粥，凉热适口，连进数碗。举家欢喜感谢，因问："病至如此，先生何以知犹可救？"答曰："病者六脉有根而洪紧，洪者为热，紧者为毒。且其脖项肿热，因喉生痈毒，为日已多，又确知其痈已溃脓。然咽喉肿满，药不能入，以针透脓，不知自吐，亦所出有限，不能救眼前之急，故深思而得此法。尝见咳之剧者，能将肺咳破吐血，况喉中已熟之疮疡乎？此所谓医者意也。惟仁人君子始可以学医，为其能费尽苦心以救人也。"病家乃大叹服。

按：此案用法甚奇，又若甚险。若预先言明，病家未必敢用。然诊断确实，用之自险而能稳也。

阅刘华封氏《烂喉痧证治辨异》书后

丙寅中秋后，接到华封刘君自济南寄赠所著《烂喉痧证治辨异》一书。细阅一过，其辨证之精，用药之妙，立论之通，于喉证一门实能令人起观止之叹。咽喉为人身紧要之处，而论喉证之书向无善本。

自耐修子托之鸾语，著《白喉忌表抉微》，盛行于一时，初则用其方，效者甚多；继而用其方者，有效有不效；更有用之不惟不效而病转增剧者。于斯，议论纷起，有谓"白喉不忌表散，但宜表以辛凉，而不可表以温热"者，又有"谓白喉原宜表散，虽麻黄亦可用，但不可与升提之药并用"者。

按：其人或有严寒外束不得汗，咽喉疼而不肿者，原可用麻黄汤解其表，然麻黄可用，桂枝不可用。若用麻黄汤时，宜去桂枝，加知母、连翘。至升提之药，惟忌用升麻。若桔梗亦升提之药，而《伤寒论》有桔梗汤治少阴病咽痛，因其能开提肺气、散其咽喉郁热也。若与凉药并用，又能引凉药之力至咽喉散热，惟咽喉痛而且肿者，似不宜用。又有于《白喉忌表抉微》一书痛加诋毁，谓其毫无足取者。而刘君则谓白喉证原分两种：耐修子所谓白喉忌表者，内伤之白喉也。其病因确系煤毒洋烟及过服煎炒辛热之物，或贪色过度，以致阴液亏损虚火上炎所致，用药养阴清肺原为正治。其由外感传染者，为烂喉痧，喉中亦有白腐。乃系天行时气入于阳明，上蒸于肺，致咽喉溃烂，或兼有痧子，正是温热欲出不得所致，正宜疏通发表使毒热外出。二证之辨，白喉则咽中干；喉痧则咽中多痰涎；白喉止五心烦热，喉痧则浑身大热云云。

诚能将此二证，一内因、一外因，辨别极精。及至后所载治喉痧诸方，详分病之轻重浅深，向措施咸宜，洵为喉科之金科玉律也。惟其言"今日之好人参难得，若用白虎加人参汤及小柴胡汤，方中人参可以沙参代之"，似非确论。盖小柴胡汤中之人参或可代以沙参。若当下后小柴胡汤证仍在者，用小柴胡汤时，亦不可以沙参代人参。至白虎加人参汤，若其热实脉虚者，以沙参代人参其热必不退。此愚由经验而知，非想当然尔之谈也。且古方中人参即系今之党参，原非难得之物。若恐人工种植者不堪用，凡党参之通体横纹者（若胡莱菔之纹）皆野生之参也。

至其后论喉证原有因下焦虚寒迫其真阳上浮致成喉证者，宜治以引火归原之法，洵为见道之言。

论胸腹、肢体经络病

论结胸治法

结胸之证，有内伤外感之殊。内伤结胸，大抵系寒饮凝于贲门之间，遏抑胃气不能上达，阻隔饮食不能下降，当用干姜八钱，赭石两半，川朴、甘草各三钱开之。其在幼童，脾胃阳虚，寒饮填胸，呕吐饮食成慢惊，此亦皆寒饮结胸证，可治以庄在田《福幼编》逐寒荡惊汤。若用其方，寒痰仍不开，呕吐仍不能止者，可将方中胡椒倍用二钱。若非寒饮结胸，或为顽痰结胸，或为热痰结胸者，阻塞胸中之气化不能升降，甚或有碍呼吸，危在目前，欲救其急，可用硼砂四钱开水融化服之，将其痰吐出。其为顽痰者，可再用瓜蒌仁二两，苦葶苈三钱（袋装）煎汤饮之，以涤荡其痰。其为热痰者，可于方中加芒硝四钱。

有胸中大气下陷，兼寒饮结胸者，其证尤为难治。

曾治一赵姓媪，年近五旬，忽然昏倒不语，呼吸之气大有滞碍，几不能息。其脉微弱而迟。询其生平，身体羸弱，甚畏寒凉，恒觉胸中满闷，且时常短气，即其素日资禀及现时病状以互勘病情。其为大气下陷兼寒饮结胸无疑，然此时形势，将成痰厥。住在乡村，取药无及，遂急用胡椒二钱，捣碎，煎两三沸，澄取清汤灌下。须臾，胸中作响，呼吸顿形顺利。继用干姜八钱，煎汤一盏，此时已自能饮下。须臾，气息益顺，精神亦略清爽，而仍不能言，且时作呵欠，十余呼吸之顷，必发太息。知其寒饮虽开，大气之陷者犹未复也，遂投以拙拟回阳升陷汤（方在三期第四卷，系生箭芪八钱，干姜六钱，当归四钱，桂枝尖三钱，甘草一钱）。服数剂，呵欠与太息皆愈，渐能言语。

按：此证初次单用干姜开其寒饮，而不敢佐以赭、朴诸药以降下之者，以其寒饮结胸又兼大气下陷也。设若辨证不清而误用之，必至凶危立见，此审证之当细心也。

至于外感结胸，伤寒与温病皆有。伤寒降早可成结胸，温病即非降早亦可成结胸，皆外感之邪内陷与胸中痰饮互相胶漆也。无论伤寒温病，其治法皆可从同。若《伤寒论》大陷胸汤及大陷胸丸，俱为治外感结胸良方，宜斟酌病之轻重浅深，分别用之。至拙拟之荡胸汤（载三期六卷，系瓜蒌仁新炒者捣细二两，生赭石细末二两，苏子六钱，病剧者加芒硝五钱，煎盏半徐徐饮下），亦可斟酌加减，以代诸陷胸汤丸。

又有内伤结胸与外感结胸相并，而成一至险之结胸证者。

在奉天时曾治警务处科长郝景山，年四十余，心下痞闷堵塞，饮食不能下行，延医治不效。继入东人医院，治一星期，仍然无效，浸至不能起床，吐痰腥臭，精神昏愦。再延医诊视，以为肺病已成，又兼胃病，不能治疗，其家人惶恐无措。适其友人斐云峰视之，因从前曾患肠结证，亦饮食不能下行，经愚治愈，遂代为介绍，迎愚诊治。其脉左右皆弦，右部则弦而有力，其舌苔白厚微黄。抚其肌肤发热，问其心中亦觉热，思食凉物，大便不行者已四五日。自言心中满闷异常，食物已数日不进，吐痰不惟腥臭，且又觉凉。愚筹思再四，知系温病结胸。然其脉不为洪而有力，而为弦而有力，且所吐之痰臭而且凉者何也？盖因其人素有寒饮，其平素之脉必弦，其平素吐痰亦必凉（平素忽不自觉，今因病温咽喉发热觉痰凉耳）。因有温病之热与之混合，所以脉虽弦而仍然有力，其痰虽凉而为温病之热熏蒸，遂至腥臭也。为疏方，用：

蒌仁、生赭石细末各一两　玄参、知母各八钱　苏子、半夏、党参、干姜各四钱

煎汤冲服西药硫苦四钱。一剂胸次豁然，可进饮食，右脉较前柔和，舌苔变白，心中犹觉发热，吐痰不臭，仍然觉凉。遂将原方前四味皆减半，加当归三钱。服后大便通下，心中益觉通豁，惟有时觉有凉痰自下发动，逆行上冲，周身即出汗。遂改用：赭石、党参、干姜各四钱半夏、白芍各三钱川朴、五味、甘草各二钱细辛一钱连服数剂，寒痰亦消矣。

按：此证原寒饮结胸与温病结胸相并而成，而初次方中但注重温病结胸，惟生姜一味为治寒饮结胸之药。因此二病之因一凉一热，原难并治。若将方中之生姜改为干姜，则温病之热必不退。至若生姜之性虽热，而与凉药并用，实又能散热，迨

至温病热退，然后重用干姜以开其寒饮。此权其病势之缓急先后分治，而仍用意周匝，不至顾此失彼，是以能循序奏效也。

论肠结治法 （附：赭石芒硝甘遂汤）

肠结最为紧要之证，恒于人性命有关。或因常常呕吐，或因多食生冷及硬物，或因怒后饱食，皆可致肠结。其结多在十二指肠及小肠间，有结于幽门者。其证有腹疼者、有呕吐者尤为难治。因投以开结之药，不待药力施展而即吐出也。亦有病本不吐，因所服之药行至结处不能通过，转而上逆吐出者。是以治此证者，当使服药不使吐出为第一要着。

愚于此证吐之剧者，八九日间杓饮不存，曾用赭石细末五两，从中又罗出极细者一两，将所余四两煎汤，送服极细者，其吐止而结亦遂开。若结证在极危急之时，此方宜放胆用之。虽在孕妇恶阻呕吐者，亦可用之（三期第二卷参赭镇气汤后载有数案可参观）。有谓"孕妇恶阻，无论如何呕吐，与性命无关"者，乃阅历未到之言也。

有患此证急欲通下者，愚曾用赭石细末三两、芒硝五钱，煎汤送服甘遂细末钱半。服后两点半钟，其结即通下矣。后有医者得此方，以治月余之肠结证，亦一剂而愈。后闻此医自患肠结，亦用此方煎汤先服一半，甘遂亦送下半，药力下行，结不能开，仍复吐出，继服其余一半，须臾，仍然吐出，竟至不起。由此知用药一道，过于放胆，固多失事；若过于小心，亦多误事也。况甘遂之性，无论服多服少，初次服之尚可不吐；若连次服之，虽佐以赭石，亦必作吐。是以拙著《衷中参西录》有荡胸加甘遂汤（方在三期三卷癫狂门），原用大剂大承气汤加赭石二两煎汤，送服甘遂细末二钱。方下注云：若服一剂不愈者，须隔三日方可再服。此固欲缓服以休养其正气，实亦防其连服致吐也。至于赭石可如此多用者，以其原质为铁氧化合，性甚和平，且善补血，不伤气分，虽多用，于人无损也。特是药房中赭石，必火煅、醋激，然后轧细。如此制法，则氧气不全，不如径用生者之为愈也。况其虽为石类，与铁锈相近（铁锈亦铁氧化合），即生赭石细末，亦于人肠胃毫无伤损。

若嫌上方中甘遂之性过猛烈者，本书第三卷载有硝菔通结汤方，药性甚稳善，惟制此药时，略费手续，方用净芒硝六两，鲜莱菔八斤，用水将芒硝入锅中熔化，再将莱菔切片，分数次入锅中煮之，至烂熟，将莱菔捞出，再换以生莱菔片，屡换屡煮。所备莱菔片不必尽煮，但所煮之水余一大碗许，尝之不至甚咸者，其汤即成。若尝之仍甚咸者，可少掺以凉水，再加生莱菔片煮一次。分作两次服下，服一次后，迟三点钟，若不见行动，再将二次温服下。

此方愚在籍时曾用之治愈肠结之险证数次，本方后载有治验之案二则。后至奉天遇肠结证数次，皆以此方治愈。

曾治警务处科员孙俊如，年四十余，其人原管考取医生，精通医学。得肠结后，自用诸药以开其结，无论服何等猛烈之药，下行至结处皆转而上逆吐出，势至危急，求为诊治。为制此汤，服未尽剂而愈。愈后喜甚，称为神方。

又治清丈局科员刘敷陈，年近五旬，患肠结旬余不愈，腹疼痛甚剧，饮水移时亦吐出。亦为制此汤，服一半其结即通下。适其女公子得痢证，俾饮其所余之一半，痢亦顿愈。敷陈喜曰："先生救余之命，而更惠及小女，且方本治肠结，而尤善治痢，何制方若是之妙也！"

盖此汤纯系莱菔浓汁而微咸，气味甚佳，且可调以食料，令其适口，是以服他药恒吐者，服此汤可不作吐。且芒硝软坚破瘀之力虽峻，而有莱菔浓汁以调和之，故服后并不觉有开破之力，而其结自开也。

又丁卯孟夏，愚因有事自天津偶至小站，其处有医士祝君，字运隆，一方之良医也。初见如旧相识，言数年来最喜阅《衷中参西录》，其中诸方，用之辄随手奏效。有其处商务会长许翁，年过六旬，得结证，百药不效，病势极危，已备身后诸事。运隆视其脉象有根，谓若服此汤，仍可治愈。病家疑药剂太重，运隆谓，病危至此，不可再为迟延，若嫌药剂过重，可分三次服下，病愈不必尽剂，此以小心行其放胆也。遂自监视，为制此汤。服至两次后，结开通下，精神顿复其旧，有若未病者然。

论痢证治法 （附：加味益元散、开胃资生丹）

唐容川曰"《内经》云，'诸呕吐酸，暴注下迫，皆属于热'，下迫与吐酸同言，则知其属于肝热也。仲景于下利后重、便脓血者，亦详于厥阴篇中，皆以痢属肝经也。盖痢多发于秋，乃肺金不清，肝木遏郁。肝主疏泄，其疏泄之力太过，则暴注里急，有不能待之势。然或大肠开通，则直泻下矣。乃大肠为肺金之腑，金性收涩，秋日当令，而不使泻出，则滞塞不得快利，遂为后重。是以治痢者，开其肺气、清其肝火，则下痢自愈。"

按：此论甚超妙，其推详痢之原因及治痢之法皆确当。愚今特引申其说，复为详悉言之。盖木虽旺于春，而其发荣滋长实在于夏，故季夏六月为未月。未者，木重叶也。言木至此，旺之极也。而肝脏属木，故于六月亦极旺。肝木过旺而侮克脾土，是以季夏多暴注下泻之证，而痢证甚少，因肺金犹未当令，其收涩之力甚微也。即其时偶有患痢者，亦多系湿热酿成，但利湿清热，病即可愈。是以六一散为治暑痢之定方，而非所论于秋日之痢也。迫至已交秋令，金气渐伸，木气渐敛，人之脏腑原可安于时序之常，不必发生痢证也。惟其人先有蕴热，则肝木乘热恣肆，当敛而不敛。又于饮食起居间感受之寒凉，肺金乘寒凉之气，愈施其肃降收涩之权，则金木相犯，交迫于肠中，而痢作矣。是知痢之成也，固由于金木相犯，而金木之相犯，实又因寒火交争之力以激动之也。

若唐氏所谓开肺清肝，原为正治之法，然只可施于病之初起，非所论于痢病之已深也。且统观古今治痢之方，大抵皆用之于初期则效，用之于末期则不效。今特将痢证分为数期，详陈其病之情状及治法于下。

痢之初得也，时时下利脓血，后重，腹疼，而所下脓则甚稠，血则甚鲜，腹疼亦不甚剧。脉之滑实者，可用小承气汤加生杭芍四钱、甘草二钱下之。盖方中朴、实原可开肺；大黄、芍药又善清肝；且厚朴温而黄，芍凉，更可交平其寒热，以成涤肠荡滞之功；加甘草者，取其能调胃兼能缓肝，即以缓承气下降之力也。其脉按之不实者，可治以拙拟化滞汤（方载三期痢疾门，系生杭芍一两，当归、山楂各六钱，莱菔子五钱，甘草、生姜各二钱）。方中之意：用芍药以泄肝之热；甘草以缓肝之急；莱菔子以开气分之滞；当归、山楂以化血分之滞；生姜与芍药并用又善调寒热之互相凝滞；且当归之汁液最滑，痢患滞下而以当归滑之，其滞下愈而痢自愈也。

若当此期不治，或治以前方而仍不愈，或迁延数旬或至累月，其腹疼浸剧，所下者虽未甚改色，而间杂以脂膜，其脉或

张锡纯医论医案撮要

略数或微虚，宜治以拙拟燮理汤（方载三期痢疾门，系生怀山药八钱，生杭芍六钱，金银花五钱，牛蒡子、甘草各两钱，黄连，肉桂各钱半）。方中之意：黄连、肉桂（煎时后入）等分并用，能交阴阳于顷刻，以化其互争，实为燮理阴阳之主药，即为解寒火凝滞之要品。况肉桂原善平肝，黄连原善厚肠，二药相助为理，则平肝不失于热，厚肠不失于凉；又佐以芍药、甘草，善愈腹疼，亦即善解寒火凝滞也。用山药者，下痢久则阴分必亏，山药之多液，可滋脏腑之真阴，且下痢久则气化不固，山药之益气，更能固下焦之气化也；用金银花、牛蒡子者，因所下者杂以脂膜，肠中似将腐烂。二药善解疮疡热毒，即可预防肠中腐烂也。其脉象若有实热，或更兼懒进饮食者，宜用此药汤送服去皮鸦胆子三十粒。

痢证虽因先有积热后为凉迫而得，迨其日久，又恒有热无凉，犹伤于寒者之转病热也。所以此方虽黄连、肉桂等分并用，而肉桂之热究不敌黄连之凉。况重用白芍以为黄连之佐使，见其脉象有热者，又以之送服鸦胆子仁。是此汤为燮理阴阳之剂，而实则清火之剂也。愚生平用此方治愈之人甚多，无论新痢、久痢皆可用。铁岭医士田聘卿，用此方治愈痢证多人，曾登《绍兴医报》声明。

乙丑春在沧州，遇沧州城南宜卿白君，非业医而好阅医书。言其族弟年三十余，患痢近一年，百药不效，浸至卧床不起。为开此方授之，服三剂痊愈。

用上方虽新痢、久痢皆可奏效，而其肠中大抵未至腐烂也。乃有腹中时时切疼后重，所下者多如烂炙，杂以脂膜，是其肠中已腐烂矣，当治以拙拟通变白头翁汤（方载三期痢疾门，系生山药一两，白头翁、生杭芍各四钱，秦皮、生地榆、三七各三钱，鸦胆子去皮六十粒，甘草二钱，先用白糖水送服三七、鸦胆子一半，再将余药煎服，至将药煎渣时，仍先用白糖水送服三七、鸦胆子余一半）。方中之意：用白头翁、秦皮、芍药、生地榆以清热；三七、鸦胆子以化瘀生新，治肠中腐烂；而又重用生山药以滋其久耗之津液，固其已虚之气化，所以奏效甚捷也。

愚在奉时，有陆军团长王剑秋君下痢甚剧，住东人南满医院中两旬无效，曾以此方治愈。其详案载此方之后，可考也。

至素有鸦片嗜好者，无论其痢之初得及日久，皆宜治以此方，用之屡建奇功。至地榆，方书多炒炭用之，而此方生用者，因生用性凉，善保人之肌肤，使不因热溃烂。是以被汤火伤肌肤者，用生地榆为末，香油调敷立愈。痢之热毒侵入肠中肌肤，久至腐烂，亦犹汤火伤人肌肤至溃烂也，此地榆之所以生用也。至白头翁汤原方，原白头翁、秦皮与黄连、黄柏并用，方中药品若此纯用苦寒者，诚以其方本治厥阴热痢，原挟有伤寒实热。今用以治痢久肠中腐烂，故不得不为变通也。

上之痢证，又可治以拙拟生化丹（方载三期痢疾门，系金银花一两，生杭芍六钱，粉甘草三钱，三七细末三钱，鸦胆子去皮六十粒）。为其虚甚，加生怀山药一两。先用白糖水送服三七、鸦胆子各一半，再将余四味煎汤服。至煎渣服时，仍先用白糖水送服所余之三七、鸦胆子，再煎服汤药。盖痢证至此，西人谓之肠溃疡，不可但以痢治，宜半从疮治，是以用金银花、粉甘草以解疮家之热毒；三七、鸦胆子以化瘀生新；而鸦胆子味至苦，且有消除之力（捣膏能点疣），又可除痢证传染之毒菌；用芍药泄肝火，以治痢之本病；又恐其痢久伤阴，及下焦气化不固，是以又重用生山药以滋阴液、固气化，此所以投之必效也（第三期本方后载有医案可参观）。当愚初拟此方时，犹未见西人肠溃疡之说，及后见西书，其所载治法，但注重肠溃疡，而不知兼用药清痢之本源，是以不如此方之效也。

又有下痢日久，虚热上蒸，饮食减少，所下者形如烂炙，杂以脂膜，又兼腐败之色，腥臭异常，腹中时时切疼益甚者，此腹中生机将断，其为病尤重矣。宜治以前方，再加潞党参、天门冬各三钱。此用参以助其生机，即用天冬以调济参之热也。

又有因素伤烟色，肾经虚惫，复下痢日久，肠中欲腐烂，其下焦之气化愈虚脱而不能固摄者，宜治以拙拟三宝粥（方载三期痢疾门，系生怀山药细末一两煮作粥，送服去皮鸦胆子五十粒、三七细末二钱）。方中之意：用三七、鸦胆子以治肠中之腐烂；用山药粥以补下焦之虚脱也。

戊午中秋，愚初至奉天，有铁岭少年李济臣者，素有嗜好，又多内宠。患痢四十余日，屡次延医服药而病势浸增，亦以为无药可医矣。后愚诊治，其脉细弱而数，两尺重按即无。所下者脓血相杂，或似烂炙，亦间有见好粪之时。治以三宝粥方，服后两点钟腹疼一阵，下脓血若干。其家人疑药不对证。愚曰："非也，肠中瘀滞下尽则愈矣。"俾再用白糖水送服鸦胆子仁五十粒。时已届晚九点钟，一夜安睡，至明晨大便不见脓血矣。后俾用山药粥送服鸦胆子仁二十粒，连服数次，将鸦胆子仁递减至六七粒。不惟病愈，身体亦渐强壮矣。闻济臣愈后，其举家欣喜之余，又忽痛哭；因济臣之尊翁（本溪湖煤矿总办）于前一岁因痢病故，今因济臣得救而愈，转悲从前之未遇良医而枉死也。

由斯知药果对证，诚有夺命之权也。

又有下痢或赤、或白、或赤白参半，后重腹疼，表里俱觉发热，服凉药而热不退，痢亦不愈，其脉确有实热者。此等痢证原兼有外感之热，其热又实在阳明之府，非少阴篇之桃花汤所能愈，亦非厥阴篇之白头翁汤所能愈也，惟治以拙拟通变白虎加人参汤则随手奏效（方载三期痢疾门，系生石膏二两，生杭芍八钱，生怀山药六钱，野台参五钱，甘草二钱，煎汤两盅，分三次温饮下）。痢证身热不休，服清火药而热亦不休者，方书多诬为不治。然治果对证，其热焉有不休之理？此诚因外感之热邪随痢深陷，永无出路，以致痢为热邪所助，日甚一日，而永无愈期。治以此汤，以人参助石膏能使深陷之热邪徐徐上升外散，消散无余；加以芍药、甘草以理后重腹疼；生山药以滋阴固下。连服数剂，热退而痢亦遂愈。方中之药原以芍药代知母，生山药代粳米，与白虎加人参汤之原方犹相仿佛，故曰通变白虎加人参汤也。愚生平用此方治愈此等痢证甚多，第三期本方后载有数案可参观也。

按： 此外感之热与痢相并，最为险证。尝见东人志贺洁著有《赤痢新论》，大为丁仲祐君所推许。然其中载有未治愈之案二则。

一体温至三十八度七分，脉搏至百一十至，神识蒙昏，言语不清，舌肿大干燥，舌苔剥离。显然夹杂外感之实热可知，乃东人不知以清其外感实热为要务，而惟日注射以治痢之血清，竟至不救。

其二，发剧热，夜发躁狂之举动，后则时发谵语，体温达四十度二分。此又显然有外感之大热也，案中未载治法，想其治法，亦与前同，是以亦至不救。

设此二证若治以拙拟之通变白虎加人参汤，若虑病重药轻，可将两剂并作一剂，煎汤四五茶杯，分多次徐徐温饮下，病愈不必尽剂，其热焉有不退之理？大热既退，痢自随愈。而东人见不及此者，因东人尽弃旧日之中学，而专尚西学也。盖中西医学原可相助为理，而不宜偏废。吾国果欲医学之振兴，固非沟通中西不可也。

上所论之痢证乃外感之热已入阳明之府者也。然痢证初得，恒有因外感束缚而激动其内伤者，临证者宜细心体察。果其有外感束缚也，宜先用药解其外感，而后治痢；或加解表之药于治痢药中；或用治痢药煎汤送服西药阿斯匹林瓦许，亦可解表。设若忽不加察，则外感之邪随痢内陷，即成通变白虎加人参汤所主之险证，何如早治为愈也。

痢证虽为寒热凝滞而成，而论者多谓白痢偏寒，赤痢偏热。然此为痢证之常，而又不可概论也。今试举治愈之两案以明之。

同庄张申甫表兄之夫人，年近六旬，素多疾病。于季夏晨起，偶下白痢，至暮十余次。秉烛后，忽周身大热，昏不知人，循衣摸床，呼之不应。其脉洪而无力，肌肤之热烙手。知其痢因伤暑而成，且多病之身不禁暑热之熏蒸，所以若是昏沉也，急用生石膏三两，野台参四钱，煎汤一大碗，俾徐徐温饮下。至夜半，尽剂而醒。诘朝煎渣再服，热退痢亦遂愈。此纯系白痢而竟若是之热也。

又奉天陆军连长何阁臣，年三十许，因初夏在郑州驻防多受潮湿，患痢数月不愈。至季秋还奉，病益加剧，下多紫血，杂以脂膜，间似烂炙，腹中时时切疼。或授以龙眼肉包鸦胆子仁方，服之益增重，来院求为诊治。其脉微弱而沉，左脉几不见。俾用生硫黄细末搀熟麦面少许作丸，又重用生山药、熟地黄、龙眼肉煎汤送服。日两次，每次服硫黄约有七八分，服至旬余始愈。此纯系赤痢而竟若是之寒也。

又有前后连两次病痢，其前后寒热不同者，为细诊其脉，前后迥异，始能用药各得其宜，无所差误。今复举两案于下以征明之。

岁己巳，在德州，有卢雅雨公曾孙女，适桑园镇吴姓，年五十六岁，于季夏下痢赤白，延至仲冬不愈。延医十余人，服药百剂，皆无效验。其弟卢月潭，素通医学，偶与愚观面谈及，问还有治否。答曰："此病既可久延岁月，并非难治之证，但视用药何如耳。"月潭因求往视。其脉象微弱，至数略数，饮食减少，头目时或眩晕，心中微觉烦热，便时下坠作疼，惟不甚剧，所下者赤白参半，间有脂膜相杂。询其生平，下焦畏凉。是以从前服药，略加温补，上即烦热；略为清解，下即泄泻也。乃为初次拟得三宝粥方治之。药虽偏于凉，而有山药粥以补其下焦，服后必不至泄泻。上午服一剂，病觉轻。至晚间又服一剂，其病遂愈。后旬日，因登楼受凉，其痢陡然反复，日下十余次，腹疼剧于从前。其脉象微弱如前，而至数不数。俾仍用山药粥送服生硫黄细末三分，亦一日服二次。病大见愈，脉象亦较前有力。翌晨又服一次，心微觉热，又改用三宝粥方，一剂而愈。

又愚在奉天时，有二十七师炮兵第一营营长刘铁山，于初秋得痢证甚剧。其痢脓血稠黏，脉象弦细，重诊仍然有力，治以通变白头翁汤，两剂痊愈。隔旬余，痢又反复，自用原方治之，病转增剧，复来院求诊。其脉弦细兼迟，不任循按。知其已成寒痢，所以不受原方也，俾用生怀山药细末煮粥，送服小茴香细末一钱、生硫黄细末四分，数次痊愈。

上所治二案，皆前病痢则热，后病痢则寒者也，而治之者

张锡纯医论医案撮要

随病机之转移，而互治以凉热之药，自能随手奏效。至于第一案，初次用凉药治愈，后用热药治之将愈，而又以凉药收功。此又在临证时细心研究，息息与病机相符也。

又有痢证，上热下凉，所用之药宜上下分途，以凉治上，以热治下者。

曾治天津张姓媪，年近五旬，于孟秋患痢，两旬不愈，所下者赤痢杂以血水，后重腹疼。继则痢少泻多、亦兼泻血水，上焦烦热，噤口不食，闻食味即恶心欲呕，头目眩晕，不能起床。其脉关前浮弦，重诊不实，两尺则微弱无根，一息五至。病人自觉心中怔忡，精神恍惚，似难支持，此乃虚极将脱之兆也。遂急用净萸肉、生怀山药各一两，大熟地、龙眼肉、白龙骨各五钱，生杭芍、云苓片、炙甘草各二钱，俾煎汤两盅，分两次温服下。初服一次，心神即觉安稳。尽剂后，少进饮食，泻痢亦少止。又即原方加生地黄四钱，炙甘草改用三钱，煎汤两盅，分两次温服下。每服一次送服生硫黄细末二分半，日服一剂，数日痊愈。

至于暑天热痢，宜治以六一散，前已言之。然南方之暑热兼湿，用六一散诚为至当；北方之暑热恒不兼湿，且有兼燥之时。若用六一散时，原当有所变通。愚尝拟得一方，用之甚效。方用滑石、生石膏各五钱，朱砂、粉甘草细末各二钱，薄荷冰一分，共和匀，每服二钱，开水送下。热甚痢剧者，一日可服五六次。名之曰加味益元散，盖以六一散加朱砂为益元散，兹则又加石膏、薄荷冰也。

按：暑热之痢恒有噤口不食者，而治以加味益元散，即可振兴其食欲。若非暑热之痢而亦不思饮食者，宜用朱砂、粉甘草细末等分，少加薄荷冰，每服一钱，竹茹煎汤送下，即可思食。盖此等证多因肝胆之火挟胃气上逆，其人闻食味即恶心欲呕，所以不能进食。用朱砂以降胃镇肝，甘草以和胃缓肝，竹茹以平其逆气，薄荷冰以散其郁热，所以服之即效也。因此方屡次奏功，遂名之曰开胃资生丹。

又有当暑热之时，其肝胆肠胃先有蕴热，又更奔走作劳于烈日之中，陡然下痢，多带鲜血，其脉洪大者，宜治以大剂白虎汤，煎数盅，分数次温饮下，每次送服鸦胆子仁三十粒。若其脉虽洪大而按之虚者，宜治以大剂白虎加人参汤，送服鸦胆子仁。

又有痢久清阳下陷者，即胸中大气因痢下陷也。其病情，常觉下坠腹疼（此气分下陷迫其下焦腹疼），或痢或泻，多带虚气，呼吸短气，或兼有寒热往来。其脉象迟弱者，宜治以拙拟升陷汤（方载三期第四卷，系生箭芪六钱，知母三钱，柴胡、桔梗各钱半，升麻一钱），去知母，加生怀山药六钱，白头翁三钱。盖原方之意，原用生箭芪以升补胸中大气，而以柴胡、桔梗、升麻之善升清阳者以辅之，更加知母以调剂黄芪之热也。兹因下焦泻痢频频，气化不固，故以白头翁易知母，而更以山药辅之。因知母之性寒而滑，白头翁之性凉而涩。其凉也，能解黄芪之热；其涩也，能固气化之脱。且为治痢要药，伍以山药，又为止泻之要药也。

又方书中论痢证，有所谓奇恒痢者，言其迥异乎恒常之痢也。愚于此证未见过，特录前哲之说以补之。

张隐庵曰："奇恒痢证，三阳并至，三阴莫当，九窍皆塞，阳气旁溢，咽干，喉塞痛，并于阴则上下无常，薄为肠澼。其脉缓小迟涩，血温身热者死，热见七日者死。盖因阳气偏剧，阴气受伤，是以脉小沉涩。此证急宜用大承气汤泻阳养阴，缓则不救。若不知奇恒之因，见脉气平缓而用平易之剂，必至误事。"

陈修园曰："嘉庆戊午，夏泉王孝廉患痢七日，忽于寅卯之交声微哑，谵语，半刻即止，酉刻死。七月，榕城叶广文观风之弟患同前证来延。言伊弟患痢不甚重，饮食如常，惟早晨咽微疼，如见鬼状，午刻即止。时届酉刻，告以不必往诊，令其速回看视，果于酉戌之交死。此皆奇恒痢也，若早投以大承气汤，犹可挽回。"

细审隐庵、修园所言奇恒痢之病状病情，知当系少阴热痢。盖冬伤于寒未即发，或他时所受之寒未即发，伏于三焦脂膜之中，久而化热，下陷于少阴。若在冬令，则为少阴伤寒（此少阴伤寒之热证，初得之即宜治以凉药者也）；若在他时，则为少阴温病（即温病中其热甚实而脉反细者）。若再有肝火乘之，可纯下青色之水，宜急用大承气汤下之，《伤寒论》有明文也。盖乙癸同源，肾热而肝亦恒热。当此少阴病热之时，肝肾之火相并，可迫胆汁妄行而下青水，即可累肠中生炎下利脓血。下青水者宜治以大承气汤，下脓血者亦宜治以大承气汤，固可比例而知也。况修园所遇之两证，皆年在戊午，天干为火运，地支又为少阴司天，肾中之火必旺（司天者可主一岁之令，不但主上半年，况其病发于秋，而其病根多伏于夏）。至七月，则阳明燥金在泉，热而且燥，其热愈甚。前证未详病发何月，而后证之发则在于七月也。至二证之危皆在酉时者，燥金正旺之时也。隐庵谓：此病之危，在于七日。修园所录二案，亦一死于七日，因火之数生于二而成于七也。

特是隐庵之论奇恒痢虽甚确，然仍系浑同言之，须代为剖析，其理始明。盖浑曰三阳并至，其脉象当浮大，何以反沉而小乎？浑曰三阴莫当，凡阳盛阴虚者，脉搏必数何以其脉之沉小者又复兼涩，涩非近于迟乎？惟确知其系少阴热痢（少阴有寒痢桃花汤所主之证是也），其可疑之处自涣然冰释。盖少阴之热证，因伏气之热下陷，耗其真阴，致肾中阴气不能上潮与心中阳气相济，则心脉之跳动必无力。是以少阴之病无论或凉或热，其脉皆微细。此证之脉小沉涩，与少阴病之脉微细者同也。少阴之病因阴气不上潮，其上焦多生燥热，致咽痛，咽中伤生疮。此证之咽干、微痛、微哑，与少阴病之咽痛、咽中伤生疮者同也。至其所谓偶发谵语，如见鬼状者，诚以少阴病因阴阳之气不相接续，所以多兼烦躁。其烦躁之极，言语状态或至狂妄，而仍与阳明大热、谵语不省人事者不同，是以旋发而旋止也。夫少阴病原多险证，以其阴阳之气果分毫不相接续，其危险即可生于顷刻之间。而奇恒痢证又加以肝胆之火，与伏气下陷之热相助为虐，是以较他少阴证尤险。隐庵谓治以大承气汤，乃急下之以存真阴也。若下后而真阴不能自复，其脉仍不起，热仍不退者，拟以大剂白虎加人参汤，去粳米，代以生怀山药一两，煎汤数盅，分数次徐徐温饮下，自当脉起热退，而痢亦遂愈也。方中之义：用白虎汤以清肝肾之热；而山药以滋肾中真阴，兼可代粳米调胃，协同甘草以缓白虎之下趋。其滋肾之力又能协同人参以助阴气之上潮。其阴阳之气互相接续，脉之跳动自然舒畅，脏腑之郁热亦即随脉外透矣。

又东人志贺洁《赤痢新论》谓，热带之地有阿米巴赤痢。阿米巴之现状，为球形或为椭圆之结核，与寻常赤痢菌之为杆状者不同，其外有包，为玻璃透明形，其内结之核为血球，间有脓球。取新便下之混血黏液一滴置玻璃片上，加以生理的食盐水，更以小玻璃片轻复其上，以显微镜视之，若有假足之伸缩助其活动，即为阿米巴赤痢之原虫。其剧者，痢中混有坏疽溃疡片，而带有腐肉样之臭气，或为污泥色。至其证状之经过，与慢性赤痢大略相似。其身体大率无过热之温度，或迟至累年累月而犹可支持者。此证治法，宜日服甘汞十分瓦之三（当分三次服），连服七八日，但须注意于中毒状，稍发现中毒形状宜速停。又可服硫黄半瓦，一日三次。又宜用金鸡纳霜为注肠剂，惟不可即用浓厚之液。最初当用五千倍之溶液，继乃可用至千倍水者，数日后则用至五百倍水者。

观东人此段议论，可谓于痢证研究甚细。愚未至热带，所以未治过阿米巴痢，然彼又云间有传至温带者，而愚生平所治之痢，若彼所述阿米巴之状况者亦恒有之，而但用自所制诸方亦皆治愈。其中有阿米巴痢与否，原难决定，以后再遇此等证当亦用其法验之。至彼谓阿米巴痢当治以硫黄，而愚生平治痢原恒有用硫黄之时，非因见其书而始知用硫黄也。

诸痢之外，又有所谓休息痢者。其痢大抵皆不甚重而不易除根，治愈恒屡次反复，虽迁延日久而犹可支持，有若阿米巴痢之轻者，至累年累月不愈而犹可支持也。或此等痢即阿米巴痢欤？须待后实验。然其所以屡次反复者，实因有原虫伏于大小肠曲折之处，是以愈而复发。惟用药除净其原虫，则不反复矣。至除之之法：证之近于热者，可用鸦胆子仁，以治痢之药佐之；近于凉者，可用硫黄末，而以治痢之药佐之。再者，无论或热或凉，所用药中皆宜加木贼一钱，为其性善平肝，又善去肠风止血，故后世本草谓其善治休息痢也。其脾胃不健壮者，又宜兼用健补脾胃之药以清痢之上源，自能被除病根也。

又有非因痢之毒菌未净，实因外感之热潜伏未净，而成休息痢者。

邑中诸生王荷轩，年六十七岁，于中秋得痢证，医治二十余日不效。后愚诊视，其痢赤白胶滞，下行时觉肠中热而且干，小便亦觉发热，腹疼下坠，并迫其脊骨尽处亦下坠作疼，且时作眩晕，其脉洪长有力，舌有白苔甚厚。愚曰："此外感之热挟痢毒之热下迫，故现种种病状，非治痢兼治外感不可。"投以通变白虎加人参汤，两剂诸病皆愈。诊其脉，犹有余热，拟再用石膏清之。病家疑年高之人，石膏不可屡服，愚亦应聘他往。后二十余日，痢复作，延他医治疗，于治痢药中杂以甘寒濡润之品，致外感之余热永留不去，其痢虽愈而屡次反复。延至明年仲夏，反复甚剧，复延愚诊治，其脉象病证皆若从前。因谓之曰："去岁若肯多服生石膏数两，何至有以后屡次之反复，今不可再留邪矣。"仍投以通变白虎加人参汤。连服三剂痊愈，而脉亦和平，自此永不反复。

痢证又有日下痢频频，其肠中仍有燥结，必去其燥结而痢始愈者。此固属罕见之证，而治痢者实不可不知也。

表弟刘昌绪，年二十四岁，于中秋下痢，脓血稠黏，一日十五六次，腹疼后重甚剧。治以化滞汤，连服两剂，下痢次数似少减，而后重腹疼如旧。细诊其脉，尺部重按甚实，疑其肠有结粪。投以小承气汤加生杭芍数钱，下燥粪长约四寸，后重腹疼顿愈十之八九。再与以化滞汤一剂，病若失。

治痢最要药品，其痢之偏热者，当以鸦胆子为最要之药；其痢之偏寒者，当以硫黄为最要之药，以此二药皆有消除痢中原虫之力也。此二种药，上所录方案中已屡言之，今再详细论之。

鸦胆子，一名鸭蛋子，为其形椭圆若鸭卵也。大如梧桐子，外有黑硬皮，其味极苦，实为苦参所结之子，药行中亦有名为苦参子者，服时须去其硬皮。若去皮时其中仁破者，即不宜服，因破者服后易消，其苦味邃出，恒令人呕吐；是以治痢成方，有用龙眼肉包鸦胆子仁囫囵吞服者；药房中秘方，有将鸦胆子仁用益元散为衣，名之为菩提丹者，是皆防其入胃即化出其苦味也。若以西药房中胶囊盛之吞服，虽破者亦可用。其性善凉血止血，兼能化瘀生新。凡痢之偏于热者，用之皆有捷效，而以治下鲜血之痢、泻血水之痢则尤效。

岁在壬寅，有沧州友人滕玉可，设教于邻村。其年过五旬，当中秋时下赤痢甚剧，且多鲜血，服药二十余日无效。适愚他出新归，过访之，求为诊治。其脉象洪滑，知其纯系热痢。彼时愚虽深知鸦胆子之功效，而犹以为苦参子系同行共知之名。因谓之曰："此易治。买苦参子百余粒，去皮，拣其仁之成实者，每服六十粒，白糖水送下，两次即愈矣。"翌日，愚复他出，二十余日始归，又访之。言"遍询药房，皆无苦参子。后病益剧，遣人至敝州购来，果如法服之，两次痊愈，真仙方也"。愚曰："前因粗心，言之未详。苦参子即鸦胆子，药房中又名为鸭蛋子，各药房中皆有。特其见闻甚陋，不知其为苦参子耳。"后玉可旋里，其族人有自奉天病重归来者，大便下血年余，一身悉肿，百药不效。玉可授以此方，如法服之，三次痊愈。

鸦胆子又善清胃腑之热，凡胃脘有实热充塞、噤口不食者，服之即可进食。

邻村武生李佐廷，年五旬，素有嗜好，身形羸弱。当霍乱盛行之时，忽然腹中觉疼，恶心呕吐，下利脓血，惧甚，以为必是霍乱证。诊其脉，毫无闭塞之象，惟弦数无力，左关稍实。遂晓之曰："此非霍乱，乃下焦寒火交迫，致腹中作疼下脓血，上焦虚热壅滞，故恶心呕吐，实系痢证之剧者。"遂投以生杭芍六钱，竹茹、清半夏各三钱，甘草、生姜各二钱。一剂呕吐即愈，腹疼亦轻，而痢犹不愈，不思饮食。俾但用鸦胆子仁二十五粒，一日服两次，白糖水送下，病若失。

审斯，知鸦胆子不但善理下焦，即上焦郁热用之亦妙。此所以治噤口痢而有捷效也。

硫黄原禀火之精气，其挟有杂质者有时有毒。若其色纯黄，即纯系硫质，分毫无毒，为补相火、暖下焦之主药。痢证下焦凉者，其上焦恒有虚热，硫黄质重，生热力直达下焦而不至助上焦之虚热。且痢之寒者虽宜治以热药，而仍忌温补收涩之品。至硫黄，诸家本草谓其能使大便润、小便长，西人谓系轻泻之品。是其性热而能通，故以治寒痢最宜也。愚屡次品验此药，人之因寒作泻者，服之大抵止泻之时多。更有五更泻证，服他药不效，而放胆服硫黄即愈者。又间有本系因寒作泻，服硫黄而泻转剧者，惟与干姜、白术、五味等药同用，则确能治因寒作泻而无更泻之弊。古方书用硫黄皆系制用，然制之则热力减，必须多服，有时转因多服而生燥，实不如少服生者之为愈也。且择其纯系硫质者用之，原分毫无毒，亦无须多方制之也。至其用量，若以治寒痢，一次可服二三分，极量至五六分。而以治他证，则不在此例。

曾治邻村泊北庄张氏妇，年二十余，胃寒作吐，所吐之食分毫不能消化（凡食后半日吐不消化者皆系胃寒）。医治半年无效。虽投以极热之药亦分毫不觉热。脉甚细弱，且又沉迟，知其胃寒过甚，但用草木之品恐难疗治，俾用生硫黄细末一两，分作十二包，先服一包，过两句钟不觉热，再服一包。又为开汤剂干姜、炙甘草各一两，乌附子、广油桂、补骨脂、于术各五钱，厚朴二钱，日煎服一剂。其硫黄当日服至八包，犹不觉热，然自此即不吐食矣。后数日，似又反复，遂于汤剂中加代赭石细末五钱，硫黄仍每日服八包，其吐又止。连服数日，觉微热，俾将硫黄减半，汤剂亦减半，惟赭石改用三钱。又服二十余日，其吐永不反复。愚生平用硫黄治病，以此证所用之量为最大。

至于西药中硫黄三种，其初次制者名升华硫黄，只外用于疮疡，不可内服；用升华硫黄再制之，为精制硫黄，用精制硫黄再制之为沉降硫黄，此二种硫黄可以内服。然欲其热力充足，服之可以补助元阳、温暖下焦，究不若择纯质生硫黄服之为愈也。三期第八卷载有服生硫黄法，附有医案若干，可参观。

至西法治痢之方，谓初期宜用下剂，若甘汞、蓖麻子油、大黄、硫苦等是也。而最佳者惟甘汞及蓖麻子油，方用甘汞半瓦，一次服下，再用蓖麻子油十五瓦，一次服下，当觉轻快。或先服蓖麻子油一次，后每间三时服甘汞半瓦，服至三次后，再服蓖麻子油一次，为赤痢初期疗法中之最佳者。若于服下剂之后，而仍未痊愈者，宜用次硝酸苍铅二瓦，重曹一瓦半，安知匹林一瓦半，白糖一瓦半，和匀，为一日之量，均分三次服下。此方若仍未痊愈者，宜再用次硝酸苍铅三瓦，单那尔并二瓦，重曹一瓦半，和匀，为一日之量，均分三次服下。或用次硝酸苍铅三瓦，瓦鲁貌拉儿并两瓦，和匀，为一日之量，均分三次服下。

按：次硝酸苍铅对于肠壁肌肤最有被覆保护之功用，又能减少肠之运动，又有防腐之力，故为止泻要药。重曹外用为含漱品，于呼吸器之加答儿为吸入药；内用于种种之消化不良，为制酸药。其他用于尿酸、疼风，偻麻质斯、膀胱加答儿等。安知匹林为确实普通之解热药，凡肺痨之发热，肠窒扶斯热、间歇热、再归热及一切热病皆用之，又为急性关节偻麻质斯特效药，又为镇痛药。凡偻麻质斯性骨节痛、头痛、偏头痛、神经痛、痛风、月经痛等均用之。又有镇痉之作用，故能治喘息病，与盐酸歇鲁因并用，尤为特效。外用为防腐药及止血药。单那尔并不甚溶解于胃中，下至肠中始分解为蛋白与单宁酸，呈单宁酸之收敛作用，故不害胃之消化机能，为肠之收敛药。本品为无味之药物，最适于小儿之治疗，专用于大小肠加答儿肠滤囊之溃疡机转，肺痨患者之下利，慢性赤痢，肠窒扶斯，夏期小儿之下痢等。瓦鲁貌拉儿并系臭化没食子酸与蛋白质之新化生物，为黑褐色粉末，有芳香之气，入人肠内之后，始现其收敛作用。其收敛之性，略似单宁酸，而为次硝酸苍铅之伍药。

观上所录三方中之药性，知其第一方为解热化滞防腐收敛之剂，其第二方，第三方则但为防腐收敛之剂，其制方之妙，当以第一方为最善。盖痢证多热，安知匹林善解肠中炎热，且有防腐之效。痢证因气化凝滞，恒后重腹痛，重曹力善化滞（性与碱同）可除后重腹痛。至次硝酸苍铅，虽有收敛之性，似与痢证之滞下者不相宜，而为痢证防腐之主药，故亦为治痢要药。至于第二、三方，虽亦能防腐，而其收敛之力较重，似有留邪之弊，纵能将痢治愈，必多需时日，是以西医治痢证，即寻常痢证亦必历旬日或至两旬始能收功。西学医书所载治痢之案可考也。近今用西药治痢者，于服通下药后，恒遽服乙必格散（即阿片吐根散）止之，尤无足取。夫痢证原名滞下，其下本患滞，而更投以收敛过剧之品，滞者不愈滞乎！惟治痢至将愈

　　　　　　　张锡纯医论医案撮要

时，因下焦气化不固，而兼泄泻者，始不妨用止泻之药。然所谓止泻之药，亦非必收敛之品也。或壮健其脾胃，或补益其气血，或调节其饮食，其泄泻愈而痢亦随愈矣。至西医治痢用防腐除菌药以浣肠，用痢门血清药以注射，则皆佳方也。

论腰疼治法 （附：益督丸）

方书谓："腰者，肾之府，腰疼则肾将惫矣。"夫谓腰疼则肾将惫，诚为确论。至谓腰为肾之府，则尚欠研究。何者？凡人之腰疼，皆脊梁处作疼，此实督脉主之。督脉者，即脊梁中之脊髓袋，下连命门穴处，为人之副肾脏（是以不可名为肾之府）。肾虚者，其督脉必虚，是以腰疼。治斯证者，当用补肾之剂，而引以入督之品。曾拟益督丸一方，徐徐服之，果系肾虚腰疼，服至月余自愈。

附录：

益督丸

杜仲四两，酒浸炮黄　菟丝子三两，酒浸蒸熟　续断二两，酒浸蒸熟
鹿角胶二两

将前三味为细末，水化鹿角胶为丸，黄豆粒大，每服三钱，日两次。服药后，嚼服熟胡桃肉一枚。

诸家本草皆谓杜仲宜炒断丝用，究之将杜仲炒成炭而丝仍不断，如此制法殊非所宜，是以此方中惟用生杜仲炮黄为度。胡桃仁原补肾良药，因其含油质过多，不宜为丸，故于服药之后单服之。

若证兼气虚者，可用黄芪、人参煎汤送服此丸。若证兼血虚者，可用熟地、当归煎汤送服此丸。

有因瘀血腰疼者，其人或过于任重，或自高坠下，或失足

闪跌，其脊梁之中存有瘀血作痛。宜治以活络效灵丹（方载三期第四卷，系当归、丹参、乳香、没药各五钱），加䗪虫三钱，煎汤服，或用葱白作引更佳。

天津保安队长李雨霖君，依兰镇守使李君之弟，腰疼数年不愈。适镇守使署中书记贾蔚青来津求为治病，因介绍为之诊治。其疼剧时心中恒觉满闷，轻时则似疼非疼，绵绵不已，亦恒数日不疼。其脉左部沉弦，右部沉牢。自言得此病已三年，服药数百剂，其疼卒未轻减。观从前所服诸方，虽不一致，大抵不外补肝肾强筋骨诸药，间有杂以祛风药者。因思《内经》谓，通则不痛，而此则痛则不通也。且即其脉象之沉弦、沉牢，心中恒觉满闷，其关节经络必有瘀而不通之处可知也。爰为拟利关节通络之剂，而兼用补正之品以辅助之：

生怀山药一两　大甘枸杞八钱　当归四钱　丹参四钱　生明没药四钱　生五灵脂四钱　穿山甲炒，捣，二钱　桃仁二钱　红花钱半　䗪虫五枚　广三七捣细，两钱

药共十一味。先将前十味煎汤一大盅，送服三七细末一半，至煎渣再服时，仍送服其余一半。此药服至三剂，腰已不疼，心中亦不发闷，脉较前缓和，不专在沉分。遂即原方去山甲，加胡桃肉四钱，连服十剂，自觉身体轻爽。再诊其脉，六部调匀，腰疼遂从此除根矣。

就此证观之，凡其人身形不羸弱而腰疼者，大抵系关节经络不通；其人显然羸弱而腰疼者，或肝肾有所亏损而然也。

在妇女又恒有行经时腰疼者。

曾治一人，年过三旬，居恒呼吸恒觉短气，饮食似畏寒凉，当行经时觉腰际下坠作疼。其脉象无力，至数稍迟，知其胸中大气虚而欲陷，是以呼吸气短。至行经时因气血下注，大

104　　　　　　　　　　　　　　　　　张锡纯医论医案撮要

气亦随之下陷，是以腰际觉下坠作疼也。为疏方：用生箭芪一两，桂枝尖、当归、生明没药各三钱，连服七八剂，其病遂愈。

又治一妇人，行经腰疼且兼腹疼，其脉有涩象。知其血分瘀也，治以当归、生鸡内金各三钱，生明没药、生五灵脂、生箭芪、天花粉各四钱，连服数剂痊愈。

论肢体痿废之原因及治法 （附：起痿汤、养脑利肢汤）

《内经》谓，五脏有病，皆能使人痿。至后世方书，有谓系中风者，言风中于左，则左偏枯而痿废；风中于右，则右偏枯而痿废。有谓系气虚者，左手足偏枯痿废，其左边之气必虚；右手足偏枯痿废，其右边之气必虚。有谓系痰瘀者，有谓系血瘀者，有谓系风寒湿相并而为痹，痹之甚者即令人全体痿废。因痰瘀、血瘀及风寒湿痹皆能阻塞经络也。乃自脑髓神经司知觉运动之说倡自西人，遂谓人之肢体痿废皆系脑髓神经有所伤损。而以愚生平所经验者言之，则中西之说皆不可废。今试历举素所经验者于下，以证明之。

忆在籍时，曾见一猪，其两前腿忽不能动，须就其卧处饲之，半月后始渐愈。又旬余，解此猪，见其肺上新愈之疮痕宛然可辨，且有将愈未尽愈者。即物测人，原可比例。此即《内经》所谓"因肺热叶焦发为痿躄"者也。由斯知"五脏有病皆使人痿"者，诚不误也。

又在奉天曾治一妇人，年近三旬，因夏令夜寝当窗，为风所袭，遂觉半身麻木，其麻木之边，肌肤消瘦，浸至其一边手足不遂，将成偏枯。其脉左部如常，右部则微弱无力，而麻木之边适在右。此因风袭经络，致其经络闭塞、不相贯通也，不早祛其风，久将至于痿废。为疏方，用：

生箭芪二两（用黄芪者为其能去大风，《本经》有明文也）　当归八钱（用当归取其血活风自去也）　羌活、知母、乳香、没药各四钱　全蝎二钱　全蜈蚣三条

煎服一剂即见轻，又服数剂痊愈。

此中风能成痿废之明征也。

又在本邑治一媪，年过六旬，其素日气虚，呼吸常觉短气，偶因劳力过度，忽然四肢痿废，卧不能起，呼吸益形短气。其脉两寸甚微弱，两尺重按仍有根柢，知其胸中大气下陷，不能斡旋全身也。为疏方，用：

生箭芪一两　当归、知母各六钱　升麻、柴胡、桔梗各钱半　乳香、没药各三钱

煎服一剂，呼吸即不短气，手足略能屈伸。又即原方略为加减，连服数剂痊愈。此气虚成痿废之明征也。

又在本邑治一媪，年五旬，于仲冬之时忽然昏倒不知人。其胸中似有痰涎，大碍呼吸。诊其脉，微细欲无，且甚迟缓。其家人谓其平素常觉心中发凉，咳吐黏涎。知其胸中素有寒饮，又感冬日严寒之气，其寒饮愈凝结堵塞也。急用胡椒三钱捣碎，煎两三沸，取浓汁多半杯灌下，呼吸顿形顺利。继用干姜六钱，桂枝尖、当归各三钱，连服三剂，可作呻吟，肢体渐能运动，而左手足仍不能动。继治以助气消痰活络之剂，左手足亦渐复旧。此痰瘀能成痿废之明征也。

又在本邑治一室女，素本虚弱。医者用补敛之药太过，月事闭塞，两腿痿废，浸至抑搔不知疼痒。其六脉皆有涩象，知其经络皆为瘀血闭塞也。为疏方：用拙拟活络效灵丹（方载三期四卷，系当归、丹参、乳香、没药各五钱），加怀牛膝五钱，红花钱半，

䗪虫五个。煎服数剂，月事通下，两腿已渐能屈伸，有知觉。又为加生黄芪、知母各三钱，服数剂后，腿能任地。然此等证非仓猝所能痊愈，俾将汤剂作为丸剂，久久服之，自能脱然。此血瘀能成痿废之明征也。

又治族兄世珍，冬令两腿作疼，其腿上若胡桃大疙瘩若干。自言其少时恃身体强壮，恒于冬令半冰半水之中捕鱼。一日，正在捕鱼之际，朔风骤至，其寒彻骨，遂急还家歇息。片时，两腿疼痛不能任地，因卧热炕上，覆以厚被。数日后，觉其疼在骨，皮肤转麻木不仁，浸至两腿不能屈伸。后经医调治，兼外用热烧酒糟熨之，其疼与木渐愈，亦能屈伸，惟两腿皆不能伸直。有人教坐椅上，脚踏圆木棍来往，令木棍旋转，久之腿可伸直。如法试演，迨至春气融和，两腿始恢复原状。然至今已三十年，每届严寒之时，腿乃觉疼，必服热药数剂始愈。至腿上之疙瘩，乃当时因冻凝结，至今未消者也。愚曰："此病犹可除根。然其寒在骨，非草木之品所能奏效，必须服矿质之药，因人之骨中多函矿质也。"俾先用生硫黄细末五分，于食前服之，日两次，品验渐渐加多，以服后觉心中微温为度。果用此方将腿疼之病除根。此风寒湿痹能成痿废之明征也。

至西人谓此证关乎脑髓神经者，愚亦确有经验。原其神经之所以受伤，大抵因脑部充血所致。盖脑部充血之极，可至脑中血管破裂。至破裂之甚者，管中之血溢出不止，其人即昏厥不复苏醒。若其血管不至破裂，因被充血排挤隔管壁将血渗出；或其血管破裂少许，出血不多而自止。其所出之血若黏滞于左边司运动之神经，其右边手足即痿废；若黏滞其右边司运动之神经，其左边之手足即痿废。因人之神经原左右互相管摄也。此证皆脏腑气血挟热上冲，即《内经》所谓"血之与气并走于上"之大厥也。其人必有剧烈之头疼，其心中必觉发热，其脉象必然洪大或弦长有力，《内经》又谓此证"气反则生，不反则死"。盖气反则气下行，血亦下行，血管之未破裂者，不再虞其破裂，其偶些些破裂者，亦可因气血之下行而自愈。若其气不反，血必随之上升不已，将血管之未破裂者可至破裂，其已破裂者更血流如注矣。愚因细参《内经》之旨，而悟得医治此证之方，当重用怀牛膝两许，以引脑中之血下行，而佐以清火降胃镇肝之品，俾气与火不复相并上冲，数剂之后，其剧烈之头疼必愈，脉象亦必和平。再治以化瘀之品以化其脑中瘀血，而以宣通气血、畅达经络之药佐之，肢体之痿废者自能徐徐愈也。特是因脑充血而痿废者，本属危险之证，所虑者辨证不清。当其初得之时，若误认为气虚而重用补气之品，若王勋臣之补阳还五汤；或误认为中风，而重用发表之品，若千金之续命汤，皆益助其气血上行，而危不旋踵矣。至用药将其脑充血治愈，而其肢体之痿废或仍不愈，亦可少用参、芪以助其气分，然必须用镇肝、降胃、清热、通络之药辅之，方能有效。因敬拟两方于下，以备医界采用。

起痿汤

治因脑部充血以致肢体痿废，迨脑充血治愈，脉象和平，而肢体仍痿废者。徐服此药，久自能愈。

生箭芪四钱　生赭石轧细，六钱　怀牛膝六钱　天花粉六钱　玄参五钱　柏子仁四钱　生杭芍四钱　生明没药三钱　生明乳香三钱　䗪虫四枚大的　制马钱子末二分

药共十一味。将前十味煎汤，送服马钱子末。至煎渣再服时，亦送服马钱子末二分。

养脑利肢汤

治同前证，或服前方若干剂后，肢体已能运动，而仍觉无力者。

野台参四钱　生赭石轧细，六钱　怀牛膝六钱　天花粉六钱　玄参五钱　柏子仁四钱　生杭芍四钱　生滴乳香三钱　生明没药三钱　威灵仙一钱　䗪虫四枚大的　制马钱子末二分

药共十一味，将前十味煎汤，送服马钱子末，至煎渣再服时，亦送服马钱子末二分。

上所录二方，为愚新拟之方，而用之颇有效验，恒能随手建功。试举一案以明之。

天津南马路南东兴大街永和甡木厂经理贺化南，得脑充血证，左手足骤然痿废，其脉左右皆弦硬而长，其脑中疼而且热，心中异常烦躁。投以建瓴汤（见前），为其脑中疼而且热，更兼烦躁异常，加天花粉八钱，连服三剂后，觉左半身筋骨作疼。盖其左半身从前麻木无知觉，至此时始有知觉也。其脉之弦硬亦稍愈，遂即原方略为加减，又服数剂，脉象已近和平，手足稍能运动，从前起卧转身皆需人，此时则无需人矣。于斯改用起痿汤。服数剂，手足之运动渐有力，而脉象之弦硬又似稍增，且脑中之疼与热从前服药已愈，至此似又微觉疼热，是不受黄芪之升补也，因即原方将黄芪减去。又服数剂，其左手能持物，左足能任地矣，头中亦分毫不觉疼热。再诊其脉，已和平如常，遂又加黄芪，将方中花粉改用八钱，又加天冬八钱，连服六剂可扶杖徐步，仍觉乏力。继又为拟养脑利肢汤，服数剂后，心中又似微热。因将花粉改用八钱，又加带心寸麦冬七钱，连服十剂痊愈。

按：此证之原因不但脑部充血，实又因脑部充血之极而至

于溢血。迨至充血溢血治愈，而痿废仍不愈者，因从前溢出之血留滞脑中未化，而周身经络兼有闭塞处也，是以方中多用通气化血之品。又恐久服此等药或至气血有损，故又少加参、芪助之，且更用玄参、花粉诸药以解参、芪之热，赭石、牛膝诸药以防参、芪之升，可谓熟筹完全矣。然服后犹有觉热之时，其脉象仍有稍变弦硬之时，于斯或减参、芪，或多加凉药，精心酌斟，息息与病相赴，是以终能治愈也。至于二方中药品平均之，实偏于凉，而服之犹觉热者，诚以参、芪之性可因补而生热，兼以此证之由来又原因脏腑之热挟气血上冲也。

论治偏枯者不可轻用王勋臣补阳还五汤

今之治偏枯者多主气虚之说，而习用《医林改错》补阳还五汤。然此方用之有效有不效，更间有服之即偾事者，其故何也？

盖人之肢体运动原脑髓神经为之中枢，而脑髓神经所以能司运动者，实赖脑中血管为之濡润，胸中大气为之斡旋。乃有时脑中血管充血过度，甚或至于破裂，即可累及脑髓神经，而脑髓神经遂失其司运动之常职；又或有胸中大气虚损过甚，更或至于下陷，不能斡旋脑髓神经，而脑髓神经亦恒失其司运动之常职。此二者，一虚一实，同为偏枯之证，而其病因实判若天渊。设或药有误投，必至凶危立见。

是以临此证者，原当细审其脉，且细询其未病之先状况何如。若其脉细弱无力，或时觉呼吸短气，病发之后，并无心热头疼诸证，投以补阳还五汤恒见效，即不效亦必不至有何弊病。若其脉洪大有力，或弦硬有力，更预有头疼眩晕之病。至病发之时，更觉头疼眩晕益甚，或兼觉心中发热者，此必上升之血过多，致脑中血管充血过甚，隔管壁泌出血液；或管壁少有罅漏，流出若干血液。若其所出之血液，黏滞左边司运动之神经，其右半身即偏枯；若黏滞右边司运动之神经，其左半身即偏枯。此时若投以拙拟建瓴汤（方载第二卷脑充血证可预防篇），一二剂后，头疼、眩晕即愈。继续服之，更加以化瘀活络之品，肢体亦可渐愈。若不知如此治法，惟确信王勋臣补阳还五之说，于方中重用黄芪，其上升之血益多，脑中血管必将至破裂不止也。可不慎哉！如以愚言为不然，而前车之鉴固有医案可证也。

邑中孝廉某君，年过六旬，患偏枯原不甚剧，欲延城中某医治之，不遇。适有在津门行道之老医初归，造门自荐。服其药后，即昏不知人，迟延半日而卒。后其家人持方质愚，系仿补阳还五汤，重用黄芪八钱。知其必系脑部充血过度以致偏枯也。不然服此等药何以偾事哉？

又尝治直隶商品陈列所长王仰泉，其口眼略有歪斜，左半身微有不利，时作头疼，间或眩晕。其脉象洪实，右部尤甚，知其系脑部充血。问其心中，时觉发热，治以建瓴汤，连服二十余剂痊愈。王君愈后甚喜，而转念忽有所悲，因告愚曰："五舍弟从前亦患此证，医者投以参、芪之剂，竟至不起。向以为病本不治，非用药有所错误。今观先生所用之方，乃知前方固大谬也。"

统观两案及王君之言，则治偏枯者不可轻用补阳还五汤，不愈昭然哉！而当时之遇此证者，又或以为中风而以羌活、防风诸药发之，亦能助其血益上行，其弊与误用参、芪者同也。盖此证虽有因兼受外感而得者，然必其外感之热传入阳明，而后激动病根而猝发。是以虽挟有外感，亦不可投以发表之药也。

论四肢疼痛其病因凉热各异之治法

从来人之腿疼者未必臂疼，臂疼者未必腿疼。至于腿臂一时并疼，其致疼之因，腿与臂大抵相同矣。而愚临证四十余年，治愈腿臂一时并疼者不胜记。独在奉曾治一媪，其腿臂一时并疼，而致腿疼臂疼之病因则各异。今详录其病案于下，以广医界之见闻。

奉天西塔邮务局局长佟世恒之令堂，年五十七岁，于仲冬渐觉四肢作疼，延医服药三十余剂，浸至卧床不能转侧，昼夜疼痛不休，至正月初旬，求为诊视。其脉左右皆浮而有力，舌上微有白苔，知其兼有外感之热也。西药阿斯匹林善发外感之汗，又善治肢体疼痛，俾用一瓦半，白糖水送下，以发其汗。翌日视之，自言汗后疼稍愈，能自转侧，而其脉仍然有力。遂投以连翘、花粉、当归、丹参、白芍、乳香、没药诸药。两臂疼愈强半，而腿疼则加剧，自言两腿得热则疼减，若服热药其疼当愈。于斯又改用当归、牛膝、续断、狗脊、骨碎补、没药、五加皮诸药，服两剂后腿疼见愈，而臂疼又加剧，是一人之身，腿畏凉、臂畏热也。夫腿既畏凉，其疼也必应有凝结之凉；臂既畏热，其疼也必应有凝结之热。筹思再三，实难疏方，细诊其脉，从前之热象已无，其左关不任重按。恍悟其上热下凉者，因肝木稍虚，或肝气兼有郁滞，其肝中所寄之相火不能下达，所以两腿畏凉；其火郁于上焦，因肝虚不能敷布，所以两臂畏热。向曾治友人刘仲友左臂常常发热，其肝脉虚而且郁，投以补肝兼舒肝之剂而愈（详案在三期第四卷曲直汤下）。以彼例此，知旋转上热下凉之机关，在调补其肝木而已。遂又为疏方：用净萸肉一两，当归、白芍各五钱，乳香、没药、续断各四钱，连翘、甘草各三钱，每日煎服一剂。又俾于每日用阿斯匹林一瓦分三次服下，数日痊愈。

方中重用萸肉者，因萸肉得木气最全，酸敛之中大具条畅之性，是以善补肝又善舒肝，《本经》谓其逐寒湿痹。四肢之作疼，亦必有痹而不通之处也。况又有当归、白芍、乳香、没药以为之佐使，故能奏效甚捷也。

气、血、水、火证论

论冲气上冲之病因、病状、病脉及治法（附：降胃镇冲汤）

冲气上冲之病甚多，而医者识其病者甚少，即或能识此病，亦多不能洞悉其病因，而施以相当之治法也。冲者，奇经八脉之一。其脉在胞室之两旁，与任脉相连，为肾脏之辅弼，气化相通，是以肾虚之人，冲气多不能收敛，而有上冲之弊。况冲脉之上系原隶阳明胃腑，因冲气上冲，胃腑之气亦失其息息下行之常（胃气以息息下行为常），或亦转而上逆，阻塞饮食，不能下行，多化痰涎。因腹中膨闷、哕气，呃逆连连不止，甚则两肋疼胀、头目眩晕。其脉则弦硬而长，乃肝脉之现象也。盖冲气上冲之证，固由于肾脏之虚，亦多由肝气恣横。素性多怒之人，其肝气之暴发，更助冲胃之气上逆，故脉之现象如此也。

治此证者，宜以敛冲、镇冲为主，而以降胃平肝之药佐之。其脉象数而觉热者，宜再辅以滋阴退热之品。愚生平治愈此证已不胜纪，近在沧州连治愈数人。爰将治愈之案详列于下，以备参观。

沧州中学学生安瑰奇，年十八九，胸胁满闷，饮食减少，时作哕逆，腹中漉漉有声，盖气冲痰涎作响也，大便干燥，脉象弦长有力。为疏方：用生龙骨、牡蛎、代赭石各八钱，生山药、生芡实各六钱，半夏、生杭芍各四钱，芒硝、苏子各二钱，厚朴、甘草各钱半。一剂后，脉即柔和。按方略有加减，数剂痊愈。

陈修园谓龙骨、牡蛎为治痰之神品，然泛用之多不见效，惟以治此证之痰，则效验非常。因此等痰涎，原因冲气上冲而生，龙骨，牡蛎能镇敛冲气，自能引导痰涎下行也。盖修园原谓其能导引逆上之火、泛滥之水下归其宅，故能治痰。夫火逆上、水泛滥，其中原有冲气上冲也。

又天津南马厂所住陆军营长赵松如，因有冲气上冲病，来沧求为诊治，自言患此病已三年，百方调治，毫无效验。其病脉情状大略与前案同，惟无痰声漉漉，而尺脉稍弱。遂于前方去芒硝，加柏子仁、枸杞子各五钱。连服数剂痊愈。

又治沧州南关一叟，年七十四岁，性浮躁，因常常忿怒，致冲气上冲，剧时觉有气自下上冲，堵塞咽喉，有危在顷刻之势。其脉左右皆弦硬异常。为其年高，遂于前第二方中加野台参三钱。一剂见轻，又服一剂，冲气遂不上冲，又服数剂，以善其后。

为治此证多用第二方加减，因名为降胃镇冲汤。

论水臌、气臌治法 <small>（附：表里分消汤）</small>

水臌、气臌形原相近。《内经》谓："按之窅而不起者，风水也。"愚临证品验以来，知凡水证，以手按其肿处成凹，皆不能随手而起。至气臌，以手重按成凹，则必随手而起。惟单腹胀病，其中水臌、气臌皆有，因其所郁气与水皆积腹中，不能外透肌肉，按之亦不成凹，似难辨其为水为气。然水臌必然小便短小，气臌必觉肝胃气滞，是明征也。今试进论其治法。

《金匮》论水病，分风水、皮水、正水、石水。谓风水、皮水脉浮，正水、石水脉沉。然水病之剧者，脉之部位皆肿，必重按之成凹其脉方见，原难辨其浮沉。及观其治法，脉浮者宜发汗，恒佐以凉润之药；脉沉者宜利小便，恒佐以温通之药。是知水肿原分凉热，其凉热之脉，可于有力无力辨之。愚治此证，对于脉之有力者，亦恒先发其汗，曾拟有表里分消汤，爰录其方于下：

麻黄三钱，生石膏、滑石各六钱，西药阿斯匹林一瓦。

将前三味煎汤，送服阿斯匹林。若服药一点钟后不出汗者，再服阿斯匹林一瓦。若服后仍不出汗，还可再服，当以汗出为目的。

麻黄之性，不但善于发汗。徐灵胎谓能深入积痰凝血之中，凡药力所不到之处，此能无微不至，是以服之外透肌表，内利小便，水病可由汗便而解矣。惟其性偏于热，似与水病之有热者不宜，故用生石膏以解其热。又其力虽云无微不至，究偏于上升，故又用滑石引之以下达膀胱，则其利水之效愈捷也。至用西药阿斯匹林者，因患此证者，其肌肤为水锢闭，汗原不易发透，多用麻黄又恐其性热耗阴。阿斯匹林善发汗，又善清热，故可用为麻黄之佐使，且其原质存于杨柳皮液中，原与中药并用无碍也。

若汗已透，肿虽见消，未能痊愈者，宜专利其小便。而利小便之药，以鲜白茅根汤为最效，或与车前并用，则尤效。

忆辛酉腊底，自奉还籍，有邻村学生毛德润，年二十，得水肿证，医治月余，病益剧，头面周身皆肿，腹如抱瓮，夜不能卧，倚壁喘息。盖其腹之肿胀异常，无容息之地，其气几不能吸入，故作喘也。其脉六部细数，心中发热，小便不利，知其病久阴虚，不能化阳，致有此证。俾命人力剖冻地，取鲜茅根，每日用鲜茅根六两，切碎，和水三大碗，以小锅煎一沸，即移置炉旁，仍近炉眼，徐徐温之。待半点钟，再煎一沸，犹如前置炉旁，须臾茅根皆沉水底，可得清汤两大碗，为一日之量，徐徐当茶温饮之。再用生车前子数两，自炒至微熟，三指取一撮，细细嚼咽之，夜间睡醒时亦如此，嚼服一昼夜，约尽七八钱，如此二日，小便已利，其腹仍膨胀板硬。俾用大葱白三斤，切作丝，和醋炒至将熟，乘热裹以布，置脐上熨之。若凉，则仍置锅中，加醋少许炒热再熨。自晚间熨至临睡时止，一夜小便十余次。翌晨，按其腹如常人矣。

盖茅根如此煎法，取其新鲜凉润之性，大能滋阴清热（久煎则无此效）。阴滋热清，小便自利。车前如此服法，取其如车轮之转输不已，力自加增。试观火车初行时甚迟，迨至行行不已，汽机之力加增无多，而其速率可加增数倍，自能悟其理也。若遇证之轻者，但用徐服车前子法亦可消肿。曾用之屡次奏功矣。

按： 此证虽因病久阴虚，究非原来阴虚。若其人平素阴虚，以致小便不利，积成水肿者，宜每用熟地黄两半，与茅根同煎服。若恐两沸不能将地黄煎透，可先将地黄煮十余沸，再加茅根同煮。至车前子，仍宜少少嚼服，一日可服四五钱。

至于因凉成水臌者，其脉必细微迟弱，或心中觉凉，或大便泄泻。宜用花椒目六钱，炒熟捣烂，煎汤送服生硫黄细末五分。若服后不觉温暖，可品验加多，以服后移时微觉温暖为度。盖利小便之药多凉，二药乃性温能利小便者也。若脾胃虚损，不能运化水饮者，宜治以健脾降胃之品，而以利小便之药佐之。

总之，水臌之证，未有小便通利而成者。是以治此证者，当以利小便为要务。今特录素所治愈小便不利之案两则，以备治水证者之参观。

邻村刘叟，年六旬，先小便带血数日，忽小便不通，以手揉挤小腹，流血水少许，数次揉挤，疼痛不堪，求为诊治。其脉沉而有力。时当仲夏，覆厚被犹觉寒凉，知其实热郁于下焦，溺管因热而肿胀也。为疏方：滑石、生杭芍各一两，知母、黄柏各八钱。煎一剂，小便通利。又加木通、海金沙各二钱，服两剂痊愈。

又奉天省公署护兵石玉和，忽然小便不通，入西医院治之。西医治以引溺管，小便通出。有顷，小便复存蓄若干。西医又纳一橡皮管使久在其中，有溺即通出。乃初虽稍利，继则小便仍不能出。西医辞不治，遂来院求为诊治。其脉弦迟细弱，自言下焦疼甚，知其小便因凉而凝也。为疏方：用党参、椒目、怀牛膝各五钱，乌附子、广条桂、当归各三钱，干姜、小茴香、没药、威灵仙、甘草各二钱。连服三剂，小便利而腹疼亦愈。遂停药，俾日用生硫黄钱许，分两次服下，以善其后。

方中之义：党参、灵仙并用，可治气虚小便不利；椒目与桂、附、干姜并用，可治因寒小便不利；又佐以当归、牛膝、茴香、没药、甘草诸药，或润而滑之，或引而下之，或辛香以透窍，或温通以开瘀，或和中以止疼。众药相济为功，所以奏效甚速也。此与前案均系小便不通，而病因之凉热判若天渊。治之者能勿因证疏方哉！

又有因胞系了戾，致小便不通者。其证偶因呕吐咳逆，或侧卧欠伸，仍可通少许，俗名为转胞病。孕妇与产后及自高坠下者，间有此病。拙拟有升麻黄芪汤（方载三期二卷，系生箭芪五钱，当归四钱，升麻三钱，柴胡二钱），曾用之治愈数人，此升提胞系而使之转正也。

又华元化有通小便秘方，愚知之而未尝试用。后阅杭报，见时贤肖介青言用其方加升麻一钱，曾治愈其令妹二日一夜小便不通及陶姓男子一日夜小便不通，皆投之即效。方系人参、莲子心、车前子、王不留行各三钱，甘草一钱，肉桂三分，白果十二枚。

按：方中白果，若以治咳嗽，可连皮捣烂用之，取其皮能敛肺也；若以利小便，宜去皮捣烂用之，取其滑而能降也。

至于气臌，多系脾有瘀滞所致。盖脾为后天之主，居中央以运四旁，其中原多回血管，以流通气化。若有瘀滞以阻其气化，腹中即生胀满，久则积为气臌。《内经》所谓：诸湿肿满，皆属脾也。拙拟有鸡胵汤（方载三期二卷，系生鸡内金、白术、生杭芍各四钱，柴胡、陈皮各钱半，生姜三钱），曾用之屡次奏效。方中之意：用鸡内金以开脾之瘀，白术以助脾之运，柴胡、陈皮以升降脾气，白芍以利小便、防有蓄水，生姜以通窍络兼和营卫也。统论药性，原在不凉不热之间。然此证有偏凉者，则桂、附、干姜可以酌加；有偏热者，芩、连、栀子可以酌加。若其脉证皆实，服药数剂不见愈者，可用所煎药汤送服黑丑头次所

118　　张锡纯医论医案撷要

轧细末钱半，服后大便通行，病即稍愈。然须服原方数日，方用一次，连用恐伤气分。此水臌、气臌治法之大略也（第三期二卷载有治水臌、气臌诸方案宜参观）。

论血臌治法

水臌、气臌之外，又有所谓血臌者，其证较水臌、气臌尤为难治。然其证甚稀少，医者或临证数十年不一遇，即或遇之，亦止认为水臌、气臌，而不知为血臌，是以方书鲜有论此证者。诚以此证之肿胀形状，与水臌、气臌几无以辨，所可辨者，其周身之回血管紫纹外现耳。

血臌之由，多因努力过甚，激动气血；或因暴怒动气，血随气升，以致血不归经，而又未即吐出泻出，遂留于脏腑，阻塞经络，周身之气化因之不通，三焦之水饮因之不行。所以血臌之证初起，多兼水与气也。迨至瘀血渐积渐满，周身之血管皆为瘀血充塞，其回血管肤浅易见，遂呈紫色，且由呈紫色之处，而细纹旁达，初则两三处，浸至遍身皆是紫纹。

若于回血管紫色初见时，其身体犹可支持者，宜先用《金匮》下瘀血汤加野台参数钱下之。其腹中之瘀血下后，可再用药消其血管中之瘀血，而辅以利水理气之品，程功一月，庶可奏效。若至遍身回血管多现紫色，病候至此，其身体必羸弱已甚，即投以下瘀血汤，恐瘀血下后转不能支持，可用拙拟化瘀通经散（方在后论女子癥瘕治法篇中），再酌加三七末服之，或用利水理气之药煎汤送服，久之亦可奏效。若腹中瘀血已下，而周身之紫纹未消者，可用丹参、三七末各一钱，再用山楂四钱煎汤，冲红糖水送服，日两次，久自能消。

《金匮》下瘀血汤：

大黄三两，当为今之九钱　桃仁三十个　䗪虫二十枚，去足熬（炒也）

上三味末之，炼蜜和为四丸，以酒一升（约四两强）煮一丸，取八合顿服之。新血下如豚肝。

按：此方必先为丸而后作汤服者，是不但服药汁，实兼服药渣也。盖如此服法，能使药之力缓而且大，其腹中瘀久之血，可一服尽下。有用此方者，必按此服法方效。又杏仁之皮有毒，桃仁之皮无毒，其皮色红，活血之力尤大，此方桃仁似宜带皮生用。然果用带皮生桃仁时，须审辨其确为桃仁，勿令其以带皮之杏仁误充。至于䗪虫，药房中尤多差与误。第二卷中前有䗪虫辨，细阅之自能辨䗪虫之真伪。

究之，病血臌者，其身体犹稍壮实，如法服药，原可治愈。若至身体羸弱者，即能将其瘀治净，而转有危险，此又不可不知。临证时务将此事言明，若病家恳求，再为治之未晚也。

论吐血、衄血之原因及治法（附：平胃寒降汤、健胃温降汤、泻肝降胃汤、镇冲降胃汤、滋阴清降汤、保元清降汤、保元寒降汤）

《内经·厥论》篇谓阳明厥逆，衄、呕血，此阳明指胃腑而言也。盖胃腑以熟腐水谷、传送饮食为职，其中气化，原以息息下行为顺。乃有时不下行而上逆，胃中之血亦恒随之上逆。其上逆之极，可将胃壁之膜排挤破裂，而成呕血之证，或循阳明之经络上行，而成衄血之证。是以《内经》谓阳明厥逆，衄、呕血也。由此知无论其证之或虚或实，或凉或热，治之者，皆当以降胃之品为主，而降胃之最有力者，莫赭石若也。故愚治吐衄之证，方中皆重用赭石，再细审其胃气不降之所以然，而各以相当之药品辅之。兹爰将所用之方，详列于后。

平胃寒降汤

治吐衄证，脉象洪滑重按甚实者，此因热而胃气不降也。

生赭石轧细，一两　瓜蒌仁炒，捣，一两　生杭芍八钱　嫩竹茹细末，三钱　牛蒡子捣碎，三钱　甘草钱半

此拙著第三期吐衄门中寒降汤，而略有加减也。服后血仍不止者，可加生地黄一两，三七细末三钱（分两次，用头煎、二煎之汤送服）。

吐衄之证，忌重用凉药及药炭强止其血。因吐衄之时，血不归经，遽止以凉药及药炭，则经络瘀塞。血止之后，转成血痹虚劳之证。是以方中加生地黄一两，即加三七之善止血兼善化瘀血者以辅之也。

健胃温降汤

治吐衄证，脉象虚濡迟弱，饮食停滞胃口，不能下行，此因凉而胃气不降也。

生赭石轧细，八钱　生怀山药六钱　白术炒，四钱　干姜三钱　清半夏温水淘净矾味，三钱　生杭芍二钱　厚朴钱半

此方亦载第三期吐衄门中，原名温降汤，兹则于其分量略有加减也。方中犹用芍药者，防肝中所寄之相火不受干姜之温热也。

吐衄之证因凉者极少。愚临证四十余年，仅遇两童子：一因凉致胃气不降吐血，一因凉致胃气不降衄血，皆用温降汤治愈。其详案皆载原方之后，可参观。

泻肝降胃汤

治吐衄证，左脉弦长有力，或肋下胀满作疼，或频作呃逆。肝胆之气火上冲胃腑，致胃气不降而吐衄也。

生赭石捣细，八钱　生杭芍一两　生石决明捣细，六钱　瓜蒌仁炒捣，四钱　甘草四钱　龙胆草二钱　净青黛二钱

此方因病之原因在胆火肝气上冲，故重用芍药、石决明及龙胆、青黛诸药，以凉之、镇之。至甘草多用至四钱者，取其能缓肝之急，兼以防诸寒凉之药伤脾胃也。

镇冲降胃汤

治吐衄证，右脉弦长有力，时觉有气起自下焦，上冲胃腑，饮食停滞不下，或频作呃逆。此冲气上冲，以致胃不降而吐衄也。

生赭石轧细，一两　生怀山药一两　生龙骨捣细，八钱　生牡蛎捣细，八钱　生杭芍三钱　广三七细末，两钱，分两次用头煎、二煎之汤送服　甘草二钱

方中龙骨、牡蛎，不但取其能敛冲，且又能镇肝，因冲气上冲之由，恒与肝气有关系也。

滋阴清降汤

治吐衄证，失血过多，阴分亏损，不能潜阳而作热，不能纳气而作喘；甚或冲气因虚上干，为呃逆、眩晕、咳嗽；心血因不能内荣，为怔忡、惊悸、不寐，脉象浮数，重按无力者。

生赭石轧细，八钱　生怀山药一两　生地黄八钱　生龙骨捣细，六钱　生牡蛎捣细，六钱　生杭芍四钱　广三七细末，二钱，分两次，用头煎、二煎之汤送服　甘草二钱

此方即三期吐衄门中清降汤，加龙骨、牡蛎、地黄、三七也。原方所主之病，原与此方无异，而加此数味治此病尤有把

握。此因临证既多，屡次用之皆验，故于原方有所增加也。

保元清降汤

治吐衄证，血脱气亦随脱，言语若不接续，动则作喘，脉象浮弦，重按无力者。

生赭石轧细，一两　野台参五钱　生地黄一两　生怀山药八钱　净萸肉八钱　生龙骨捣细，六钱　生杭芍四钱　广三七细末，三钱，分两次用头煎、二煎之汤送服

此方曾载于第三期吐衄门，而兹则略有加减也。

保元寒降汤

治吐衄证，血脱气亦随脱，喘促咳逆，心中烦热，其脉上盛下虚者。

生赭石轧细，一两　野台参五钱　生地黄一两　知母八钱　净萸肉八钱　生龙骨捣细，六钱　生牡蛎捣细，六钱　生杭芍四钱　广三七细末，三钱，分两次，用头煎、二煎药汤送服

此方亦载于三期吐衄门中，而兹则略有变更也。至于第三期所载此二方之原方，非不可用，宜彼宜此之间，细为斟酌可也。

上所列诸方，用之与病因相当，大抵皆能奏效，然病机之呈露多端，病因即随之各异。临证既久，所治愈吐衄之验案，间有不用上列诸方者。今试举数案以明之。

奉天警务处长王连波君夫人，患吐血证，来院诊治。其脉微数，按之不实。其吐血之先，必连声咳嗽，剧时即继之以吐血。因思此证若先治愈其咳嗽，其吐血当自愈。遂用川贝八钱，煎取清汤四盅，调入生怀山药细末一两，煮作粥，分数次服之。一日连进二剂，咳嗽顿止。以后日进一剂，嗽愈吐血亦愈。

隔旬日，夜中梦被人凌虐过甚，遂于梦中哭醒，病骤反复。因知其肝气必遏郁也，治以调肝、养肝兼镇肝之药，数剂无效，且夜中若作梦恼怒，其日吐血必剧。精思再四，恍悟：平肝之药，以桂为最要，单用之则失于热；降胃之药，以大黄为最要，单用之则失于寒。若二药并用，则寒热相济，性归和平，降胃平肝，兼顾无遗，必能奏效。遂用大黄、肉桂细末各一钱和匀，更用生赭石细末八钱煎汤送服。从此，吐血遂愈，恶梦亦不复作矣。

继又有济南金姓少年，寓居奉天。其人身体强壮，骤得吐血证，其脉左右皆有力。遂变通上用之方，用生赭石细末六钱，与大黄、肉桂细末各一钱和匀，开水送服，其病立愈。

后因用此方屡次见效，遂将此方登于三期《衷中参西录》，名之为秘红丹。至身形不甚壮实者，仍如前方服为妥。

又治沧州城东路庄子马氏妇，咳血三年不愈，即延医治愈，旋又反复。后愚诊视，其夜间多汗。遂先用生龙骨、生牡蛎、净萸肉各一两，以止其汗。连服两剂，汗止而咳血亦愈，自此永不反复。

继有表弟张印权出外新归，言患吐血证。初则旬日或浃辰吐血数口，浸至每日必吐，屡治无效。其脉近和平，微有芤象亦治以此方，三剂痊愈。

后将此方传于同邑医友赵景山、张康亭，皆以之治愈咳血、吐血之久不愈者。

后又将其方煎汤送服三七细末二钱，则奏效尤捷，因名其方为补络补管汤，登于第三期吐衄门中。盖咳血者，多因肺中络破；吐血者，多因胃中血管破，其破裂之处，若久不愈，咳血、吐血之证亦必不愈。龙骨、牡蛎、萸肉皆善敛补其破裂之

张锡纯医论医案撮要

处，三七又善化瘀生新，使其破裂之处速愈，是以愈后不再反复也。若服药后血仍不止者，可加生赭石细末五六钱，同煎服。

又治旧沧州北关赵姓，年过四旬，患吐血证，从前治愈，屡次反复，已历三年，有一年重于一年之势。其脉濡而迟，气息虚，常觉呼气不能上达，且少腹间时觉有气下堕，此胸中宗气（亦名大气）下陷也。《内经》谓：宗气积于胸中，以贯心脉而行呼吸。是宗气不但能统摄气分，并能主宰血分，因其下陷，则血分失其统摄，所以妄行也。遂投以拙拟升陷汤（方在三期四卷，系生箭芪六钱，知母四钱，桔梗、柴胡各钱半，升麻一钱），加生龙骨、生牡蛎各六钱。服两剂后，气息即顺，少腹亦不下堕。遂将升麻减去，加生怀山药一两。又服数剂，其吐血证自此除根。

按：吐衄证最忌黄芪、升、柴、桔梗诸药，恐其能助气上升，血亦随之上升也。因确知病系宗气下陷，是以敢放胆用之。然必佐以龙骨、牡蛎，以固血之本源，始无血随气升之虞也。

吐衄之证，因宗气下陷者极少。愚临证四十余年，仅遇赵姓一人，再四斟酌，投以升陷汤加龙骨、牡蛎治愈。然此方实不可轻试也。

近津沽有南门外张姓，年过三旬，患吐血证。医者方中有柴胡二钱，服后遂大吐不止，仓猝迎愚诊视。其脉弦长有力，心中发热，知系胃气因热不降也。所携药囊中，有生赭石细末约两余，俾急用水送服强半。候约十二分钟，觉心中和平，又送服其余，其吐顿止。继用平胃寒降汤调之痊愈。

是知同一吐血证也，有时用柴胡而愈，有时用柴胡几至误人性命，审证时岂可不细心哉！

至于妇女倒经之证，每至行经之期，其血不下行而上逆作吐衄者，宜治以四物汤去川芎，加怀牛膝、生赭石细末，先期连服数剂可愈。然其证亦间有因气陷者，临证时又宜细察。

曾治一室女吐血，及一少妇衄血，皆系倒行经证。其脉皆微弱无力，气短不足以息，少腹时有气下堕，皆治以他止血之药不效。后再三斟酌，皆投以升陷汤，先期连服，数日痊愈。

总之，吐衄之证，大抵皆因热而气逆。其因凉气逆者极少，即兼冲气肝气冲逆，亦皆挟热。若至因气下陷致吐衄者，不过千中之一二耳。

又天津北宁路材料科委员赵一清，年近三旬，病吐血，经医治愈，而饮食之间若稍食硬物，或所食过饱，病即反复。诊其六脉和平，重按似有不足，知其脾胃消化弱，其胃中出血之处，所生肌肉犹未复原，是以被食物撑挤，因伤其处而复出血也。斯当健其脾胃，补其伤处，吐血之病，庶可除根。为疏方：用生山药、赤石脂各八钱，煅龙骨、煅牡蛎、净萸肉各五钱，白术、生明没药各三钱，天花粉、甘草各二钱。按此方加减，服之旬余，病遂除根。

按：此方中重用石脂者，因治吐衄病，凡其大便不实者，可用之以代赭石降胃。盖赭石能降胃而兼能通大便，赤石脂亦能降胃而转能固大便，且其性善保护肠胃之膜，而有生肌之效，使胃膜因出血而伤者可速愈也。此物原是陶土，宜兴茶壶即用此烧成。津沽药房恒将石脂研细，水和捏作小饼，煤火煅之。是将陶土变为陶瓦矣，尚可以入药乎？是以愚在天津，每用石脂，必开明生赤石脂。夫石脂亦分生熟，如此开方，实足贻笑于大雅也。

或问：吐血、衄血二证，方书多分治。吐血显然出于胃，为胃气逆上无疑，今遵《内经》阳明厥逆，衄、呕血一语，二证皆统同论之，所用之方无少差别，《内经》之言果信而有证乎？答曰：愚生平研究医学，必有确实证验，然后笔之于书。即对于《内经》，亦未敢轻信。犹忆少年时，在外祖家，有表兄刘庆甫，年弱冠，时患衄血证，始则数日一衄，继则每日必衄，百药不效。适其比邻有少年病劳瘵者，常与同坐闲话。一日正在衄血之际，忽闻哭声，知劳瘵者已死，陡然惊惧寒战，其衄顿止，从此不再反复。夫恐则气下，本经原有明文，其理实为人所共知。因惊惧气下而衄止，其衄血之时，因气逆可知矣。盖吐血与衄血，病状不同而其病因则同也。治之者何事过为区别乎？

或问：方书治吐衄之方甚多。今详论吐衄治法，皆系自拟，岂治吐衄成方皆无可取乎？答曰：非也。《金匮》治吐衄有泻心汤，其方以大黄为主，直入阳明，以降胃气；佐以黄芩，以清肺金之热，俾其清肃之气下行，以助阳明之降力；黄连以清心火之热，俾其亢阳默化潜伏，以保少阴之真液，是泻之适所以补之也。凡因热气逆吐衄者，至极危险之时用之，皆可立止，血止以后，然后细审其病因，徐为调补未晚也。然因方中重用大黄，吐衄者皆不敢轻服，则良方竟见埋没矣。不知大黄与黄连并用，但能降胃，不能通肠，虽吐衄至身形极虚，服后断无泄泻下脱之弊。乃素遇吐衄证，曾开此方两次，病家皆不敢服，遂不得已，另拟平胃寒降汤代之。此所以委曲以行其救人之术也。

又《金匮》有柏叶汤方，为治因寒气逆以致吐血者之良方也，故其方中用干姜、艾叶以暖胃，用马通汁以降胃。然又虑姜、艾之辛热，宜于脾胃，不宜于肝胆，恐服药之后，肝胆所寄之相火妄动，故又用柏叶之善于镇肝且善于凉肝者（柏树之杪向西北，得金水之气，故善镇肝凉肝）以辅之。此所谓有节制之师，先自立于不败之地，而后能克敌致胜也。至后世薛立斋谓，因寒吐血者，宜治以理中汤加当归。但知暖胃，不知降胃，并不知镇肝凉肝，其方远逊于柏叶汤矣。然此时富贵之家喜服西药，恒讥中药为不洁，若杂以马通汁，将益嫌其不洁矣，是以愚另拟健胃温降汤以代之也。

近时医者治吐衄，喜用济生犀角地黄汤。然其方原治伤寒胃火热盛以致吐血、衄血之方，无外感而吐衄者用之，未免失于寒凉。其血若因寒凉而骤止，转成血痹虚劳之病。至愚治寒温吐衄者，亦偶用其方，然必以其方煎汤送服三七细末二钱，始不至血瘀为恙。若其脉左右皆洪实者，又宜加羚羊角二钱，以泻肝胆之热，则血始能止。惟二角近时其价甚昂，伪者颇多，且其价又日贵一日，实非普济群生之方也。

至葛可久之十灰散，经陈修园为之疏解，治吐衄者亦多用之。夫以药炭止血，原为吐衄者所甚忌，犹幸其杂有大黄炭（方下注灰存性即是炭），其降胃开瘀之力犹存，为差强人意耳。其方遇吐衄之轻者，或亦能奏效，而愚于其方，实未尝一用也。至于治吐衄便方，有用其吐衄之血煅作炭服者，有用发髪（即剃下之短发）煅作炭服者。此二种炭皆有化瘀生新之力而善止血，胜于诸药之炭但能止血而不能化瘀血以生新血者远矣。

又方书有谓血脱者，当先益其气，宜治以独参汤。然血脱须有分别：若其血自二便下脱，其脉且微弱无力者，独参汤原可用；若血因吐衄而脱者，纵脉象微弱，亦不宜用。夫人身之阴阳原相维系，即人身之气血相维系也。吐衄血者，因阴血亏损、维系无力，原有孤阳浮越之虞，而复用独参汤以助其浮越，不但其气易上奔（喻嘉言谓，气虚欲脱者，但服人参，转令气高不返），血亦将随之上奔而复吐衄矣。是拙拟治吐衄方中，凡用参者，必重用赭石辅之，使其力下达也。

寻常服食之物，亦有善止血者，鲜藕汁、鲜莱菔汁是也。曾见有吐衄不止者，用鲜藕自然汁一大盅温饮之（勿令熟），或鲜莱菔自然汁一大盅温饮之，或二汁并饮之，皆可奏效。

有堂兄赞宸，年五旬，得吐血证，延医治不效。脉象滑动，按之不实。时愚年少，不敢轻于疏方，遂用鲜藕、鲜白茅根四两，切碎，煎汤两大碗，徐徐当茶饮之，数日痊愈。自言未饮此汤时，心若虚悬无着，既饮之后，若以手按心还其本位。何其神妙如是哉！

隔数日，又有邻村刘姓少年患吐血证。其脉象有力，心中发热。遂用前方，又加鲜小蓟根四两，如前煮汤，饮之亦愈。

因名前方为二鲜饮，后方为三鲜饮，皆登于三期吐衄门中。

按： 小蓟名刺蓟，俗名刺尔菜，一名青青菜，嫩时可以作羹。其叶长，微有绒毛，叶边多刺，茎高尺许，开花紫而微蓝，状若小绒球。津沽药房皆以之为大蓟，实属差误。至大蓟，盐邑药房中所鬻者，在本地名曲曲菜，状若蒲公英而叶微绉，嫩时可生啖。味微苦，茎高于小蓟数倍，开黄花，亦如蒲公英。津沽药房转以此为小蓟，即以形象较之，亦可知其差误。曾采其鲜者用之治吐衄，亦有效，然不如小蓟之效验异常耳。后游汉皋，见有状类小蓟而其茎叶花皆大于小蓟一倍，疑此系真大蓟，未暇采用。后门生高如璧，在丹徒亦曾见此，采其鲜者以治吐衄极效，向愚述之，亦疑是真大蓟，则叶如蒲公英而微绉者，非大蓟矣。然此实犹在悬揣未定之中，今登诸报端，深望医界博物君子能辨别大蓟之真伪者，详为指示也。

又按： 凡大、小蓟须皆用鲜者。若取其自然汁代开水饮之更佳。至药房中之干者，用之实无甚效验。

近在津沽治吐衄，又恒有中西药并用之时。因各大工厂中皆有专医，若外医开方煎服汤药不便，恒予以生赭石细末一两，均分作三包，又用醋酸铅十分瓦之二，分加于三包之中，为一日之量。每服一包，开水送下。若脉象有力，心中发热者，又恒于每包之中加芒硝六七分，以泻心经之热，连服两三日，大抵皆能治愈。

至于咳血之证，上所录医案中间或连带论及，实非专为咳血发也。因咳血原出于肺，其详细治法皆载于前第三卷肺病门中，兹不赘。

论治吐血、衄血不可但用凉药及药炭强止其血

尝思治吐血、衄血者，止其吐衄非难；止其吐衄而不使转生他病，是为难耳。盖凡吐衄之证，无论其为虚、为实、为凉（此证间有凉者）、为热，约皆胃气上逆（《内经》谓阳明厥逆衄呕血），或胃气上逆更兼冲气上冲，以致血不归经，由吐衄而出也。治之者，或以为血热妄行，而投以极凉之品；或以为黑能胜红，而投以药炒之炭。如此治法，原不难随手奏效，使血立止，迨血止之后，初则有似发闷，继则饮食减少，继则发热劳嗽。此无他，当其胃气上逆，冲气上冲之时，排挤其血，离经妄行，其上焦、中焦血管，尽力血液充塞，而骤以凉药及药炭止之，则血管充塞之血强半凝结其中，而不能流通，此所以血止之后，始则发闷减食，继则发热劳嗽也。此时若遇明医理者，知

其为血痹虚劳，而急投以《金匮》血痹虚劳门之大黄䗪虫丸，或陈大夫所传仲景之百劳丸，以消除瘀血为主，而以补助气血之药辅之，可救十中之六七。然治此等证而能如此用药者，生平实不多见也。至见其发闷而投以理气之药，见其食少而投以健胃之药，见其发劳嗽而投以滋阴补肺之药。如此治法，百中实难愈一矣。而溯厥由来，何莫非但知用凉药及用药炭者阶之厉也。

然凉药亦非不可用也。试观仲景泻心汤，为治吐血、衄血之主方，用黄连、黄芩以清热，而必倍用大黄（原方芩、连各一两，大黄二两）以降胃破血，则上焦、中焦血管之血不受排挤，不患凝结，是以芩、连虽凉可用也。至于药炭亦有可用者，如葛可久之十灰散，其中亦有大黄，且又烧之存性，不至过烧为灰，止血之中，仍寓降胃破血之意也，其差强人意耳。愚临证四十余年，泻心汤固常用之，而于十灰散，实未尝一用也。然尝仿十灰散之意，独用血余煅之存性（将剃下短发洗净，锅炒至融化，晾冷轧细，过罗用之，《本经》发髲即靠头皮之发），用之以治吐衄，既善止血，又能化瘀血、生新血，胜于十灰散远矣。

至《金匮》之方，原宜遵用，亦不妨遵古方之义而为之变通。如泻心汤方，若畏大黄之力稍猛，可去大黄，加三七以化瘀血，赭石以降胃镇冲。曾拟方用黄芩、黄连各三钱，赭石六钱，煎汤送服三七细末二钱。若不用黄连，而用瓜蒌仁六钱代之，更佳。盖黄连有涩性，终不若蒌仁能开荡胸膈、清热降胃，即以引血下行也。至欲用大黄䗪虫丸，而畏水蛭、干漆之性甚烈，可仿其意，用生怀山药二两，山楂一两，煎汤四茶杯，调以蔗糖，令其适口，为一日之量，每饮一杯，送服生鸡内金末一钱。既补其虚，又化其瘀，且可以之当茶，久服自见功效。

或问：济生犀角地黄汤，今之治吐衄者，奉为不祧之良方。其方原纯系凉药，将毋亦不可用乎？答曰：犀角地黄汤，原治伤寒、温病热入阳明之府，其胃气因热上逆，血亦随之上逆，不得不重用凉药以清胃腑之热。此治外感中吐衄之方，非治内伤吐衄之方也。然犀角之性，原能降胃；地黄之性，亦能逐痹（《本经》谓逐血痹，然必生地黄作丸药服之能有斯效，煎汤服则力减，若制为熟地黄则逐痹之力全无）。若吐衄之证胃腑有实热者，亦不妨暂用。迨血止之后，又宜急服活血化瘀之药数剂，以善其后。至愚用此方，则仿陶节庵加当归、红花之意，将药煎汤送服三七细末二钱。

究之，凉药非不可用，然不可但用凉药，而不知所以驾驭之耳。上所论吐衄治法，不过其约略耳。至于咳血治法，又与此不同。三期第二卷论吐血、衄血、咳血，治法甚详，宜参观。

论吐血、衄血证间有因寒者

《内经·厥论》篇谓：阳明厥逆，衄、呕血。所谓阳明者，指胃腑而言也；所谓厥逆者，指胃腑之气上行而言也。盖胃以消化饮食，传送下行为职，是以胃气以息息下行为顺。设或上行，则为厥逆，胃气厥逆，可至衄血、呕血，因血随胃气上行也。然胃气厥逆，因热者固多，因寒者亦间有之。

岁在壬寅，曾训蒙于邑之北境刘仁村，愚之外祖家也。有学生刘玉良者，年十三岁，一日之间衄血四次。诊其脉，甚和平。询其心中，不觉凉热。因思吐衄之证，热者居多，且以童子少阳之体，时又当夏令，遂略用清凉止血之品。衄益甚，脉象亦现微弱，知其胃气因寒不降，转迫血上逆而为衄也。投以拙拟温降汤，方见前论吐血、衄血治法中，一剂即愈。

隔数日又有他校学生，年十四岁，吐血数日不愈。其吐之时，多由于咳嗽。诊其脉，甚迟濡，右关尤甚。疑其脾胃虚寒，不能运化饮食，询之果然。盖吐血之证，多由于胃气不降。饮食不能运化，胃气即不能下降。咳嗽之证，多由于痰饮入肺，饮食迟于运化，又必多生痰饮，因痰饮而生咳嗽。因咳嗽而气之不降者更转而上逆，此吐血之所由来也。亦投以温降汤，一剂血止。接服数剂，饮食运化，咳嗽亦愈。

近在沈阳医学研究会论及此事，会友李进修谓，从前小东关有老医徐敬亭者，曾用理中汤治愈历久不愈之吐血证，是吐血诚有因寒者之明征也。然徐君但用理中汤以暖胃补胃，而不知用赭石、半夏佐之以降胃气，是处方犹未尽善也。特是药房制药，多不如法，虽清半夏中亦有矾。以治吐衄及呕吐，必须将矾味用微温之水淘净，淘时，必于方中原定之分量外多加数钱，以补其淘去矾味所减之分量及药力。

又薛立斋原有血因寒而吐者，治用理中汤加当归之说，特其因寒致吐血之理，未尝说明，是以后世间有驳其说者。由斯知著医书者宜将病之原因仔细发透，俾读其书者易于会悟，不至生疑为善。

证在疑是之间，即名医亦未必审证无差。至疏方投之仍无甚闪失者，实赖方中用意周密、佐伍得宜也。如此因寒吐衄之证，若果审证不差，上列三方服之奏效。若或审证有误，服拙拟之温降汤方，虽不能愈，吐衄犹或不至加剧。若服彼二方，即难免于危险矣。愚非自矜制方之善，因此事于行医之道甚有关系，则疏方之始不得不深思熟虑也。

不惟吐衄之证有因寒者，即便血之证亦有因寒者，特其证皆不多见耳。

邻村高边务高某，年四十余，小便下血，久不愈。其脉微细而迟，身体虚弱，恶寒，饮食减少。知其脾胃虚寒，中气下陷，黄坤载所谓"血之亡于便溺者，太阴不升也"。为疏方：干姜、于术各四钱，生山药、熟地黄各六钱，乌附子、炙甘草各三钱。煎服一剂，血即见少，连服十余剂痊愈。此方中不用肉桂者，恐其动血分也。

答台湾严坤荣代友问痰饮治法

详观来案，知此证乃寒饮结胸之甚者。

拙著《衷中参西录》理饮汤，原为治此证的方，特其药味与分量宜稍为变更耳。今拟一方于下，以备采择。方用生箭芪一两，干姜八钱，白术四钱，桂枝尖、茯苓片、炙甘草各三钱，厚朴、陈皮各二钱，煎汤服。

方中之义，用黄芪以补胸中大气，大气壮旺，自能运化水饮。仲景所谓"大气一转，其气（指水饮之气）乃散"也。而黄芪协同干姜、桂枝，又能补助心肺之阳，使心肺阳足，如日丽中天，阴霾自开。更用白术、茯苓以理脾之湿，厚朴、陈皮以通胃之气，气顺湿消，痰饮自除。用炙甘草者，取其至甘之味，能调干姜之辛辣。而干姜得甘草，且能逗留其热力，使之绵长，并能缓和其热力，使不猛烈也。

按：此方即《金匮》苓桂术甘汤，加黄芪、干姜、厚朴、陈皮。亦即拙拟之理饮汤（方在三期第三卷）去芍药也。原方之用芍药者，因寒饮之证，有迫其真阳外越，周身作灼，或激其真阳上窜，目眩耳聋者。芍药酸敛苦降之性，能收敛上窜外越之元阳归根也（然必与温补之药同用方有此效）。此病原无此证，故不用白芍；至黄芪在原方中，原以痰饮既开、自觉气不足者加之。兹则开始即重用黄芪者，诚以寒饮固结二十余年，非有黄芪之大力者，不能斡旋诸药以成功也。

又按： 此方大能补助上焦之阳分，而人之元阳，其根柢实在于下，若更兼服生硫黄，以培下焦之阳，则奏效更速。所言东硫黄亦可用，须择其纯黄者，方无杂质，惟其热力减少，不如中硫黄耳。其用量，初次可服细末一钱，不觉热则渐渐加多，一日之极量，可至半两，然须分四五次服下。不必与汤药同时服，或先或后均可。

附原问：向读尊著《医学衷中参西录》，所拟诸方，皆有精义，每照方试用，莫不奏效。惟敝友患寒饮喘嗽，照方治疗未效。

据其自述病因，自二十岁六月遭兵燹，困山泽中，绝饮食五日夜。归家，急汲井水一小桶饮之。至二十一岁六月，遂发大喘，一日夜后，饮二陈汤加干姜、细辛、五味渐安，从此，痰饮喘嗽，成为痼疾。所服之药，大燥大热则可，凉剂点滴不敢下咽，若误服之，即胸气急而喘作，须咳出极多水饮方止。小便一点钟五六次，如白水，若无喘，小便亦照常。饮食无论肉味菜蔬，俱要燥热之品，粥汤、菜汤概不敢饮。其病情喜燥热而恶冷湿者如此，其病状暑天稍安，每至霜降后朝朝发喘，必届巳时吐出痰饮若干，始稍定。或饮极滚之汤，亦能咳出痰饮数口，胸膈略宽舒。迄今二十六七载矣。近用黎芦散吐法及十枣汤等下法，皆出痰饮数升，证仍如故。《金匮》痰饮篇及寒水所关等剂，服过数十次，证亦如故。想此证既能延岁月，必有疗法，乞夫子赐以良方。果能拔除病根，感佩当无既也。

又《衷中参西录》载有服生硫黄法，未审日本硫黄可服否。

附服药愈后谢函：接函教，蒙授妙方，治疗敝友奇异之宿病。连服四五剂，呼吸即觉顺适。后又照方服七八剂，寒饮消除，喘证痊愈。二竖经药驱逐，竟归于无何有之乡矣。敝友沾再造之恩，愧无以报。兹值岁暮将届，敬具敝处土产制造柑饼二瓻，付邮奉上，聊申谢忱，伏乞笑纳，幸勿见麾是荷。

论人身君火、相火有先后天之分

道家以丹田之火为君火，命门之火为相火；医家以心中之火为君火，亦以命门之火为相火。二说各执一是，其将何以适从乎？不知君相二火，原有先天后天之分。所谓先天者，未生以前也；所谓后天者，既生以后也。因先天以脐呼吸，全身之生机皆在于下，故先天之君相二火在下；后天由肺呼吸，全身之功用多在于上，故后天之君相二火在上。

盖当未生之前，阳施阴受，胚胎之结，先成一点水珠（是以天一生水）；继则其中渐有动气，此乃脐下气海（后天之气海在膈上，先天之气海在脐下）。而丹田之元阳即发生于其中（元阳是火，是以地二生火），迨至元阳充足，先由此生督任二脉。命门者，即督脉入脊之门也，是以其中所生之火与丹田之元阳一气贯通，而为之辅佐。此道家以丹田之元阳为君火，以命门所生之火为相火论先天也。至于后天以心火为君火，自当以胆中寄生之火为相火。是以《内经》论六气，只有少阳相火，而未尝言命门相火。少阳虽有手足之别，而实以足少阳胆经为主。胆与心虽一在膈上，一在膈下，而上下一系相连，其气化即可相助为理。此《内经》以心中之火为君火，以胆中寄生之火为相火之理论后天也。

夫水火之功用，最要在熟腐水谷，消化饮食。方书但谓命门之火能化食，而不知脐下气海，居于大小肠环绕之中，其热力实与大小肠息息相通，故丹田之元阳尤能化食。然此元阳之火与命门之火所化者，肠中之食也。至胃中之食，则又赖上焦之心火，中焦之胆火化之。盖心为太阳之火，如日丽中天，照临下土，而胃中之水谷遂可藉其热力以熟腐。至于胆，居中焦，上则近胃，下则近肠，其汁甚苦，纯为火味。其气入胃既能助其宣通下行（胃气以息息下行为顺，木能疏土，故善宣通之），其汁入肠更能助其化生精液（即西人所谓乳糜）。

是以愚治胃中热力不足，其饮食消化不良，多生寒痰者，则用药补助其上焦之阳。方用《金匮》苓桂术甘汤，加干姜、厚朴，甚者加黄芪。台湾医士严坤荣代友函问二十六年寒痰结胸，喘嗽甚剧。为寄此方治愈，曾登杭州《三三医报》第一期致谢。盖桂枝、干姜并用，善补少阴君火；而桂枝、黄芪并用，又善补少阳相火（即胆中寄生之相火）也。

其肠中热力不足，传送失职，致生泄泻者，则用药补助其下焦之阳。方用《金匮》肾气丸，加补骨脂、小茴香。盖方中桂、附之热力原直趋下焦，而小茴香善温奇经脉络。奇经原与气海相绕护也。补骨脂之热力原能补下焦真阳，而又能补益骨中之脂，俾骨髓充足，督脉强盛，命门之火自旺也。

论火不归原治法

方书谓下焦之火生于命门，名为阴分之火，又谓之龙雷之火，实肤浅之论也。下焦之火为先天之元阳，生于气海之元气。盖就其能撑持全身论，则为元气；就其能温暖全身论，则为元阳。此气海之元阳，为人生之本源，无论阴分、阳分之火，皆于此肇基。气海之形，如倒悬鸡冠花，纯系脂膜护绕搏结而成。其脂膜旁出一条，与脊骨自下数第七节相连，夹其七节两旁，各有一穴。《内经》谓：七节之旁，中有小心也。而气海之元阳由此透入脊中，因元阳为生命之本，故于元阳透脊之处谓之命门。

由斯观之，命门之实用，不过为气海司管钥之职。下焦之火，仍当属于气海之元阳。论下焦之火上窜不归原，亦气海元阳之浮越也。然其病浑名火不归原，其病因原有数端，治法各有所宜。爰详细胪列于下，以质诸医界同仁。

有气海元气虚损，不能固摄下焦气化，致元阳因之浮越者，其脉尺弱寸强，浮大无根，其为病，或头目眩晕，或面红耳热，或心热怔忡，或气粗息贲。宜治以净萸肉、生山药各一两，人参、玄参、代赭石、生龙骨、生牡蛎各五钱。心中发热者，酌加生地黄、天冬各数钱，补而敛之，镇而安之，元阳自归其宅也。方中用赭石者，因人参虽饶有温补之性，而力多上行，与赭石并用，则力专下注，且赭石重坠之性，又善佐龙骨、牡蛎以潜阳也。

有下焦真阴虚损，元阳无所系恋而浮越者，其脉象多弦数，或重按无力，其证时作灼热，或口苦舌干，或喘嗽连连。宜用生山药、熟地黄各一两，玄参、生龙骨、生牡蛎、生龟板、甘枸杞各五钱，生杭芍三钱，生鸡内金、甘草各钱半。此所谓壮水之主，以制阳光也。

若其下焦阴分既虚，而阳分亦微有不足者，其人上焦常热，下焦间有觉凉之时。宜治以《金匮》崔氏八味丸，以生地易熟地（原方干地黄即是药房中生地），更宜将茯苓、泽泻分量减三分之二，将丸剂一料，分作汤药八剂服之。

有气海元阳大虚，其下焦又积有沉寒锢冷，逼迫元阳，如火之将灭，而其焰转上窜者，其脉弦迟细弱，或两寸浮分似有力，其证为心中烦躁不安，上焦时作灼热，而其下焦转觉凉甚，或常作泄泻。宜用乌附子、人参、生山药各五钱，净萸肉、胡桃肉各四钱，赭石、生杭芍、怀牛膝各三钱，云苓片、甘草各钱半。泄泻者宜去赭石。此方书所谓引火归原之法也，方中用芍药者，非以解上焦之热，以其与参、附并用，大能收敛元阳，下归其宅。然引火归原之法，非可概用于火不归原之证，必遇此等证与脉，然后可用引火归原之法。又必须将药晾至微温，然后服之，方与上焦之燥热无碍。

有因冲气上冲兼胃气上逆，致气海元阳随之浮越者，其脉多弦长有力，右部尤甚，李士材《脉诀歌括》所谓直上直下也。其证觉胸中满闷烦热，时作呃逆，多吐痰涎，剧者觉痰火与上冲之气堵塞咽喉，几不能息。宜治以拙拟降胃镇冲汤（在前论冲气上冲治法中），俾冲胃之气下降，而诸病自愈矣。

有因用心过度，心中生热，牵动少阳相火（既肝胆中所寄之相火）上越且外越者，其脉寸关皆有力，多兼滑象，或脉搏略数。其为病，心中烦躁不安，多生疑惑，或多忿怒，或觉热起胁下，散于周身。治用生怀山药细末六七钱，煮作粥，晨间送服芒硝三钱，晚送服西药臭剥两瓦。盖芒硝咸寒，为心经对宫之药，善解心经之热，以开心下热痰（此证心下多有热痰）；臭剥性亦咸寒，能解心经之热，又善制相火妄动；至送以山药粥者，因咸寒之药与脾胃不宜，且能耗人津液，而山药则善于养脾胃、滋津液，用之送服硝、剥，取其相济以成功，犹《金匮》之硝石矾石散送以大麦粥也。

有因心肺脾胃之阳甚虚，致寒饮停于中焦，且溢于膈上，逼迫心肺脾胃之阳上越兼外越者，其脉多弦迟细弱，六部皆然，又间有浮大而软，按之豁然者。其现证或目眩耳聋，或周身发热；或觉短气，或咳喘。或心中发热，思食鲜果，而食后转觉心中胀满，病加剧者，宜用拙拟理饮汤（方见本卷首篇中）。服数剂后，心中不觉热，转觉凉者，去芍药。或觉气不足者，加生箭芪三钱。

按： 此证如此治法，即方书所谓用温燥健补脾胃之药可以制伏相火；不知其所伏者非相火，实系温燥之药能扫除寒饮，而心肺脾胃之阳自安其宅也。

上所列火不归原之证，其病原虽不同，而皆系内伤。至外感之证，亦有火不归原者，伤寒、温病中之戴阳证是也。其证之现状，面赤，气粗，烦躁不安，脉象虽大，按之无力，又多寸盛尺虚。此乃下焦虚寒，孤阳上越之危候，颇类寒温中阴极似阳证。然阴极似阳，乃内外异致，戴阳证乃上下异致也。宜用《伤寒论》通脉四逆汤，加葱、加人参治之（原方原谓面赤者加葱，面赤即戴阳证）。

特是戴阳之证不一。使果若少阴脉之沉细，或其脉非沉细，而按之指下豁然毫无根柢，且至数不数者，方可用通脉四逆汤方。若脉沉细而数或浮大而数者，其方即断不可用。

曾治表兄王端亭，年四十余，身形素虚，伤寒四五日间，延为诊视。其脉关前洪滑，两尺无力。为开拙拟仙露汤（方载三期六卷，系生石膏三两，玄参一两，连翘三钱，粳米五钱）。因其尺弱，嘱其将药徐徐饮下，一次只温饮一大口，防其寒凉侵下焦也。病家忽愚所嘱，竟顿饮之，遂致滑泻数次，多带冷沫，上焦益觉烦躁，鼻如烟熏，面如火炙。其关前脉大于从前一倍，数至七至，知其已成戴阳之证，急用野台参一两，煎汤八分茶盅，兑童便半盅（须用五岁以上童子便），将药碗置凉水盆中，候冷顿饮之。又急用知母、玄参、生地各一两，煎汤一大碗候用。自服参后，屡诊其脉，过半点钟，脉象渐渐收敛，脉搏似又加数。遂急用候服之药炖极热，徐徐饮下，一次只饮药一口。阅两点钟尽剂，周身微汗而愈。

按： 此证上焦原有燥热，因初次凉药顿服，透过病所，直达下焦，上焦燥热仍留。迨下焦滑泻，元阳上浮，益助上焦之热，现种种热象，脉数七至，此时不但姜、附分毫不敢用，即单用人参，上焦之燥热亦必格拒不受。故以童便之性下趋者佐之，又复将药候至极凉顿服下，有如兵家偃旗息鼓、衔甲衔枚、暗度乱境一般。迨迟之有倾，脉象收敛，至数加数，是下焦得参温补之力而元阳收回，其上焦因参反激之力而燥热益增也。故又急用大凉、大润之药，乘热徐徐饮之，以清上焦之燥热，而不使其寒凉之性复侵下焦。此于万难用药之际，仍欲用药息息吻合，实亦费尽踌躇矣。

上所列火不归原之治法共七则，已略举其大凡矣。

论治疗宜重用大黄 （附：大黄扫毒汤、治疗方）

疮疡以疔毒为最紧要，因其毒发于脏腑，非仅在于经络。其脉多见沉紧，紧者，毒也。紧在沉部，其毒在内可知也。至其重者，发于鸠尾穴处，名为半日疔。言半日之间，即有关于人性命也，若系此种疔毒，当于未发现之前，其人或心中怔忡，或鸠尾处隐隐作疼，或其处若发炎热，似有漫肿形迹。其脉象见沉紧者，即宜预防鸠尾穴处生疔，而投以大剂解毒清血之品。其大便实者，用大黄杂于解毒药中下之，其疔即可暗消于无形。此等疔毒，若待其发出始为疗治，恒有不及治者矣。

至若他处生疗，原不必如此预防，而用他药治之不效者，亦宜重用大黄降下其毒。

忆愚少时，见同里患疗者二人，一起于脑后，二日死；一起于手三里穴，三日死。彼时愚已为人疏方治病，而声名未孚于乡里，病家以为年少无阅历，不相延也。后愚堂侄女于口角生疗，疼痛异常，心中忙乱，投以清热解毒药不效。脉象沉紧，大便三日未行，恍悟寒温之证，若脉象沉洪者，可用药下之，以其热在里也。今脉象沉紧，夫紧为有毒（非若伤寒之紧脉为寒也），紧而且沉，其毒在里可知。律以寒温脉之沉洪者可下其热，则疗毒脉之沉紧者当亦可下其毒也，况其大便三日未行乎。遂为疏方：大黄、天花粉各一两，皂刺四钱，穿山甲、乳香、没药（皆不去油）各三钱，薄荷叶一钱，全蜈蚣三大条。煎服一剂，大便通下，疼减心安。遂去大黄，又服一剂痊愈。

按：用大黄通其大便，不必其大便多日未行，凡脉象沉紧，其大便不滑泻者皆可用。若身体弱者，大黄可以斟酌少用。愚用此方救人多矣，因用之屡建奇效，遂名之为大黄扫毒汤。

友人朱钵文传一治疗方：

大黄、甘草各一两　生牡蛎六钱　瓜蒌仁四十粒，捣碎

疗在上者，川芎三钱作引；在两臂者，桂枝尖三钱作引；在下者，怀牛膝三钱作引。煎服立愈。身壮实者，大黄可斟酌多用。此亦重用大黄，是以奏效甚捷也。又第一卷答陈董尘书篇中有刺疗法，宜参观。

驳方书贵阳抑阴论

尝思：一阴一阳，互为之根，天地之气化也。人禀天地之

气化以生，即人身各具一小天地，其气化何独不然，是以人之全身，阴阳互相维系。上焦之阳藏于心血，中焦之阳涵于胃液，下焦之阳存于肾水。凡心血、胃液、肾水，皆阴也。充类言之，凡全身津液脂膏脉腺存在之处，即元阳留蓄之处。阳无阴则飞越，阴无阳则凝滞。阳盛于阴则热，阴盛于阳则冷。由斯知阴阳偏盛则人病，阴阳平均则人安，阴阳相维则人生，阴阳相离则人死。彼为贵阳抑阴之论者，竟谓"阳一分未尽，则人不死；阴一分未尽，则人不仙"，斯何异梦中说梦也。然此则论未病之时，阴阳关于人身之紧要，原无轩轾也。若论已病，又恒阳常有余，阴常不足（朱丹溪曾有此论）。医者当调其阴阳，使之归于和平，或滋阴以化阳，或泻阳以保阴，其宜如此治者，又恒居十之八九。藉曰不然，试即诸病证之。

病有内伤、外感之殊，而外感实居三分之二。今先以外感言之：伤寒、温病、疫病，皆外感也。而伤寒中于阴经，宜用热药者，百中无二三也；温病则纯乎温热，已无他议；疫病虽间有寒疫，亦百中之一二也。他如或疟，或疹，或痧证，或霍乱，亦皆热者居多，而暑暍之病更无论矣。

试再以内伤言之：内伤之病，虚劳者居其半，而劳字从火，其人大抵皆阴虚阳盛。究之，亦非真阳盛，乃阴独虚致阳偏盛耳。他如或吐衄，或淋痢，或肺病、喉病、眼疾，或黄疸，或水病、肿胀、二便不利，或嗽，或喘，或各种疮毒。以上诸证，已为内伤之大凡，而阳盛阴虚者实为十之八九也。世之业医者，能无于临证之际，以急急保其真阴为先务乎？即其病真属阳虚，当用补阳之药者，亦宜少佐以滋阴之品。盖上焦阴分不虚而后可受参、芪，下焦阴分不虚而后可受桂、附也。

此稿甫成，适有客至，阅一过而问曰：医家贵阳抑阴之说诚为差谬，原可直斥其非。至阴一分未尽不仙之说，亦并斥之，而仙家有号紫阳，号纯阳者，又作何解乎？答曰：所谓仙者，乃凝炼其神明，使之终不磨灭也。《内经》谓"两精相搏谓之神"。道经谓"炼精化气，炼气化神"。所谓精者，果阴也阳也？盖仙家修成内丹，神明洞彻，如日丽中天，光景长新。而自号为紫阳、纯阳者，欲取法乎悬象也。然日为太阳，在地为火。火之燃烧，必赖氧气（火非氧气不着）；火之上炎，具有氢气（炉心有氢气）；氢氧相合，即为水素。火中既含有真水，火原非纯阳也，且日于卦为离，离之象，外阳而内阴，是以日之体外明而内暗，其暗处犹火之有燃烧料也。更证之日月相望，月若正对日之暗处，其光明即立减。由斯知日中含有真阴，日亦非纯阳也。况天干中之甲乙，皆为东方之生气。甲为阳而乙为阴，人之所知也。乃仙家内丹修成之后，不曰太甲金丹，而曰太乙金丹者，因道书不为女子说法，多为男子说法。若为女子说法，自当名为太甲金丹，阴资于阳也；为多为男子说法则必需乎太乙金丹，阳资于阴也。究之，仍不外阴阳互根之理也。盖自太极朕兆以来，两仪攸分，而少阴、少阳即互函于太阳、太阴之中（太阳中有少阴，太阴中有少阳）。阴阳互根即阴阳互生，生天地此理，生人物此理，医学、仙学亦莫不本乎此理。彼谓阴一分未尽则人不仙者，亦知仙家所谓太乙金丹者作何解乎？愚向曾论学医者当兼用静坐之功，以悟哲学，是以今论医学而兼及仙学，仙学亦哲学也。

论虚劳病

治虚劳证宜慎防汗脱说

人身之汗，犹天地之有雨也。天地阴阳和而后雨，人身亦阴阳和而后汗。然雨不可过，过雨则田禾淹没；汗亦不可过，过汗则身体虚弱。是以微汗之解肌者，可以和营卫、去灼热、散外感、通经络、消肿胀、利小便、排泄恶浊外出。汗之为用亦广矣。

若大汗淋漓，又或因之亡阳，因之亡阴，甚或阴阳俱亡，脱其元气，种种危机更伏于汗之中矣，而在阴虚劳热者，为尤甚。虚劳之证，有易出汗者，其人外卫气虚，一经发热，汗即随热外泄。治之者，宜于滋补药中，加生龙骨、生牡蛎，山萸肉以敛其汗。

有分毫不出汗者，其人肌肤干涩，津液枯短，阴分虚甚，不能应阳分而化汗。其灼热之时，肌肤之干涩益甚，亦宜少加龙骨、牡蛎、萸肉诸药，防其出汗。何者？盖因其汗蓄久不出，服药之后，阴分滋长，能与阳分洽浃，其人恒突然汗出。若其为解肌之微汗，病或因之减轻；若为淋漓之大汗，病必因之加重，甚或至于不治。是以治此等证者，皆宜防其出汗。其服药至脉有起色时，尤宜谨防。可预购净萸肉二两，生龙骨、生牡蛎各一两备用。其人将汗时，必先有烦躁之意，或周身兼觉发热，即速将所备之药煎汤两盅，先温服一盅；服后汗犹不止者，再温服一盅，即出汗亦必不至虚脱也。至其人或因泄泻日久致虚者，若用药将其大便补住后，其脏腑之气化不复下溜，即有转而上升之机。此时亦宜预防其出汗，而购药以备之，或更于所服药中兼用敛汗之品。

虚劳、温病皆忌橘红说

半夏、橘红皆为利痰之药，然宜于湿寒之痰，不宜于燥热之痰。至阴虚生热有痰，外感温热有痰，尤所当忌。究之，伍药得宜，半夏或犹可用，是以《伤寒论》竹叶石膏汤、《金匮》麦门冬汤皆用之。至橘红，则无论伍以何药，皆不宜用。试略举数案于下以明之。

本邑于姓媪，劳热喘嗽，医治数月，病益加剧，不能起床。脉搏近七至，心中热而且干，喘嗽连连，势极危险。所服之方，积三十余纸，曾经六七医生之手，而方中皆有橘红。其余若玄参、沙参、枸杞、天冬、贝母、牛蒡、生熟地黄诸药，大致皆对证，而其心中若是之热而干者，显系橘红之弊也。愚投以生怀山药一两，玄参、沙参、枸杞、龙眼肉、熟地黄各五钱，川贝、甘草各二钱，生鸡内金钱半。煎服一剂，即不觉干。即其方略为加减，又服十余剂，痊愈。

又治奉天商业学校校长李葆平，得风温证，发热，头疼，咳嗽，延医服药一剂，头疼益剧，热嗽亦不少减。其脉浮洪而长，知其阳明经府皆热也。视所服方，有薄荷、连翘诸药以解表，知母、玄参诸药以清里，而杂以橘红三钱。诸药之功尽为橘红所掩矣。为即原方去橘红，加生石膏一两，一剂而愈。

又治沧州益盛铁工厂翻沙工人孙连瑞，肺脏受风，咳嗽吐痰。医者投以散风利痰之剂，中有毛橘红二钱。服后即大口吐血，咳嗽益甚。其脉浮而微数，右部寸关皆有力。投以《伤寒论》麻杏甘石汤，方中生石膏用一两，麻黄用一钱，煎汤

张锡纯医论医案撮要

送服旱三七细末二钱，一剂血止。又去三七，加丹参三钱，再服一剂，痰嗽亦愈。方中加丹参者，恐其经络中留有瘀血，酿成异日虚劳之证，故加丹参以化之。

统观以上三案，橘红为虚劳温病之禁药，不彰彰可考哉？而医者习惯用之。既不能研究其性于平素，至用之病势增进，仍不知为误用橘红所致，不将梦梦终身哉！

喻南昌曰"彼病未除，我心先瘁"，是诚仁人之言。凡我医界同仁，倘其不惜脑力心血，以精研药性于居恒，更审机察变于临证，救人之命即以造己之福，岂不美哉！

论妇人病

论女子癥瘕治法 （附：化瘀通经散）

女子癥瘕，多因产后恶露未净，凝结于冲任之中，而流走之新血又日凝滞其上以附益之，遂渐积而为癥瘕矣。癥者有实可征，在一处不移；瘕者犹可移动，按之或有或无，若有所假托。由斯而论，癥固甚于瘕矣。此证若在数月以里，其身体犹强壮，所结之癥瘕犹未甚坚，可用《金匮》下瘀血汤下之。然必如《金匮》所载服法，先制为丸，再煎为汤，连渣服之，方效。

若其病已逾年，或至数年，癥瘕积将满腹，硬如铁石，月信闭塞，饮食减少，浸成劳瘵。病势至此，再投以下瘀血汤，必不能任受，即能任受，亦不能将瘀血通下。惟治以拙拟理冲汤（方载三期第八卷），补破之药并用，其身形弱者服之，更可转弱为强。即十余年久积之癥瘕，硬如铁石，久久服之，亦可徐徐尽消。本方后附载有治愈之案若干，可参观也。

　　近在津门，用其方因证加减，治愈癥瘕数人。爰录一案于下，以为治斯病之粗规。

　　天津特别一区三义庄张氏妇，年近四旬，自言："五年之前，因产后恶露未净，积为硬块，其大如橘，积久渐大。初在脐下，今则过脐已三四寸矣。其后积而渐大者，按之犹软，其初积之块，则硬如铁石，且觉其处甚凉。初犹不疼，自今年来渐觉疼痛。从前服药若干，分毫无效，转致饮食减少，身体软弱。不知还可治否？"言之似甚惧者。愚曰："此勿忧，保必愈。"因问其月信犹通否。言从前犹按月通行，今虽些许通行，已不按月，且其来浸少，今已两月未见矣。诊其脉，涩而无力，两尺尤弱。爰为疏方：生黄芪四钱，党参、白术、当归、生山药、三棱、莪术、生鸡内金各三钱，桃仁、红花、生水蛭各二钱，䗪虫五个，小茴香钱半，煎汤一大盅温服。将药连服四剂，腹已不疼，病处已不觉凉，饮食加多，脉亦略有起色。遂即原方去小茴香，又服五剂，病虽未消而周遭已渐软，惟上焦觉微热。因于方中加玄参三钱，樗鸡八枚，又连服十余剂，其癥瘕全消。

　　然癥瘕不必尽属瘀血也，大抵瘀血结为癥瘕者，其人必碍生育，月信恒闭。若其人不碍生育，月信亦屡见者，其癥瘕多系冷积。其身形壮实者，可用炒熟牵牛头次所轧之末三钱下之。所下之积恒为半透明白色，状若绿豆粉所熬之糊。若其身形稍弱者，亦可用黄芪、人参诸补气之药煎汤，送服牵牛末。若畏服此峻攻之药者，亦可徐服丸药化之。方用胡椒、白矾各二两，再用炒熟麦面和之为丸，桐子大。每服钱半，日两次，服至月余，其癥瘕自消。

若其处觉凉者，多服温暖宣通之药，其积亦可下。

曾治沧州贾官屯张氏妇，上焦满闷，烦躁，不能饮食，下焦板硬，月信逾两月未见。脉象左右皆弦细。仲师谓"双弦者寒，偏弦者饮"，脉象如此，其为上有寒饮，下有寒积无疑。其烦躁乃假象，寒饮逼心肺之阳上浮也。为疏方：用干姜五钱，于白术四钱，乌附子三钱，云苓片、炙甘草各二钱，陈皮、厚朴各钱半。为其烦躁，加生白芍三钱以为反佐。一剂，满闷烦躁皆见愈。又服一剂，能进饮食，且觉腹中凉甚。遂去芍药，将附子改用五钱。后又将干姜减半，附子加至八钱。服逾十剂，大便日行数次，多系白色冷积。汤药仍日进一剂，如此五日，冷积泻尽，大便自止。再诊其脉，见有滑象，尺部按之如珠，知系受孕，俾停药勿服。至期生子无恙。夫附子原有损胎之说。此证服附子若此之多，而胎竟安然，诚所谓"有故无殒，亦无殒"者也。

又无论血瘀冷积，日服真鹿角胶四五钱（分两次炖化服之），日久亦可徐消。盖鹿角胶原能入冲任以通血脉，又能入督脉以助元阳。是以无论瘀血冷积，皆能徐为消化也。

近又拟一消癥瘕兼通经闭方。用炒白术、天冬、生鸡内金等分，为细末，以治癥瘕坚结及月事不通。每服三钱，开水送下，日再服。若用山楂片三钱煎汤，冲化红蔗糖三钱，以之送药更佳。因用之屡有效验，爰名为化瘀通经散。此方中伍以白术者，恐脾胃虚弱，不任鸡内金之开通也。更辅以天冬者，恐阴虚有热，不受白术之温燥也。然鸡内金必须生用方有效验，若炒熟用之则无效矣。因其含有稀盐酸，是以善于化物；炒之，则其稀盐酸即飞去，所以无效也。

鸡内金原饶有化瘀之力，能化瘀当即善消癥瘕。然向未尝单用之以奏效也，因所拟理冲汤中原有生鸡内金三钱。方后注云：若虚弱者，宜去三棱、莪术，将鸡内金改用四钱。此书初梓于奉天。奉天税捐局长齐自芸先生，博学通医，用此方按注中如此加减，治愈癥瘕垂危之证，因商之省长海泉刘公，延愚至奉，为建立达医院。由此知鸡内金之消癥瘕，诚不让三棱、莪术矣。夫能消癥瘕，即能通月信，此原一定之理。然未经临证实验，不敢但凭理想确定也。

后来津治河东车站旁杨氏女，因患瘰疬，过服寒凉开散之药，伤其脾胃，以致食后胀满，不能消化。重用温补脾胃之剂，加生鸡内金二钱，以运化药力，后服数剂，来更方。言病甚见愈，惟初服此药之夜，经即通下，隔前经期未旬日耳。因其病已见愈，闻此言未尝注意，更方中仍有生鸡内金二钱。又服数剂，来求更方，言病已见愈，惟一月之内，行经三次，后二次在服药之后，所来甚少，仍乞再为调治。愚恍悟：此诚因用鸡内金之故。由此可确知鸡内金通经之力。因忆在奉时，曾治大东关宋氏女，胃有瘀积作疼，方中重用生鸡内金。服数剂后，二便下血而愈。此固见鸡内金消瘀之力，实并见鸡内金通经之力也。

总前后数案参观，鸡内金消瘀通经之力，洵兼擅其长矣。

论带证治法 （附：清带丸方、俗传治白带便方）

女子带证，来自冲任或胞室，而名为带者，责在带脉不能约束也。方书辨其带下之色，分为五带，而究之赤白二带可分括之。赤者多热，白者多凉，而辨其凉热，又不可尽在赤白也，宜细询其自觉或凉或热，参以脉之或迟或数，有力无力，则凉热可辨矣。治法宜用收涩之品，而以化瘀通滞之药佐之，曾拟有清带汤（方载三期八卷，系生山药一两，生龙骨、生牡蛎各六钱，海螵蛸去甲四钱，茜草二钱）。证偏热者，加生杭芍、生地黄；热甚者，加苦参、黄柏，或兼用防腐之药，若金银花、旱三七、鸦胆子仁皆可酌用。证偏凉者，加白术、鹿角胶；凉甚者，加干姜、桂、附、小茴香。

又拟有清带丸方，用龙骨、牡蛎皆煅透，等分为细末，和以西药骨湃波拔尔撒谟（亦名哥拜巴脂）为丸，黄豆粒大，每服十丸，日两次。

沧州西关陈氏妇，过门久不育，白带证甚剧。为制此丸，服之即愈。未逾年，即生子矣。

近阅《杭州医报》，载有俗传治白带便方：用绿豆芽连头根三斤，洗净，加水两大碗，煎透去渣，加生姜汁三两、黄蔗糖四两，慢火收膏，每晨开水冲服。约十二日服一料，服至两料必愈。

按： 此方用之数次，颇有效验。

论血崩治法 （附：傅青主治血崩方、友人治血崩秘方）

女子血崩，因肾脏气化不固，而冲任滑脱也，曾拟有固冲汤（方载三期八卷，系白术一两，生箭芪、净萸肉、龙茜草、棕边炭各二两，煎汤送服五倍子细末一钱）。脉象热者加大生地一两；凉者加乌附子二钱；大怒之后，因肝气冲激血崩者，加柴胡二钱。若服两剂不愈，去棕边炭，加真阿胶五钱，另炖同服。服药觉热者宜酌加生地。有用此方嫌螵蛸、茜草有消瘀之力，而减去之者，服药数剂无效，求愚为之诊治，俾服原方，一剂而愈。医者与病家，皆甚诧异。愚曰："海螵蛸即乌贼骨，茜草即芦茹（《诗经》作茹芦）。《内经》四乌贼骨一芦茹丸，以雀卵鲍鱼汤送下，原治伤肝之病，时时前后血。固冲汤中用此，实遵《内经》之旨也。"

按： 此方肝气冲者，宜加柴胡；即非肝气冲者，亦可加柴胡。

小儿荫潮在京，曾治广西黄姓妇人，患血崩甚剧，投以固冲汤未效。遂加柴胡二钱，助黄芪以升提气化，服之即愈。因斯知病非由于肝气冲者，亦宜加柴胡于方中也。

《傅青主女科》有治老妇血崩方：生黄芪、当归身（酒洗）各一两，桑叶十四片，三七细末三钱（药汤送服），煎服。二剂血止，四剂不再发。

按： 此方治少年妇女此病亦效。然多宜酌加生地黄，若有热者，必加至两余方能奏效。

又诸城友人王肖舫传一治血崩秘方，用青莱菔生捣取汁，加白糖数匙，微火炖温。陆续饮至三大盅，必愈。

按： 此方肖舫曾治有极重验案，登于《绍兴医报》。

又西药中有麦角，原霉麦上所生之小角，其性最善收摄血管，能治一切失血之证，而对于下血者用之尤效。角之最大者，长近寸许，以一枚和乳糖（无乳糖可代以白蔗糖）研细，可作两次服。愚常用之与止血之药并服，恒有捷效。西人又制有麦角流膏，盛以玻璃小管，每管一瓦，用以注射臂上静脉管。一切下血之证，用之皆效。惟血立止后，宜急服三七细末数次，每次二钱，方无他虞。不然，恒有因血止脉痹，而变为虚劳证者，此又不可不知也。

论治女子血崩有两种特效药

一种为宿根之草，一根恒生数茎，高不盈尺，叶似地肤微宽，厚则加倍，其色绿而微带苍色。孟夏开小白花，结实如杜梨，色如其叶，老而微黄，多生于宅畔路旁板硬之地，俗呼为牡牛蛋，又名臭科子，然实未有臭味。

初不知其可入药也。戊辰孟夏，愚有事回籍，有县治南关王氏妇，患血崩，服药不效，有人教用此草连根实切碎，煮汤饮之，其病顿愈。后愚回津言及此方。门生李毅伯谓："此方余素知之，若加黑豆一小握，用水、酒各半煎汤，则更效矣。"

一种为当年种生之草，棵高尺余，叶圆而有尖，色深绿。季夏开小白花，五出黄蕊，结实大如五味，状若小茄，嫩则绿，熟则红，老则紫黑，中含甜浆可食，俗名野茄子，有山之处呼为山茄子。奉省医者多采此草阴干备用，若遇血崩时，将其梗、叶、实共切碎、煎汤服之立愈。在津曾与友人张相臣言及此草，相臣谓：此即《本草纲目》之龙葵，一名天茄子，一名老鸦睛草者是也。而愚查《纲目》龙葵，言治吐血不止，未尝言治血崩，然治吐血之药，恒兼能治下血。若三七、茜草诸药是明征也。以遍地皆有之草，而能治如此重病，洵堪珍哉。

论妇人不妊治法

妇人不妊之原因甚多。至其人经脉调和，素无他病，而竟多年不妊者，大抵由于血海中元阳不足，失其温度。其人或畏坐凉处，或畏食凉物，或天气未寒而背先恶冷，或脉迟因而尺部不起，皆其外征也。叶天士治此等证，恒重用紫石英，此诚由熟读《本经》得来。尝考《本经》，谓紫石英甘温无毒，主心腹呃逆，邪气，补不足，女子风寒在子宫，绝孕十年无子。

盖因紫石英性温质重，且又色紫似血，故能直入冲任以温暖血分，俾妇人易于受妊，以治血海虚寒不妊者，诚为对证良药也。特是此药近世用者极少，是以药房恒不备此药，即备之亦恒陈蠹数十年，且因其非常用习见之品，即偶用之亦莫辨其真伪。是以愚治此证，恒本《本经》之义而变通之，以硫黄代石英，其功效更捷。盖硫黄、石英皆为矿质，其沉重下达之力同，而较其热力，则硫黄实优于石英，且为人所习见，未有真假，惟拣其纯黄无杂色者，即无杂质，亦即分毫无毒。凡妇人因血海虚寒不妊者，食前每服二三分，品验渐渐加多。以服后移时觉微温，为每次所服之定量。计平素用硫黄之经过，有一次服之五六分而始觉温者，有一次服至钱余而始觉温者，迨服至元阳充足，身体强壮，自然受妊，且生子又必长命。此愚屡经试验，而确知其然者也。然硫黄须用生者，制之则无效。三期第八卷载有服生硫黄法，可参观。

又冲任中有瘀血，亦可以妨碍受妊。当用《金匮》下瘀血汤下之，或单用水蛭为细末，少少服之，瘀血亦可徐消。然水蛭必须生用，若炙用之无效。

曾治一妇人不妊，其人强壮无病，惟脐下有积一块。疑是瘀血，俾买水蛭一两，自用麻油炙透，为末，每服五分，日两次，服尽无效。后改用生者一两，轧细，仍如从前服法，未尽剂而积尽消，逾年即生男矣。

若其人身形稍弱者，可用党参数钱煎汤，送服水蛭末。若服党参发热者，可与天冬同煎汤送服。盖《本经》水蛭，原主妇人无子（注疏家谓瘀血去则易妊），且其性化瘀血而不伤新血，诚为理血妙药。若有疑其性猛烈者，参观三期第八卷理冲汤后跋语，自能涣然冰释，而无释虑矣。

论治妇人流产 (附: 寿胎丸)

流产为妇人恒有之病，而方书所载保胎之方，未有用之必效者。诚以保胎所用之药，当注重于胎，以变化胎之性情气质，使之善吸其母之气化以自养，自无流产之虞。若但补助妊妇，使其气血壮旺固摄，以为母强自能荫子，此又非熟筹完全也。是以愚临证考验以来，见有屡次流产者，其人恒身体强壮，分毫无病，而身体软弱者，恐生育多则身体愈弱，欲其流产而偏不流产，于以知或流产，或不流产，不尽关于妊妇身体之强弱，实兼视所受之胎善吸取其母之气化否也。

由斯而论，愚于千百味药中，得一最善治流产之药，其为菟丝子乎! 何以言之? 凡植物之生，皆恃有根。独菟丝子初生亦有根，及其蔓缠禾稼之上，被风摇动，其根即断，而其根断之后，益蕃延盛茂于禾稼之上，致禾稼为之黄落。此诚善取所托者之气化以自养者也。藉此物之性质，以变化胎之性质，能使所结之胎善于吸取母气。此所以为治流产之最良药也。

愚拟有寿胎丸，重用菟丝子为主药，而以续断、寄生、阿胶诸药辅之 (伍以诸药皆有精义，详于本方下)。凡受妊之妇，于两月之后徐服一料，必无流产之弊。此乃于最易流产者屡次用之皆效，故敢确信其然也。

至陈修园谓宜用大补大温之剂，使子宫常得暖气，则胎自日长而有成，彼盖因其夫人服白术、黄芩连坠胎五次，后服四物汤加鹿角胶、补骨脂、续断而胎安，遂疑凉药能坠胎，笃信热药能安胎。不知黄芩之所以能坠胎者，非以其凉也。《本经》谓黄芩下血闭，岂有善下血闭之药而能保胎者乎? 盖汉唐以前，名医用药皆谨遵《本经》，所以可为经方，用其方者鲜有流弊。迨至宋元以还，诸家恒师心自智，其用药或至显背《本经》。是以医如丹溪，犹粗忽如此，竟用黄芩为保胎之药，俾用其方者不惟无益，而反有所损。此所以为近代之名医也。所可异者，修园固笃信《本经》者也，何于用白术、黄芩之坠胎，不知黄芩之能开血闭，而但谓其性凉不利于胎乎？究之胎得其养，全在温度适宜。过凉之药，固不可以保胎；即药过于热，亦非所以保胎也。惟修园生平用药喜热恶凉，是以立论稍有所偏耳。

答鲍楂法问女子阴挺治法

阴挺之证，大抵因肝气郁而下陷。盖肝主筋，肝脉络阴器，肝又为肾行气。阴挺自阴中挺出，状类筋之所结，其病因肝气郁而下陷无疑也。愚向遇此证，用方书中成方不效。因拟得升肝舒郁汤方（方在三期八卷，系生箭芪五钱，知母四钱，当归、乳香、没药各三钱，川芎、柴胡各钱半），服数剂即全消，以后屡次用之皆效。医界中有采用此方者，亦莫不效。

邑中友人邵俊卿，寄居津门，原非业医，而好观方书，于拙著《衷中参西录》尤喜阅之，其友家眷属有患此证者，屡延医治不效，因求治于俊卿。俊卿治以此方，亦数剂即愈。后与愚觌面述之，以为奇异。

盖此方虽皆为寻常药饵，而制方之意实甚周匝。方中黄芪与川芎、柴胡并用，补肝即以舒肝，而肝气之陷者可升；当归与乳香、没药并用，养肝即以调肝，而肝气之郁者可化。又恐黄芪性热，与肝中所寄之相火不宜，故又加知母之凉润滋阴者，与黄芪相济以解其热也。

此方不惟治阴挺有特效，凡肝气郁而兼虚者，用之皆可奏

张锡纯医论医案撮要

效也。

论室女干病治法

《内经》谓"女子二七天癸至"，所谓二七者，十四岁也。然必足年足月十四岁，是则室女月信之通，当在年十五矣。若是，年至十五月信不通，即当预为之防。宜用整条生怀山药，轧细过罗，每用一两或八钱，煮作茶汤，调以蔗糖令适口，以之送服生鸡内金细末五分许，当点心用之，日两次。久则月信自然通下。此因山药善养血，鸡内金善通血也。若至因月信不通，饮食减少，渐觉灼热者，亦可治以此方。鸡内金末宜多用至一钱，服茶汤后再嚼服天冬二三钱。

至于病又加重，身体虚弱劳嗽，宜用拙拟资生通脉汤。方系：

生山药一两，龙眼肉六钱，净萸肉、甘枸杞各四钱，炒白术、玄参、生杭芍各三钱，生鸡内金、桃仁、甘草各二钱，红花钱半。

灼热甚者，加生地一两；嗽不止者，加川贝三钱，生罂粟壳二钱。此方之后，载有数案，且用此方各有加减，若服资生通脉汤，病虽见愈月信仍不至者，可参观所附案中加减诸方。

上所论诸方之外，愚有新拟之方，凡服资生通脉汤病见愈而月信不见者，可用生怀山药四两，煮浓汁，送服生鸡内金细末三钱。所余山药之渣，仍可水煮数次，当茶饮之，久之月信必至。盖鸡内金生用，为通月信最要之药，而多用又恐稍损气分，故又多用山药至四两，以培气分也。

医案摘要

例　言

一、石膏为硫氧氢钙化合，宜生用不宜煅用。生用其性凉而能散，煅之则成洋灰，即为鸩毒，断不可用。是以案中石膏皆生用。然又须防药房以煅者伪充，当细辨。

二、赤石脂原为陶土，津沽药房恒和以水烧成陶瓦，以入丸散必伤脾胃，故在津沽用此药，必须加"生"字。然生石脂之名难登于书，是以案中石脂皆生者，而不便加生字也。

三、杏仁之皮有毒，桃仁之皮无毒，故桃仁可带皮用，取其色红能活血也。然恐药房以带皮杏仁误充，故案中桃仁亦开去皮，若真知其为桃仁，带皮用之更佳。

四、䗪虫即土鳖，曾见于《名医别录》，津沽药房竟分之为二种，若方中开䗪虫皆以光背黑甲虫伪充，必开土鳖始与以真䗪虫。是以案中用䗪虫皆开土鳖虫。

五、鲜小蓟根最能止血治肺病，而案中未用者，因药房无鲜小蓟根也。若至地邻山野可自剖取鲜者加入肺病及吐血药中。若不识小蓟者，四期药物讲义曾详言其形状。

六、凡案中所用大剂作数次服者，用其方时亦必须按其服法方为稳妥。又宜切嘱病家如法服药，不可疏忽。病愈药即停服，不必尽剂也。

虚劳喘嗽门

虚劳证阳亢阴亏

天津南门外升安大街张媪，年九十二岁，得上焦烦热病。

病因 平素身体康强，所禀元阳独旺，是以能享高年。至八旬后阴分浸衰，阳分偏盛，胸间恒觉烦热，延医服药多用滋阴之品始愈。迨至年过九旬，阴愈衰而阳愈亢，仲春阳气发生，烦热旧病反复甚剧。其哲嗣馨山君，原任哈尔滨税捐局局长，因慈亲年高，于民纪十年辞差归侍温清。见愚所著《衷中参西录》，深相推许，延为诊视。

证候 胸中烦热异常，剧时若屋中莫能容，恒至堂中，当户久坐，以翕收庭中空气。有时觉心为热迫，怔忡不宁，大便干燥，四五日一行，甚或服药始通。其脉左右皆弦硬，间现结脉，至数如常。

诊断 即此证脉细参，纯系阳分偏盛阴分不足之象。然所以享此大年，实赖元阳充足。此时阳虽偏盛，当大滋真阴以潜其阳，实不可以苦寒泻之。至脉有结象，高年者虽在所不忌，而究系气分有不足之处，宜以大滋真阴之药为主，而少加补气之以调其脉。

处方 生怀山药—两　玄参—两　熟怀地黄—两　生怀地黄八钱　天冬八钱　甘草二钱　大甘枸杞八钱　生杭芍五钱　野台参三钱　赭石轧细，六钱　生鸡内金黄色的，捣，二钱

共煎三大盅，为一日之量，徐徐分多次温饮下。

方解　方中之义，重用凉润之品以滋真阴，少用野台参三钱以调其脉。犹恐参性温升，不宜于上焦之烦热，又倍用生赭石以引之下行。且此证原艰于大便，赭石又能降胃气以通大便也。用鸡内金者，欲其助胃气以运化药力也。用甘草者，以其能缓脉象之弦硬，且以调和诸凉药之性也。

　　效果　每日服药一剂至三剂，烦热大减，脉已不结，且较前柔和。遂将方中玄参、生地黄皆改用六钱，又加龙眼肉五钱，连服五剂，诸病皆愈。

虚劳兼劳碌过度

　　天津二区宁氏妇，年近四旬，素病虚劳，偶因劳碌过甚益增剧。

　　病因　处境不顺，家务劳心，饮食减少，浸成虚劳，已病到卧床懒起矣。又因有讼事，强令公堂对质，劳苦半日，归家病大加剧。

　　证候　卧床闭目，昏昏似睡，呼之眼微开，不发言语，有若能言而甚懒于言者。其面色似有浮热，身间温度三十八度八分。问其心中发热乎？觉怔忡乎？皆颔之。其左脉浮而弦硬，右脉浮而芤，皆不任重按，一息六至。两日之间，惟少饮米汤，大便数日未行，小便亦甚短少。

　　诊断　即其脉之左弦右芤，且又浮数无根，知系气血亏极有阴阳不相维系之象。是以阳气上浮而面热，阳气外越而身热，此乃虚劳中极危险之证也。所幸气息似稍促而不至于喘，虽有咳嗽亦不甚剧，知犹可治。斯当培养其气血，更以收敛气血之药佐之，俾其阴阳互相维系，即可安然无虞矣。

　　处方　野台参四钱　生怀山药八钱　净萸肉八钱　生龙骨捣

碎，八钱　大甘枸杞六钱　甘草二钱　生怀地黄六钱　玄参五钱
沙参五钱　生赭石轧细，五钱　生杭药四钱

共煎汤一大盅，分两次温饮下。

复诊　将药连服三剂，已能言语，可进饮食，浮越之热已
敛，温度下降至三十七度六分，心中已不发热，有时微觉怔
忡，大便通下一次，小便亦利。遂即原方略为加减俾再服之。

处方　野台参四钱　生怀山药一两　甘枸杞八钱　净萸肉六
钱　生怀地黄五钱　甘草二钱　玄参五钱　沙参五钱　生赭石四钱，
轧细　生杭芍三钱　生鸡内金黄色的，捣，钱半

共煎汤一大盅，温服。

方解　方中加鸡内金者，因虚劳之证，脉络多瘀，《金
匮》所谓血痹虚劳也。用鸡内金以化其血痹，虚劳可以除根。
且与台参并用，又能运化参之补力不使作胀满也。

效果　将药连服四剂，新得之病痊愈，其素日虚劳未能尽
愈。俾停服汤药，日用生怀山药细末煮粥，少加白糖当点心服
之。每服时送服生鸡内金细末少许，以善其后。

肺劳咳嗽由于伏气化热所伤证

高瑞章，沈阳户口登记生，年三十二岁，因伏气化热伤
肺，致成肺劳咳嗽证。

病因　腊底冒寒挨户检查，感受寒凉，未即成病，而从此
身不见汗。继则心中渐觉发热，至仲春其热加甚，饮食懒进，
发生咳嗽，浸成肺劳病。

证候　其咳嗽昼轻夜重，时或咳而兼喘，身体羸弱，筋骨
酸疼，精神时昏愦，腹中觉饥而饮食恒不欲下咽。从前惟心中
发热，今则日昳时身恒觉热，大便燥，小便短赤。脉左右皆弦

长，右部重按有力，一息五至。

诊断　此病之原因，实由伏气化热、久留不去，不但伤肺而兼伤及诸脏腑也。按此证自述，因腊底受寒，若当时即病，则为伤寒矣。乃因所受之寒甚轻，不能即病，惟伏于半表半里三焦脂膜之中，阻塞气化之升降流通，是以从此身不见汗，而心渐发热。迨时至仲春，阳气萌动原当随春阳而化热以成温病（《内经》谓冬伤寒春必病温）。乃其所化之热又非如温病之大热暴发能自里达表，而惟缘三焦脂膜散漫于诸脏腑。是以胃受其热而懒于饮食，心受其热而精神昏愦，肾受其热而阴虚潮热，肝受其热而筋骨酸疼，至肺受其热而咳嗽吐痰，则又其显然者也。治此证者，当以清其伏气之热为主，而以滋养津液药辅之。

处方　生石膏捣碎，一两　党参三钱　天花粉八钱　玄参八钱生杭芍五钱　甘草钱半　连翘三钱　滑石三钱　鲜茅根三钱　射干三钱　生远志二钱

共煎汤一大盅半，分两次温服。若无鲜茅根，可以鲜芦根代之。

方解　方中之义，用石膏以清伏气之热，而助之以连翘、茅根，其热可由毛孔透出；更辅之以滑石、杭芍，其热可由水道泻出；加花粉、玄参者，因石膏但能清实热，而花粉、玄参兼能清虚热也；用射干、远志者，因石膏能清肺宁嗽，而佐以射干、远志，更能利痰定喘也；用甘草者，所以缓诸凉药之下趋，不欲其寒凉侵下焦也；至加党参者，实仿白虎加人参汤之义。因身体虚弱者，必石膏与人参并用，始能逐久匿之热邪外出也。今之党参，即古之人参也。

复诊　将药连服四剂，热退三分之二，咳嗽吐痰亦愈强半，饮食加多，脉象亦见缓和。知其伏气之热已消，所余者惟

阴虚之热也。当再投以育阴之方，俾多服数剂自能痊愈。

处方　生怀山药一两　大甘枸杞八钱　玄参五钱　生怀地黄五钱　沙参五钱　生杭芍三钱　生远志二钱　川贝母二钱　生鸡内金黄色的，捣，钱半　甘草钱半

共煎汤一大盅，温服。方中加鸡内金者，不但欲其助胃消食，兼欲借之以化诸药之滞泥也。

效果　将药连服五剂，病遂痊愈，而夜间犹偶有咳嗽之时。俾停服汤药，日用生怀山药细末煮作粥，调以白糖当点心服之，以善其后。

虚劳咳嗽兼外感实热证

抚顺姚旅长公子，年九岁，因有外感实热久留不去，变为虚劳咳嗽证。

病因　从前曾受外感，热入阳明。医者纯用甘寒之药清之，致病愈之后，犹有些余热稽留脏腑，久之阴分亏耗，浸成虚劳咳嗽证。

证候　心中常常发热，有时身亦觉热，懒于饮食，咳嗽频吐痰涎，身体瘦弱。屡服清热宁嗽之药，即稍效，病仍反复。其脉象弦数，右部尤弦而兼硬。

诊断　其脉象弦数者，热久涸阴，血液亏损也；其右部弦而兼硬者，从前外感之余热，犹留滞于阳明之府也；至其咳嗽、吐痰，亦热久伤肺之现象也。欲治此证，当以清其阳明余热为初步。热清之后，再用药滋养其真阴，病根自不难除矣。

处方　生石膏捣细，两半　大潞参三钱　玄参五钱　生怀山药五钱　鲜茅根三钱　甘草二钱

共煎汤一盅半，分两次温饮下。若无鲜茅根时，可用鲜芦

根代之。

方解　此方即白虎加人参汤以玄参代知母、生山药代粳米，而又加鲜茅根也。盖阳明久郁之邪热，非白虎加人参汤不能清之。为其病久阴亏，故又将原方稍微变通，使之兼能滋阴也。加鲜茅根者，取其具有升发透达之性，与石膏并用，能清热兼能散热也。

复诊　将药煎服两剂，身心之热大减，咳嗽吐痰已愈强半，脉象亦较前和平。知外邪之热已清，宜再用药专滋其阴分，俾阴分充足，自能尽消其余热也。

处方　生怀山药一两　大甘枸杞八钱　生怀地黄五钱　玄参四钱　沙参四钱　生杭芍三钱　生远志二钱　白术二钱　生鸡内金黄色的，捣，二钱　甘草钱半

共煎汤一盅，温服。

效果　将药连服三剂，饮食加多，诸病皆愈。

方解　陆九芝谓："凡外感实热之证，最忌但用甘寒滞泥之药治之。其病纵治愈，亦恒稽留余热，永锢闭于脏腑之中，不能消散，致热久耗阴，浸成虚劳，不能救药者多矣。"此诚见道之言也。而愚遇此等证，其虚劳不至过甚，且脉象仍有力者，恒治以白虎加人参汤，复略为变通，使之退实热兼能退虚热，约皆可随手奏效也。

劳热咳嗽

邻村许姓学生，年十八岁，于季春得劳热咳嗽证。

病因　秉性刚强，校中岁底季考，未列前茅，于斯发愤用功，劳心过度；又当新婚之余，或年少失保养，迨至春阳发动，渐成劳热咳嗽证。

证候　日晡潮热，通夜作灼，至黎明得微汗其灼乃退。白昼咳嗽不甚剧，夜则咳嗽不能安枕。饮食减少，身体羸瘦，略有动作即气息迫促。左右脉皆细弱，重按无根，数逾七至。夫脉一息七至，即难挽回，况复逾七至乎？犹幸食量犹佳，大便干燥（此等症忌滑泻），知犹可治。拟治以峻补真阴之剂，而佐以收敛气化之品。

处方　生怀山药一两　大甘枸杞八钱　玄参六钱　生怀地黄六钱　沙参六钱　甘草三钱　生龙骨捣碎，六钱　净萸肉六钱　生杭芍三钱　五味子捣碎，三钱　牛蒡子捣碎，三钱

共煎汤一大盅，温服。

方解　五味入汤剂，药房照例不捣。然其皮味酸，核味辛，若囫囵入煎则其味过酸，服之恒有满闷之弊，故徐灵胎谓，宜与干姜之味辛者同服。若捣碎入煎，正可藉其核味之辛以济皮味之酸，无事伍以干姜而亦不发满闷。是以欲重用五味以治嗽者，当注意令其捣碎，或说给病家自检点。至于甘草多用至三钱者，诚以此方中不但五味酸，萸肉亦味酸，若用甘草之至甘者与之化合（即甲已化土），可增加其补益之力（如酸能齼齿，得甘则不齼齿是明征）是以多用至三钱。

复诊　将药连服三剂，灼热似见退，不复出汗，咳嗽亦稍减，而脉仍七至强。因恍悟此脉之数，不但因阴虚，实亦兼因气虚，犹若力小而强任重者，其体发颤也。拟仍峻补其真阴，再辅以补气之品。

处方　生怀山药一两　野台参三钱　大甘枸杞六钱　玄参六钱　生怀地黄六钱　甘草三钱　净萸肉五钱　天花粉五钱　五味子捣碎三钱　生杭芍三钱　射干二钱　生鸡内金黄色的，捣，钱半

共煎一大盅，温服。为方中加台参恐服之作闷，是以又加

鸡内金以运化之，且凡虚劳之甚者，其脉络间恒多瘀滞，鸡内金又善化经络之瘀滞也。

三诊　将药连服四剂，灼热咳嗽已逾十之七八，脉已缓至六至，此足征补气有效也。爰即原方略为加减，多服数剂，病自除根。

处方　生怀山药一两　野台参三钱　大甘枸杞六钱　玄参六钱　生怀地黄五钱　甘草二钱　天冬五钱　净萸肉五钱　生杭芍三钱　川贝母三钱　生远志二钱　生鸡内金黄色的，捣，钱半

共煎一大盅，温服。

效果　将药连服五剂，灼热咳嗽痊愈，脉已复常，遂停服汤剂。俾日用生怀山药细末煮作茶汤，兑以鲜梨自然汁，当点心服之，以善其后。

肺劳喘嗽遗传性证

陈林生，江苏浦口人，寓天津一区玉山里，年十八岁，自幼得肺劳喘嗽证。

病因　因其令堂素有肺劳病，再上推之，其外祖母亦有斯病。是以自幼时因有遗传性，亦患此病。

证候　其证，初时犹轻，至热时即可如常人，惟略有感冒即作喘嗽。治之即愈，不治则两三日亦可自愈。至过十岁则渐加重，热时亦作喘嗽，冷时则甚于热时，服药亦可见轻，旋即反复。至十六七岁时，病又加剧，屡次服药亦无效，然犹可支持也。迨愚为诊视，在民纪十九年仲冬，其时病剧已难支持，昼夜伏几，喘而且嗽，咳吐痰涎，连连不竭，无论服何中药，皆分毫无效。惟日延西医注射药针一次，虽不能止咳喘而可保当日无虞。诊其脉，左右皆弦细，关前微浮，两尺重按无根。

诊断　此等证，原因肺脏气化不能通畅，其中诸细管即易为痰涎滞塞，热时肺胞松缓，故病犹轻，至冷时肺胞紧缩，是以其病加剧。治之者当培养其肺中气化，使之阖辟有力，更疏瀹其肺中诸细管，使之宣通无滞，原为治此病之正规也。而此证两尺之脉无根，不但其肺中有病，其肝肾实亦有病。且病因又为遗传性，原非一蹴所能治愈，当分作数步治之。

处方　生怀山药一两　大甘枸杞一两　天花粉三钱　天冬三钱　生杭芍三钱　射干三钱　杏仁去皮，二钱　五味子捣碎，二钱　葶苈子微炒，二钱　细辛一钱　广三七捣细，二钱

药共十一味，前十味煎汤一大盅，送服三七末一钱，至煎渣再服时仍送服余一钱。

方解　方中用三七者，恐肺中之气窒塞，肺中之血亦随之凝滞，三七为止血妄行之圣药，更为流通瘀血之圣药，故于初步药中加之。五味必捣碎用者，因其外皮之肉偏于酸，核中之仁味颇辛，酸辛相济，能敛又复能开，若囫囵入汤剂煎之，则力专酸敛，服后或有满闷之弊，若捣碎用之，无事伍以干姜（小青龙汤中五味、干姜并用，徐氏谓此借干姜辛以调五味之酸），服后自无满闷之弊也。

复诊　将药连服四剂，咳喘皆愈三分之二，能卧睡两三点钟。其脉关前不浮，至数少减，而两尺似无根。拟再治以纳气归肾之方。

处方　生怀山药一两　大甘枸杞一两　野党参三钱　生赭石轧细，六钱　生怀地黄六钱　生鸡内金黄色的，捣，钱半　天冬三钱　牛蒡子捣碎，三钱　射干二钱

共煎汤一大盅，温服。

方解　参之性补而微升，惟与赭石并用，其补益之力直达

涌泉。况咳喘之剧者，其冲胃之气恒因之上逆，赭石实又为降胃镇冲之要药也。至方中用鸡内金者，因其含有稀盐酸，原善化肺管中之瘀滞以开其闭塞，又兼能运化人参之补力不使作满闷也。

三诊　将药连服五剂，咳喘皆愈，惟其脉仍逾五至，行动时犹觉气息微喘。此乃下焦阴分犹未充足，不能与阳分相维系也。此当峻补其真阴，俾阴分充足自能维系其阳分，气息自不上奔矣。

处方　生怀山药一两　大甘枸杞一两　熟怀地黄一两　净萸肉四钱　玄参四钱　生远志钱半　北沙参四钱　怀牛膝三钱　大云苓片二钱　苏子炒，捣，二钱　生牛蒡子捣碎，二钱　生鸡内金钱半

共煎汤一大盅，温服。

方解

按： 远志，诸家本草皆谓其味苦、性善补肾。而愚曾嚼服之，则其味甚酸，且似含有矾味。后阅西药本草，谓其含有稀盐酸，且谓可作轻吐药（服其末至二钱即可作吐），是其中含有矾味可知。为其酸味，且含有矾味，是以能使肺中多生津液以化凝痰，又可为理肺要药。

此原为肺肾同治之剂，故宜用此肺肾双理之药也。

效果　将药连服八剂，行走动作皆不作喘，其脉至数已复常。从此停服汤药，俾日用生怀山药细末，水调煮作茶汤，少调以生梨自然汁，当点心用之，以善其后。

肺劳痰喘

徐益林，住天津一区，年三十四岁，业商，得肺劳痰喘证。

病因　因弱冠时游戏竞走，努力过度伤肺，致有喘病，入冬以来又兼咳嗽。

证候　平素虽有喘证，然安养时则不犯。入冬以来，寒风陡至，出外为风所袭，忽发咳嗽。咳嗽不已，喘病亦发，咳喘相助为虐，屡次延医，服药不愈，夜不能卧。其脉左部弦细而硬，右部濡而兼沉，至数如常。

诊断　此乃气血两亏，并有停饮之证。是以其左脉弦细者，气虚也；弦细兼硬者，肝血虚、津液短也；其右脉濡者，湿痰留饮也；濡而兼沉者，中焦气化亦有所不足也。其所以喘而且嗽者，亦痰饮上溢之所迫致也。拟用小青龙汤，再加滋补之药治之。

处方　生怀山药一两　当归身四钱　天冬四钱　寸麦冬四钱　生杭芍三钱　清半夏三钱　桂枝尖二钱五分　五味子捣碎，二钱　杏仁去皮，二钱　干姜钱半　细辛一钱　甘草钱半　生姜三片

共煎一大盅，温饮下。

方解　凡用小青龙汤，喘者，去麻黄、加杏仁，此定例也。若有外感之热者，更宜加生石膏，此证无外感之热，故但加二冬以解姜、桂诸药之热。

复诊　将药煎服一剂，其喘即愈。又继服两剂，咳嗽亦愈强半，右脉已不沉，似稍有力，左脉仍近弦硬。拟再以健胃养肺滋生血脉之品。

处方　生怀山药一两　生百合五钱　大枸杞五钱　天冬五钱　当归身三钱　苏子炒，捣，钱半　川贝母三钱　白术炒，三钱　生薏米捣碎，三钱　生远志二钱　生鸡内金黄色的，捣，钱半　甘草钱半

共煎汤一大盅，温服。

效果　将药连服四剂，咳嗽痊愈，脉亦调和如常矣。

肺劳喘咳

罗金波，天津新旅社理事，年三十四岁，得肺劳喘嗽病。

病因 数年之前，曾受肺风发咳嗽，治失其宜，病虽暂愈，风邪锢闭肺中未去，致成肺劳喘嗽证。

证候 其病在暖燠之时甚轻，偶发喘嗽，一半日即愈。至冬令则喘嗽连连，必至天气暖和时始渐愈。其脉左部弦硬，右部濡滑，两尺皆重按无根。

诊断 此风邪锢闭肺中，久而伤肺，致肺中气管滞塞。暖时肌肉松缓，气管亦随之松缓，其呼吸犹可自如；冷时肌肉紧缩，气管亦随之紧缩，遂至吸难呼易而喘作，更因痰涎壅滞而嗽作矣。其脉左部弦硬者，肝肾之阴液不足也；右部濡滑者，肺胃中痰涎充溢也；两尺不任重按者，下焦气化虚损，不能固摄，则上焦之喘嗽益甚也。欲治此证，当先宣通其肺，俾气管之郁者皆开后，再投以滋阴培气、肺肾双补之剂以被除其病根。

处方 麻黄钱半　天冬三钱　天花粉三钱　牛蒡子捣碎，三钱　杏仁去皮，捣碎，二钱　甘草钱半　苏子炒，捣，二钱　生远志去心，二钱　生麦芽二钱　生杭芍二钱　细辛一钱

共煎汤一大盅，温服。

复诊 将药煎服两剂，喘嗽皆愈，而劳动时仍微喘。其脉左部仍似弦硬，右部仍濡，不若从前之滑，两尺犹虚。此病已去而正未复也，宜再为谋根本之治法，而投以培养之剂。

处方 野台参三钱　生赭石轧细，八钱　生怀山药一两　熟怀地黄一两　生怀地黄一两　大云苓片二钱　大甘枸杞六钱　天冬六钱　净萸肉五钱　苏子炒，捣，三钱　牛蒡子捣碎，三钱

共煎一大盅，温服。

方解　人参为补气主药，实兼具上升之力。喻嘉言谓：气虚欲上脱者专用之，转气高不返。是以凡喘逆之证，皆不可轻用人参，惟重用赭石以引之下行，转能纳气归肾，而下焦之气化，遂因之壮旺而固摄。此方中人参、赭石并用，不但欲导引肺气归肾，实又因其两尺脉虚，即藉以培补下焦之气化也。

效果　将药连服十余剂，虽劳动亦不作喘。再诊其脉，左右皆调和无病，两尺重按不虚，遂将赭石减去二钱，俾多服以善其后。

肺劳喘嗽兼不寐证

天津一区竹远里，于姓媪，年近五旬，咳嗽有痰微喘，且苦不寐。

病因　夜间因不能寐，心中常觉发热。久之，则肺脏受伤，咳嗽多痰，且微作喘。

证候　素来夜间不寐，至黎明时始能少睡。后因咳嗽不止，痰涎壅盛，且复作喘，不能安卧，恒至黎明亦不能睡。因之心中发热益甚，懒于饮食，大便干燥，四五日一行，两旬之间，大形困顿，方屡次服药无效。其脉左部弦而无力，右部滑而无力，数逾五至。

诊断　此真阴亏损，心肾不能相济，是以不眠；久则心血耗散，心火更易妄动以上铄肺金，是以咳嗽有痰作喘；治此证者，当以大滋真阴为主。真阴足则心肾自然相交，以水济火而火不妄动；真阴足则自能纳气归根，气息下达，而呼吸自顺。且肺肾为子母之脏，原相连属，子虚有损于母，子实即有益于母，果能使真阴充足，则肺金既不受心火之铄耗，更可得肾阴之津润，自能复其清肃下行之常，其痰涎咳嗽不治自愈也。若更辅以清火润肺、化痰宁嗽之品，则奏效当更捷矣。

处方　沙参一两　大枸杞一两　玄参六钱　天冬六钱　生赭石轧细，五钱　甘草二钱　生杭芍三钱　川贝母三钱　牛蒡子捣碎，一钱　生麦芽三钱　枣仁炒，捣，三钱　射干二钱

共煎汤一大盅，温服。

复诊　将药连服六剂，咳喘痰涎愈十分之八。心中已不发热，食欲已振，夜能睡数时，大便亦不甚燥。诊其脉，至数复常，惟六部重按仍皆欠实，左脉仍有弦意。拟再峻补其真阴以除病根，所谓上病取诸下也。

处方　生怀山药一两　大枸杞一两　辽沙参八钱　生怀地黄六钱　熟怀地黄六钱　甘草二钱　生赭石轧细，六钱　净萸肉四钱　生杭芍三钱　生麦芽三钱　生鸡内金黄色的，捣，钱半

共煎汤一大盅，温服。

效果　将药连服二剂，诸病皆愈。俾用珠玉二宝粥（在三期一卷），常常当点心服之，以善其后。

或问：两方中所用之药，若滋阴、润肺、清火、理痰、止嗽诸品，原为人所共知，而两方之中皆用赭石、麦芽，且又皆生用者，其义何居？答曰：胃居中焦，原以传送饮食为专职。是以胃中之气，以息息下行为顺，果其气能息息下行，则冲气可阻其上冲，胆火可因之下降，大便亦可按时下通。至于痰涎之壅滞、咳嗽喘逆诸证，亦可因之递减。而降胃之药，固莫赭石若也。然此物为铁氧化合，煅之则铁氧分离，即不宜用，此所以两方皆用赭石，而又必须生赭石也。至于麦芽，炒用之善于消食，生用之则善于升达肝气。人身之气化，原左升右降，若但知用赭石降胃，其重坠下行之力或有碍于肝气之上升，是

　　　　　　　　　　　　　　张锡纯医论医案撮要

以方中用赭石降胃，即用麦芽升肝，此所以顺气化之自然，而还其左升右降之常也。

肺病咳嗽吐血

张耀华，年二十六岁，盐山人，寓居天津一区，业商，得肺病咳嗽吐血。

病因 经商劳心，又兼新婚，失于调摄，遂患劳嗽。继延推拿者为推拿两日，咳嗽分毫未减，转添吐血之证。

证候 连声咳嗽不已，即继以吐血，或痰中带血，或纯血无痰，或有咳嗽兼喘，夜不能卧，心中发热，懒食，大便干燥，小便赤涩。脉搏五至强，其左部弦而无力，右部浮取似有力，而尺部重按豁然。

处方 生怀山药一两　大潞参三钱　生赭石轧细，六钱　生怀地黄六钱　玄参六钱　天冬五钱　净萸肉五钱　生杭芍四钱　射干三钱　甘草二钱　广三七轧细，二钱

药共十一味，将前十味煎汤一大盅，送服三七末一半，至煎渣重服时，再送服其余一半。

复诊 此药服两剂后，血已不吐。又服两剂，咳喘亦大见愈，大小便已顺利，脉已有根，不若从前之浮弦。遂即原方略为加减，俾再服之。

处方 生怀山药一两　大潞参三钱　生赭石轧细，六钱　生怀地黄六钱　大甘枸杞六钱　净萸肉五钱　沙参五钱　生杭芍三钱射干二钱　甘草二钱　广三七轧细，钱半

药共十一味，将前十味煎汤一大盅，送服三七末一半，至煎渣重服时，再送服其余一半。

效果 将药连服五剂，诸病皆愈，脉已复常，而尺部重按

仍欠实。遂于方中加熟怀地黄五钱，俾再服数剂，以善其后。

肺病咳吐脓血

叶凤桐，天津估衣街文竹斋经理，年三十二岁，得肺病咳吐脓血。

病因 其未病之前数月，心中时常发热，由此浸成肺病。

证候 初觉发热时，屡服凉药，热不减退，大便干燥，小便短赤。后则渐生咳嗽，继则痰中带血，继则痰血相杂，又继则脓血相杂。诊其脉，左部弦长，右部洪长，皆重按颇实。

诊断 此乃伏气化热，窜入阳明之腑。医者不知病因，见其心中发热，而多用甘寒滞腻之品，稽留其热，俾无出路。久之，上熏肺部，至肺中结核，因生咳嗽。其核溃烂，遂吐脓血。斯必先清其胃腑之热，使不复上升熏肺，而后肺病可愈。特是此热为伏气之热所化，原非轻剂所能消除，当先投以治外感实热之剂。

处方 生石膏捣细，两半　大潞参三钱，生　怀山药六钱　天花粉六钱　金银花四钱　鲜芦根四钱　川贝母三钱　连翘二钱　甘草二钱　广三七轧细，二钱

药共十味，将前九味煎汤一大盅，送服三七末一钱，至煎渣再服时，仍送服余一钱。

方解 此方实仿白虎加人参汤之义而为之变通也。方中以天花粉代知母，以生山药代粳米，仍与白虎加人参汤无异，故用之以清胃腑积久之实热。而又加金银花、三七以解毒，芦根、连翘以引之上行。此肺胃双理之剂也。

复诊 将药连服三剂，脓血已不复吐，咳嗽少愈，大便之干燥，小便之短赤亦见愈。惟心中仍觉发热，脉象仍然有力，

拟再投以清肺泻热之剂。

处方 天花粉八钱 北沙参五钱 玄参五钱 鲜芦根四钱 川贝母三钱 牛蒡子捣碎，三钱 五味子捣细，二钱 射干二钱 甘草轧细，二钱

药共九味，将前八味煎汤一大盅，送服甘草末一钱。至煎渣再服时，仍送服余一钱。方中五味，必须捣碎入煎，不然则服之恒多发闷。方中甘草，无论红者、黄者皆可用，至轧之不细时，切忌锅炮。若炮，则其性即变，非此方中用甘草之意矣。用此药者，宜自监视轧之，或但罗取其头次所轧之末亦可。

效果 将药连服五剂，诸病皆愈，惟心中犹间有发热之时，脉象较常脉似仍有力。为善后计，俾用生怀山药轧细，每用七八钱或两许，煮作茶汤，送服离中丹钱许或至钱半（多少宜自酌），当点心用之。后此方服阅两月，脉始复常，心中亦不复发热矣。

离中丹为愚自制之方，即益元散方以生石膏代滑石也。盖滑石宜于湿热，石膏宜于燥热，北方多热而兼燥者，故将其方变通之。凡上焦有实热者，用之皆有捷效。

或问：伏气化热，原可成温，即无新受之外感，而忽然成温病者是也。此证伏气所化之热，何以不成温病而成肺病？答曰：伏气之侵入，伏于三焦脂膜之中，有多有少。多者化热重，少者化热轻。化热重者当时即成温病，化热轻者恒循三焦脂膜而窜入各脏腑。愚临证五十年，细心体验，知有窜入肝胆病目者，窜入肠中病下痢者，有窜入肾中病虚劳者，窜入肺中病咳嗽久而成肺病者，有窜入胃中病吐衄而其热上熏亦可成肺病者，如此证是也。是以此证心中初发热时，医者不知其有伏

气化热入胃，而泛以凉药治之，是以不效，而投以白虎加人参汤即随手奏效。至于不但用白虎汤而必用白虎加人参汤者，诚以此证已阅数月，病久气化虚损，非人参与石膏并用，不能托深陷之热外出也。

肺病咳吐痰血

乔邦平，年三十余，天津河东永和牲木厂分号经理，得咳吐痰血病。

病因 前因偶受肺风，服药失宜，遂患咳嗽，咳嗽日久，继患咳血。

证候 咳嗽已近一年，服药转浸加剧，继则痰中带血，又继则间有呕血之时，然犹不至于倾吐。其心中时常发热，大便时常燥结，幸食欲犹佳，身形不至羸弱。其脉左部近和平，右部寸关俱有滑实之象。

诊断 证脉合参，知系从前外感之热久留肺胃，金畏火刑，因热久而肺金受伤，是以咳嗽。至于胃腑久为热铄，致胃壁之膜腐烂，连及血管，是以呕血。至其大便恒燥结者，因其热下输肠中，且因胃气因热上逆失其传送之职也。治此证者，当以清肺胃之热为主，而以养肺降胃之药辅之。

处方 生石膏 _{细末，}二两　粉甘草 _{细末，}六钱　镜面朱砂 _{细末，}二钱

共和匀，每服一钱五分。

又方 怀山药 _{一两}　生赭石 _{轧细，}八钱　天冬 _{六钱}　玄参 _{五钱}　沙参 _{五钱}　天花粉 _{五钱}　生杭芍 _{四钱}　川贝母 _{三钱}　射干 _{二钱}　儿茶 _{二钱}　甘草 _{钱半}　广三七 _{轧细，}二钱

药共十二味，将前十一味煎汤送服三七一钱。至煎渣再服

时，再送服一钱。每日午前十点钟服散药一次，临睡时再服一次。汤药则晚服头煎，翌晨服次煎。

效果 如法服药三日，咳血吐血皆愈，仍然咳嗽。遂即原方去沙参加生百合五钱，米壳钱半，又服四剂，咳嗽亦愈，已不发热，大便已不燥结。俾将散药惟头午服一次，又将汤药中赭石减半，再服数剂以善其后。

气病门

大气下陷兼小便不禁

陈禹廷，天津东四里沽人，年三十五岁，在天津业商，于孟冬得大气下陷兼小便不禁证。

病因 禀赋素弱，恒觉呼吸之气不能上达，屡次来社求诊，投以拙拟升陷汤（在三期四卷）即愈。后以出外劳碌过度，又兼受凉，陡然反复甚剧，不但大气下陷且又小便不禁。

证候 自觉胸中之气息息下坠，努力呼之犹难上达，其下坠之气行至少腹，小便即不能禁，且觉下焦凉甚，肢体无力。其脉左右皆沉濡，而右部寸关之沉濡尤甚。

诊断 此胸中大气下陷之剧者也。

按： 胸中大气，一名宗气。《内经》谓其积于胸中，以贯心脉，而行呼吸。盖心肺均在膈上，原在大气包举之内。是以心血之循环，肺气之呼吸，皆大气主之。

此证因大气虚陷，心血之循环无力，是以脉象沉濡而迟；肺气之呼吸将停，是以努力呼气外出而犹难上达。不但此也，大气虽在膈上，实能斡旋全身、统摄三焦，今因下陷而失位无权，是以全身失其斡旋，肢体遂酸软无力；三焦失其统摄，小便遂泄泻不禁。其下焦凉甚者，外受之寒凉随大气下陷至下焦也。此证之危，已至极点，当用重剂升举其下陷之大气，使复本位，更兼用温暖下焦之药，祛其寒凉，庶能治愈。

处方　野台参五钱　乌附子四钱　生怀山药一两

煎汤一盅，温服，此为第一方。

又方　生箭芪一两　生怀山药一两　白术炒，四钱　净萸肉四钱　萆薢二钱　升麻钱半　柴胡钱半

共煎药一大盅，温服，此为第二方。

先服第一方，后迟一点半钟即服第二方。

效果　将药如法各服两剂，下焦之凉与小便之不禁皆愈。惟呼吸犹觉气分不足，肢体虽不酸软，仍觉无力。遂但用第二方，将方中柴胡减去，加桂枝尖钱半，连服数剂，气息已顺。又将方中升麻、桂枝皆改用一钱，服至五剂，身体健康如常，遂停药勿服。

或问：此二方前后相继服之，中间原为时无多，何妨将二方并为一方？答曰：凡欲温暖下焦之药，宜速其下行，不可用升药提之。若将二方并为一方，附子与升、柴并用，其上焦必生烦躁，而下焦之寒凉转不能去。惟先服第一方，附子得人参之助，其热力之敷布最速。是以为时虽无多，下焦之寒凉已化其强半。且参、附与山药并用，大能保合下焦之气化，小便之不禁者亦可因之收摄。此时下焦受参、附、山药之培养，已有一阳来复徐徐上升之机。已陷之大气虽不能因之上升，实已有上升之根基。遂继服第二方，黄芪与升、柴并用，升提之力甚大，藉之以升提下陷之大气，如人欲登高山则或推之，或挽之，纵肢体软弱，亦不难登峰造极也。且此一点余钟，附子之

热力已融化于下焦，虽遇升、柴之升提，必不至上升作烦躁。审斯，则二方不可相并之理由，及二方前后继服之利益，不昭然乎！

或问：萆薢之性，《别录》谓其治失溺，是能缩小便也；《甄权》谓其治肾间膀胱缩水，是能利小便也。今用于第二方中，欲藉之以治小便不禁明矣。是则《别录》之说可从，《甄权》之说不可从欤？答曰：二书论萆薢之性相反，而愚从《别录》不从《甄权》者，原从实验中来也。

曾治以小便不通证，其人因淋疼，医者投以萆薢分清饮两剂，小便遂滴沥不通。后至旬月，迎愚为诊视。既至，已舁诸床，奄奄一息，毫无知觉。脉细如丝，一息九至。愚谓病家曰："此证小便不通，今夜犹可无碍，若小便通下则危在目前矣。"病家再三恳求，谓小便通下纵有危险，断不敢怨先生。愚不得已为开大滋真阴之方，而少以利小便之药佐之。将药灌下，须臾小便通下，其人遂脱，果如所料。

由此深知，萆薢果能缩小便，断不能通小便也。然此药在药房中，恒以土茯苓伪充，土茯苓固利小便者也。若恐此药无真者，则方中不用此药亦可。再者，凡药方之名美而药劣者，医多受其误，萆薢分清饮是也。其方不但萆薢能缩小便，即益智之涩、乌药之温亦皆与小便不利。尝见有以治水肿，而水肿反加剧者；以之治淋病，而淋病益增疼者。如此等方宜严加屏斥，勿使再见于方书，亦扫除医学障碍之一端也。

或问：人身之血，原随气运行，如谓心血之循环大气主之，斯原近理。至肺之呼吸，西人实验之，而知关于延髓。若遵《内经》之谓呼吸亦关大气，是西人实验亦不足凭欤？答曰：西人之实验原足凭，《内经》之所论亦宜确信。譬如火车，延髓者，机轮也；大气者，水火之蒸汽也。无机轮火车不能行，无水火之蒸汽火车亦不能行。《易》云："形而上者谓之道，形而下者谓之气。"西人注重形下，是以凡事皆求诸实见；中医注重形上，恒由所见而推及于所不见。《内经》谓："上气不足，脑为之不满，耳为之苦鸣，头为之倾，目为之眩。"夫上气者，即胸中大气也。细审《内经》之文，脑部原在大气斡旋之中，而延髓与脑相连，独不在大气斡旋之中乎？由斯知延髓之能司呼吸，其原动力固在大气也。《内经》与西说原不相背。是以当今欲求医学进步，当汇通中西以科学开哲学之始，即以哲学济科学之穷。通变化裁，运乎一心，自于医学能登峰造极也。

大气下陷

李登高，山东恩县人，年三十二岁，寓天津河东瑞安街，拉洋车为业，得大气下陷证。

病因 腹中觉饥，未暇吃饭，枵腹奔走七八里，遂得此病。

证候 呼吸短气，心中发热，懒食，肢体酸懒无力，略有动作即觉气短不足以息。其脉左部弦而兼硬，右部则寸关皆沉而无力。

诊断 此胸中大气下陷，其肝胆又蕴有郁热也。盖胸中大气，原为后天宗气，能代先天元气主持全身，然必赖水谷之气以养之。此证因忍饥劳力过度，是以大气下陷。右寸关之沉而无力，其明征也。其举家数口生活皆赖一人劳力，因气陷不能劳力，继将断炊。肝胆之中遂多起急火，其左脉之弦而兼硬是明征也。治之者当用拙拟之升陷汤（在《衷中参西录》三期四卷），

张锡纯医论医案撮要

升补其胸中大气，而辅以凉润之品，以清肝胆之热。

处方　生箭芪八钱　知母五钱　桔梗二钱　柴胡二钱　升麻钱
半　生杭芍五钱　龙胆草二钱

共煎汤一大盅，温服。

效果　将药连服两剂，诸病脱然痊愈。

大气下陷身冷

天津东门里东箭道，宋氏妇，年四旬，于仲夏得大气下
陷、周身发冷证。

病因　禀赋素弱，居恒自觉气分不足。偶因努力搬运重
物，遂觉呼吸短气，周身发冷。

证候　呼吸之间，恒觉气息不能上达。时当暑热，着袷衣
犹觉寒凉。头午病稍轻，午后则渐剧，必努力始能呼吸，外披
大氅犹或寒战，饮食少许，犹不消化。其脉关前沉细欲无，关
后差胜亦在沉分，一息不足四至。

诊断　此上焦心肺之阳虚损，又兼胸中大气下陷也。为其
心肺阳虚，是以周身恶寒而饮食不化；为其胸中大气下陷，是
以呼吸短气。头午气化上升之时，是以病轻；过午气化下降之
时，所以增剧也。拟治以回阳升陷汤（方在三期四卷）加党参之
大力者以补助之。

处方　生箭芪八钱　野台党参四钱　干姜四钱　当归身四钱
桂枝尖三钱　甘草二钱

共煎汤一大盅，温服。

效果　将药连服三剂，气息已顺，而兼有短气之时，周身
已不发冷，惟晚间睡时仍须厚覆，饮食能消化，脉象亦大有起
色。遂即原方去党参，将干姜、桂枝皆改用二钱，又加生怀山

药八钱，俾再服数剂，以善其后。

说明　心为君火，全身热力之司命，肺与心同居膈上，一系相连，血脉之循环又息息相通，是以与心相助为理，同主上焦之阳气。然此气虽在上焦，实如日丽中天，照临下土。是以其热力透至中焦，胃中之饮食因之熟腐；更透至下焦，命门之相火因之生旺。内温脏腑，外暖周身，实赖此阳气为布护宣通也。特是心与肺皆在胸中大气包举之中，其布护宣通之原动力，实又赖于大气。此证心肺之阳本虚，向赖大气为之保护，故犹可支持。迨大气陷而失其保护，遂致虚寒之象顿呈。此方以升补胸中大气为主，以培养心肺之阳为辅，病药针芥相投，是以服之辄能奏效也。

大气下陷兼消食

李景文，年二十六岁，北平大学肄业生，得大气下陷兼消食证。

病因　其未病之前二年，常觉呼吸短气，初未注意。继因校中功课劳心，短气益剧，且觉食量倍增，因成消食之证。

证候　呼吸之间，觉吸气稍易而呼气费力。夜睡一点钟许，即觉气不上达，须得披衣起坐，迟移时，气息稍顺，始能再睡。一日之间，进食四次犹饥，饥时若不急食，即觉怔忡。且心中常觉发热，大便干燥，小便短赤。其脉浮分无力，沉分稍实，至数略迟。

诊断　此乃胸中大气下陷，兼有伏气化热，因之成消食也。为其大气下陷，是以脉象浮分无力；为其有伏气化热，是以其沉分犹实。既有伏气化热矣，而脉象转稍迟者，因大气下陷之脉原多迟也。盖胃中有热者，恒多化食，而大气下陷其胃气因之下降甚速者，亦恒能多食。今既病大气下陷，又兼伏气化热，侵入胃中，是以日食四次犹饥也。此宜升补其胸中大气，再兼用寒凉之品，以清其伏气所化之热，则短气与消食原不难并愈也。

处方　生箭芪六钱　生石膏捣细，一两　天花粉五钱　知母五钱　玄参四钱　柴胡钱半　甘草钱半　升麻钱半

共煎汤一大盅，温服。

复诊　将药连服四剂，短气已愈强半，发热与消食亦大见愈。遂即原方略为加减，俾再服之。

处方　生箭芪六钱　天花粉六钱　知母六钱　玄参六钱　净萸肉三钱　升麻钱半　柴胡钱半　甘草钱半

共煎汤一大盅，温服。

方解　方中去石膏者，以伏气所化之热所余无多也。既去石膏而又将花粉、知母诸凉药加重者，因花粉诸药原用以调剂黄芪之温补生热，而今则兼用之以清伏气所化之余热，是以又加重也。至于前方之外，又加萸肉者，欲以收敛大气之涣散，俾大气之已升者不至复陷。且又以萸肉得木气最厚，酸敛之中大具条畅之性，虽伏气之热犹未尽消，而亦不妨用之也。

效果　将药又连服四剂，病遂痊愈。俾停服汤药，再用生箭芪、天花粉等份轧为细末，每服三钱，日服两次，以善其后。

或问：脉之迟数，恒关于人身之热力，热力过盛则脉数，热力微弱而脉迟，此定理也。今此证虽有伏气化热，因大气下陷而脉仍迟，何以脉之迟数与大气若斯有关系乎？答曰：胸中大气亦名宗气，为其实用能斡旋全身，故曰大气，为其为后天生命之宗主，故又曰宗气。《内经》谓宗气积于胸中，以贯心

脉，而行呼吸。深思《内经》之言，知肺叶之阖辟，固为大气所司，而心机之跳动，亦为大气所司也。今因大气下陷而失其所司，是以不惟肺受其病，心机之跳动亦受其病，而脉遂迟也。

大气下陷兼疝气

陈邦启，天津盐道公署科员，年三十八岁，得大气下陷兼疝气证。

病因 初因劳心过度，浸觉气分不舒。后又因出外办公劳碌过甚，遂觉呼吸短气，犹不以为意也，继又患疝气下坠作疼，始来寓求为诊治。

证候 呼吸之际，常觉气短似难上达，劳动时则益甚。夜间卧睡一点钟许，即觉气分不舒，披衣起坐移时，将气调匀，然后能再睡。至其疝气之坠疼，恒觉与气分有关，每当呼吸不利时，则疝气之坠疼必益甚。其脉关前沉而无力，右部尤甚，至数稍迟。

诊断 即此证脉参之，其呼吸之短气，疝气之下坠，实皆因胸中大气下陷也。盖胸中大气，原为后天生命之宗主（是以亦名宗气），以代先天元气用事，故能斡旋全身，统摄三焦气化。此气一陷，则肺脏之阖辟失其斡旋，是以呼吸短气。三焦之气化失其统摄，是以疝气下坠。斯当升补其下陷之大气，俾仍还其本位，则呼吸之短气，疝气之坠疼自皆不难愈矣。

处方 生箭芪六钱 天花粉六钱 当归三钱 荔枝核三钱 生明没药三钱 生五灵脂三钱 柴胡钱半 升麻钱半 小茴香炒，捣，一钱

共煎汤一大盅，温饮下。

张锡纯医论医案撮要

复诊　将药连服三剂，短气之病已大见愈，惟与人谈话多时，仍觉短气。其疝气已上升，有时下坠亦不作疼，脉象亦大有起色。此药已对证，而服药之功候未到也。爰即原方略为加减，俾再服之。

处方　生箭芪六钱　天花粉六钱　净萸肉四钱　当归三钱　荔枝核三钱　生明没药三钱　生五灵脂三钱　柴胡钱半　升麻钱半　广砂仁捣碎，一钱

共煎一大盅，温服。

效果　将药连服四剂，呼吸已不短气，然仍自觉气分不足。疝气亦大轻减，犹未全消。遂即原方去萸肉，将柴胡、升麻皆改用一钱，又加党参、天冬各三钱，俾多服数剂，以善其后。

冲气上冲兼奔豚

张继武，住天津河东吉家胡同，年四十五岁，业商，得冲气上冲兼奔豚证。

病因　初秋之时，患赤白痢证。医者两次用大黄下之，其痢愈而变为此证。

证候　每夜间当丑寅之交，有气起自下焦、挟热上冲，行至中焦觉闷而且热，心中烦乱。迟十数分钟其气上出为呃，热即随之消矣。其脉大致近和平，惟两尺稍浮，按之不实。

诊断　此因病痢时，连服大黄下之，伤其下焦气化，而下焦之冲气遂挟肾中之相火上冲也。其在丑寅之交者，阳气上升之时也。宜用仲师桂枝加桂汤加减治之。

处方　桂枝尖四钱　生怀山药一两　生芡实捣碎，六钱　清半夏水洗三次，四钱　生杭芍四钱　生龙骨捣碎，四钱　生牡蛎捣碎，四

钱　生麦芽三钱　生鸡内金黄色的，捣，二钱　黄柏二钱　甘草二钱

共煎汤一大盅，温服。

效果　将药煎服两剂，病愈强半。遂即原方将桂枝改用三钱，又加净萸肉、甘枸杞各四钱，连服三剂痊愈。

说明　凡气之逆者可降，郁者可升，惟此证冲气挟相火上冲，则升降皆无所施。桂枝一药而升降之性皆备，凡气之当升者遇之则升，气之当降者遇之则降，此诚天生使独，而为不可思议之妙药也；山药、芡实皆能补肾，又皆能敛戢下焦气化；龙骨、牡蛎亦收敛之品，然敛正气而不敛邪气，用于此证，初无收敛过甚之虞。此四药并用，诚能于下焦之气化培养而镇安之也。用芍药、黄柏者，一泻肾中之相火，一泻肝中之相火，且桂枝性热，二药性凉，凉热相济，方能奏效；用麦芽、鸡内金者，所以运化诸药之力也；用甘草者，欲以缓肝之急，不使肝木助气冲相火上升也。至于服药后病愈强半，遂减轻桂枝加萸肉、枸杞者，俾肝肾壮旺自能扫除病根。至医界同人，或对于桂枝升降之妙用而有疑义者，观本书三期二卷参赭镇气汤后所载单用桂枝治愈之案自能了然。

胃气不降

大城王家口王佑三夫人，年近四旬，时常呕吐，大便迟下，数年不愈。

病因　其人禀性暴烈，处境又多不顺，浸成此证。

证候　饭后每觉食停胃中，似有气上冲、阻其下行，因此大便恒至旬日始下。至大便多日不下时，则恒作呕吐，即屡服止呕通便之药，下次仍然如故。佑三因愚曾用药治愈其腹中冷积，遂同其夫人来津求为诊治。其脉左右皆弦，右脉弦而且

长，重诊颇实，至数照常。

诊断　弦为肝脉，弦而且长则冲脉也。弦长之脉，见于右部，尤按之颇实，此又为胃气上逆之脉。肝、胃、冲三经之气化皆有升无降，故其下焦便秘而上焦呕吐也。此当治以泻肝、降胃、镇冲之剂，其大便自顺，呕吐自止矣。

处方　生赭石轧细，半两　　生杭芍六钱　　柏子仁六钱　　生怀山药六钱　　天冬六钱　　怀牛膝五钱　　当归四钱　　生麦芽三钱　　茵陈二钱　　甘草钱半

共煎汤一大盅，温服。

效果　服药一剂，大便即通下。即原方略为加减又服数剂，大便每日一次，食后胃中已不觉停滞，从此病遂除根。

或问：麦芽生用能升肝气，茵陈为青蒿之嫩者，亦具有升发之力。此证即因脏腑之气有升无降，何以方中复用此二药乎？答曰：肝为将军之官，中寄相火，其性最刚烈，若强制之，恒激发其反动之力。麦芽、茵陈善舒肝气而不至过于升提，是将顺肝木之性使之柔和，不至起反动力也。

肝气郁兼胃气不降

姚景仁，住天津鼓楼东，年五十二岁，业商，得肝郁胃逆证。

病因　其近族分支多门，恒不自给，每月必经心为之补助；又设有买卖数处，亦自经心照料，劳心太过，因得斯证。

证候　腹中有气，自下上冲，致胃脘满闷，胸中烦热，胁下胀疼，时常呃逆，间作呕吐，大便燥结。其脉左部沉细，右部则弦硬而长，大于左部数倍。

诊断　此乃肝气郁结，冲气上冲，更迫胃气不降也。为肝

气郁结，是以左脉沉细；为冲气上冲，是以右脉眩长。冲脉上隶阳明，其气上冲不已，易致阳明胃气不下降。此证之呕吐呃逆、胃脘满闷、胸间烦热，皆冲胃之气相并、冲逆之明征也。其胁下胀疼，肝气郁结之明征也。其大便燥结者，因胃气原宜息息下行，传送饮食、下为二便。今其胃气既不下降，是以大便燥结也。拟治以舒肝降胃安冲之剂。

处方　生赭石轧细，一两　生怀山药一两　天冬一两　寸麦冬去心，六钱　清半夏水洗三次，四钱　碎竹茹三钱　生麦芽三钱　茵陈二钱　川续断二钱　生鸡内金黄色的，捣，二钱　甘草钱半

煎汤一大盅，温服。

方解　肝主左而宜升，胃主右而宜降。肝气不升，则先天之气化不能由肝上达；胃气不降，则后天之饮食不能由胃下输。此证之病根，正因当升者不升，当降者不降也。故方中以生麦芽、茵陈以升肝，生赭石、半夏、竹茹以降胃，即以安冲；用续断者，因其能补肝，可助肝气上升也；用生山药、二冬者，取其能润胃补胃，可助胃气下降也；用鸡内金者，取其能化瘀止疼，以运行诸药之力也。

复诊　上方随时加减，连服二十余剂，肝气已升，胃气已降，左右脉均已平安，诸病皆愈。惟肢体乏力，饮食不甚消化，拟再治以补气健胃之剂。

处方　野台参四钱　生怀山药一两　生赭石轧细，六钱　天冬六钱　寸麦冬六钱　生鸡内金黄色的，捣，三钱　生麦芽三钱　甘草钱半

煎汤一大盅，温服。

效果　将药煎服三剂，饮食加多，体力渐复。于方中加枸杞五钱，白术三钱，俾再服数剂，以善其后。

说明　人身之气化，原左升右降。若但知用赭石降胃，不知用麦芽升肝，久之，肝气将有郁遏之弊。况此证之肝气原郁结乎？此所以方中用赭石即用麦芽，赭石生用而麦芽亦生用也，且诸家本草谓麦芽炒用者，为丸散剂也。若入汤剂，何须炒用？盖用生者煮汁饮之，则消食之力愈大也。

或问：升肝之药，柴胡最效。今方中不用柴胡而用生麦芽者，将毋别有所取乎？答曰：柴胡升提肝气之力甚大，用之失宜，恒并将胃气之下行者提之上逆。

曾有患阳明厥逆吐血者（《内经》谓阳明厥逆衄呕血。此阳明指胃腑而言也。论六经不言足经手经者，皆指足经而言），初不甚剧。医者误用柴胡数钱即大吐不止，须臾盈一痰盂，有危在顷刻之惧。取药无及，适备有生赭石细末若干，俾急用温开水送下，约尽两半，其血始止。此柴胡并能提胃气上逆之明征也。况此证之胃气原不降乎？至生麦芽虽能升肝，实无防胃气之下降。盖其萌芽发生之性，与肝木同气相求，能宣通肝气之郁结，使之开解而自然上升，非若柴胡之纯于升提也。

胃气不降

掖县任维周夫人，年五旬，得胃气不降证，因维周在津经商，遂来津求为诊治。

病因　举家人口众多，因其夫在外，家务皆自操劳，恒动肝火，遂得此证。

证候　食后停滞胃中，艰于下行，且时觉有气挟火上冲，口苦舌胀，目眩耳鸣，恒有呃欲呕逆或恶心，胸膈烦闷，大便六七日始行一次，或至服通利药始通，小便亦不顺利。其脉左部弦硬，右部弦硬而长，一息搏近五至。受病四年，屡次服药无效。

诊断　此肝火与肝气相并，冲激胃腑，致胃腑之气不能息息下行传送饮食。久之，胃气不但不能下行，且更转而上逆，是以有种种诸病也。宜治以降胃理冲之品，而以滋阴清火之药辅之。

处方　生赭石轧细，两半　生怀山药一两　生杭芍六钱　玄参六钱　生麦芽三钱　茵陈二钱　生鸡内金黄色的，捣，二钱　甘草钱半

共煎汤一大盅，温服。

效果　每日服药一剂。三日后，大便日行一次，小便亦顺利，上焦诸病亦皆轻减。再诊其脉，颇见柔和，遂将赭石减去五钱，又加柏子仁五钱。连服数剂，霍然痊愈。

血病门

吐血证

张焕卿，年三十五岁，住天津特别第一区三义庄，业商，得吐血证，年余不愈。

病因　禀性褊急，劳心之余又兼有拂意之事，遂得斯证。

证候　初次所吐甚多，屡经医治，所吐较少，然终不能除根，每日或一次或两次，觉心中有热上冲，即吐血一两口。因病久，身羸弱，卧床不起，亦偶有扶起少坐之时，偶或微喘，幸食欲犹佳，大便微溏，日行两三次。其脉左部弦长，重按无力，右部大而芤，一息五至。

诊断　凡吐血久不愈者，多系胃气不降，致胃壁破裂，出

血之处不能长肉生肌也。再即此脉论之，其左脉之弦，右脉之大，原现有肝气浮动、挟胃气上冲之象。是以其吐血时，觉有热上逆。至其脉之弦而无力者，病久而气化虚也。大而兼芤者，失血过多也。至其呼吸有时或喘，大便日行数次，亦皆气化虚而不摄之故。治此证者，当投以清肝降胃，培养气血，固摄气化之剂。

处方　赤石脂<small>两半</small>　生怀山药<small>一两</small>　净萸肉<small>八钱</small>　生龙骨<small>捣碎，六钱</small>　生牡蛎<small>捣碎，六钱</small>　生杭芍<small>六钱</small>　大生地黄<small>四钱</small>　甘草<small>二钱</small>　广三七<small>二钱</small>

药共九味，将前八味煎汤，送服三七末。

方解　降胃之药莫如赭石，此愚治吐衄恒用之药也。此方中独重用赤石脂者，因赭石为铁氧化合，其重坠之力甚大，用之虽善降胃，而其力达于下焦，又善通大便。此证大便不实，赭石似不宜用。赤石脂之性，重用之亦能使胃气下降。至行至下焦，其黏滞之力又能固涩大便。且其性能生肌，更可使肠壁破裂出血之处早愈。诚为此证最宜之药也。所最可异者，天津药房中之赤石脂，竟有煅与不煅之殊。夫石药多煅用者，欲化质之硬者为软也。石脂原系粉末陶土，其质甚软，宜兴人以之烧作瓦器。天津药房其石脂之煅者，系以水和石脂作泥，在煤炉中煅成陶瓦。如此制药，以入汤剂，虽不能治病，犹不至有害。然石脂入汤剂者少，入丸散者多。若将石脂煅成陶瓦，竟作丸散用之。其伤胃败脾之病，可胜言哉！是以愚在天津诊病出方，凡用石脂必于药名上加"生"字，所以别于煅也。然未免为大雅所笑矣。

效果　将药煎服两剂，血即不吐，喘息已平，大便亦不若从前之勤，脉象亦较前和平，惟心中仍有觉热之时。遂即原方将生地黄改用一两，又加熟地黄一两，连服三剂，诸病皆愈。

咳血兼吐血证

堂侄女住姑，适邻村王氏，于乙酉仲春，得吐血证，时年三十岁。

病因 侄婿筱楼孝廉，在外设教。因家务自理，劳心过度，且禀赋素弱。当此春阳发动之时，遂病吐血。

证候 先则咳嗽、痰中带血，继则大口吐血。其吐时觉心中有热上冲，一日夜吐两三次，剧时可吐半碗。两日之后，觉精神气力皆不能支持，遂急迎愚诊治。自言心中摇摇似将上脱，两颧发红，面上发热。其脉左部浮而动，右部浮而濡，两尺无根，数逾五至。

诊断 此肝肾虚极，阴分阳分不相维系，而有危在顷刻之势。遂急为出方取药以防虚脱。

处方 生怀山药—两　生怀地黄—两　熟怀地黄—两　净萸肉—两　生赭石轧细，一两

急火煎药取汤两盅，分两次温服下。

效果 将药甫煎成未服，又吐血一次，吐后忽停息闭目，惛然罔觉。诊其脉跳动仍旧，知能苏醒，约四分钟呼吸始续。两次将药服下，其血从此不吐，俾即原方再服一剂，至第三剂即原方加潞党参三钱，天冬四钱。连服数剂，身形亦渐复原，继用生怀山药为细面，每用八钱，煮作茶汤，少调以白糖，送服生赭石细末五分，作点心用之，以善其后。

吐血兼咳嗽

王宝森，天津裕大纺纱厂理事，年二十四岁，得咳嗽吐

血证。

病因　禀赋素弱，略有外感，即发咳嗽。偶因咳嗽未愈，继又劳心过度，心中发热，遂至吐血。

证候　先时咳嗽犹轻，失血之后则嗽益加剧。初则痰中带血，继则大口吐血，心中发热，气息微喘，胁下作疼，大便干燥。其脉关前浮弦，两尺重按不实，左右皆然，数逾五至。

诊断　此证乃肺金伤损，肝木横恣，又兼胃气不降，肾气不摄也。为其肺金受伤，是以咳嗽痰中带血；为胃气不降，是以血随气升，致胃中血管破裂而大口吐血；至胁下作疼，乃肝木横恣之明证；其脉上盛下虚，气息微喘，又肾气不摄之明征也。治之者，宜平肝降胃，润肺补肾，以培养调剂其脏腑，则病自愈矣。

处方　生怀山药一两　生赭石轧细，六钱　生怀地黄一两　生杭芍五钱　天冬五钱　大甘枸杞五钱　川贝母四钱　生麦芽三钱　牛蒡子捣碎，三钱　射干二钱　广三七细末，三钱　粉甘草细末，二钱

药共十二味，将前十味煎汤一大盅，送服三七、甘草末各一半，至煎渣再服，仍送服其余一半。

效果　服药一剂，吐血即愈，诸病亦轻减。后即原方随时为之加减，连服三十余剂，其嗽始除根，身体亦渐壮健。

吐血兼咳嗽

孙星桥，天津南开义聚成铁工厂理事，年二十八岁，得吐血兼咳嗽证。

病因　因天津南小站分有支厂，彼在其中经理，因有官活若干，工人短少，恐误日期，心中着急起火，遂致吐血咳嗽。

证候　其吐血之始，至今已二年矣，经医治愈，屡次反

复，少有操劳，心中发热，即复吐血。又频作咳嗽，嗽时吐痰亦恒带血，肋下恒作刺疼，嗽时其疼益甚，口中发干，身中亦间有灼热，大便干燥。其脉左部弦硬，右部弦长，皆重按不实，一息搏近五至。

诊断　此证左脉弦硬者，阴分亏损而肝胆有热也；右部弦长者，因冲气上冲并致胃气上逆也；为其冲胃气逆，是以胃壁血管破裂以至于吐血、咳血也；其脉重按不实者，血亏而气亦亏也；至于口无津液，身或灼热，大便干燥，无非血少阴亏之现象。拟治以清肝降胃，滋阴化瘀之剂。

处方　生赭石轧细，八钱　生怀地黄一两　生怀山药一两　生杭芍六钱　玄参五钱　川楝子捣碎，四钱　生麦芽三钱　川贝母三钱　甘草钱半　广三七细末，二钱

药共十味，将前九味煎汤一大盅，送服三七末一半，至煎渣重服时，再送服余一半。

方解　愚治吐血，凡重用生地黄，必用三七辅之。因生地黄最善凉血，以治血热妄行，犹恐妄行之血因凉而凝，瘀塞于经络中也。三七善化瘀血，与生地黄并用，血止后自无他虞。且此证肋下作疼，原有瘀血，则三七尤在所必需也。

复诊　将药连服三剂，吐血痊愈，咳嗽吐痰亦不见血，肋疼亦愈强半，灼热已无，惟口中仍发干，脉仍有弦象。知其真阴犹亏也，拟再治以滋补真阴之剂。

处方　生怀山药一两　生怀地黄六钱　大甘枸杞六钱　生杭芍四钱　玄参四钱　生赭石轧细，四钱　生麦芽二钱　甘草二钱　广三七细末，二钱

服法如前。

效果　将药连服五剂，病痊愈，脉亦复常。遂去三七，以

熟地黄易生地黄，俾多服数剂，以善其后。

吐血证

冯松庆，年三十二岁，原籍浙江，在津充北宁铁路稽查，得吐血证久不愈。

病因　处境多有拂意，继因办公劳心劳力过度，遂得此证。

证候　吐血已逾二年，治愈，屡次反复。病将发时，觉胃中气化不通，满闷发热，大便滞塞，旋即吐血，兼咳嗽多吐痰涎。其脉左部弦长，右部长而兼硬，一息五至。

诊断　此证当系肝火挟冲胃之气上冲，血亦随之上逆，又兼失血久而阴分亏也。为其肝火炽盛，是以左脉弦长；为其肝火挟冲胃之气上冲，是以右脉长而兼硬；为其失血久而真阴亏损，是以其脉既弦硬（弦硬即有阴亏之象）而又兼数也。此宜治以泻肝降胃之剂，而以大滋真阴之药佐之。

处方　生赭石轧细，一两　玄参八钱　大生地八钱　生怀山药六钱　瓜蒌仁炒，捣，六钱　生杭芍四钱　龙胆草三钱　川贝母三钱　甘草钱半　广三七细末，二钱

药共十味，先将前九味煎汤一大盅，送服三七细末一半。至煎渣重服时，再送服其余一半。

效果　每日煎服一剂。初服后血即不吐，服至三剂咳嗽亦愈，大便顺利。再诊其脉，左右皆有和柔之象。问其心中，闷热全无。遂去蒌仁、龙胆草，生山药改用一两，俾多服数剂，吐血之病可从此永远除根矣。

吐血证

张姓，年过三旬，寓居天津南门西沈家台，业商，偶患吐血证。

病因 其人性嗜酒，每日必饮，且不知节。初则饮酒过量即觉胸间烦热，后则不饮酒时亦觉烦热，遂至吐血。

证候 其初吐血之时，原不甚剧。始则痰血相杂，因咳吐出，即或纯吐鲜血，亦不过一日数口。继复因延医服药，方中有柴胡三钱，服药半点钟后，遂大吐不止。仓猝迎愚往视，及至，则所吐之血已盈痰盂，又复连连呕吐。若不立为止住，实有危在目前之惧。幸所携药囊中有生赭石细末一包，俾先用温水送下五钱，其吐稍缓。须臾又再送下五钱，遂止住不吐。诊其脉，弦而芤，数逾五至，其左寸摇摇有动意。问其心中觉怔忡乎？答曰：怔忡殊甚，几若不能支持。

诊断 此证初伤于酒，继伤于药，脏腑之血几于倾囊而出。犹幸速为立止，宜急服汤药，以养其血，降其胃气，保其心气，育其真阴。连服数剂，庶其血不至再吐。

处方 生怀山药一两　生赭石轧细，六钱　玄参六钱　生地黄六钱　生龙骨捣碎，六钱　生牡蛎捣碎，六钱　生杭药五钱　酸枣仁炒，捣，四钱　柏子仁四钱　甘草钱半

此方将前十味煎汤，三七分两次用，头煎及二煎之汤送服。

效果 每日服药一剂，连服三日，血已不吐，心中不复怔忡。再诊其脉，芤动皆无，至数仍略数。遂将生地黄易作熟地黄，俾再服数剂以善其后。

血病门

大便下血

袁镜如，住天津河东，年三十二岁，为天津统税局科员，得大便下血证。

病因　先因劳心过度，心中时觉发热，继又因朋友宴会，饮酒过度遂得斯证。

证候　自孟夏下血，历六月不止，每日六七次，腹中觉疼，即须入厕，心中时或发热，懒于饮食。其脉浮而不实，有似芤脉，而不若芤脉之硬，两尺沉分尤虚，至数微数。

诊断　此证临便时腹疼者，肠中有溃烂处也；心中时或发热者，阴虚之热上浮也；其脉近芤者，失血过多也；其两尺尤虚者，下血久而阴亏，更兼下焦气化不固摄也。此宜用化腐生肌之药，治其肠中溃烂；滋阴固气之药，固其下焦气化。则大便下血可愈矣。

处方　生怀山药两半　熟地黄一两　龙眼肉一两　净萸肉六钱　樗白皮五钱　金银花四钱　赤石脂研细, 四钱　甘草二钱　鸦胆子仁成实者, 八十粒　生硫黄细末, 八分

药共十味，将前八味煎汤，送服鸦胆子、硫黄各一半。至煎渣再服时，仍送服其余一半。至于硫黄生用之理，详于三期八卷。

方解　方中鸦胆子、硫黄并用者，因鸦胆子善治下血。而此证之脉两尺过弱，又恐单用之失于寒凉，故少加硫黄辅之。况其肠中脂膜，因下血日久易至腐败酿毒，二药之性皆善消除

毒菌也。又其腹疼下血，已历半载不愈，有似东人志贺洁所谓阿米巴赤痢。硫黄实又为治阿米巴赤痢之要药也。

复诊 前药连服三剂，下血已愈，心中亦不发热，脉不若从前之浮，至数如常。而其大便犹一日溏泻四五次，此宜投以健胃固肠之剂。

处方 炙箭芪三钱　炒白术三钱　生怀山药一两　龙眼肉一两　生麦芽三钱　建神曲三钱　大云苓片二钱

共煎汤一大盅，温服。

效果 将药连服五剂，大便已不溏泻，日下一次，遂停服汤药。俾用生怀山药细末煮作粥，调以白糖，当点心服之，以善其后。

大便下血

高福亭，年三十六岁，胶济路警察委员，得大便下血证。

病因 冷时出外办公，寝于寒凉屋中，床衾又甚寒凉，遂得斯证。

证候 每日下血数次，或全是血，或兼有大便，或多或少。其下时多在夜间，每觉腹中作疼，即须入厕，夜间恒苦不寐。其脉迟而芤，两尺尤不堪重按。病已二年余，服温补下元药则稍轻，然终不能除根。久之，则身体渐觉羸弱。

诊断 此下焦虚寒太甚，其气化不能固摄而血下陷也。视其从前所服诸方，皆系草木之品，其质轻浮，温暖之力究难下达。当以矿质之品温暖兼收涩者投之。

处方 生硫黄色纯黄者，半斤　赤石脂纯系粉末者，半斤

将二味共轧细、过罗，先空心服七八分，日服两次，品验渐渐加多。以服后移时，微觉腹中温暖为度。

效果　后服至每次二钱，腹中始觉温暖，血下亦渐少。服至旬余，身体渐壮，夜睡安然，可无入厕。服至月余，则病根被除矣。

方解　硫黄之性，温暖下达，诚为温补下焦第一良药，而生用之尤佳。惟其性能润大便（《本草》谓其能使大便润、小便长、西医以为轻泻药），于大便滑泻者不宜。故辅以赤石脂之黏腻收涩，自有益而无弊矣。

大便下血

天津公安局，崔姓工友之子，年十三岁，得大便下血证。

病因　仲夏天热赛球竞走，劳力过度，又兼受热，遂患大便下血。

证候　每日大便必然下血。便时腹中作疼，或轻或剧。若疼剧时，则血之下者必多，已年余矣。饮食减少，身体羸弱，面目黄白无血色。脉搏六至，左部弦而微硬，右部濡而无力。

诊断　此证当因脾虚不能统血，是以其血下陷。至其腹所以作疼，其肠中必有损伤溃烂处也。当用药健补其脾胃，兼调养其肠中溃烂。

处方　生怀山药一两　龙眼肉一两　金银花四钱　甘草三钱　鸦胆子去皮，拣其仁之成实者，八十粒　广三七轧细末，二钱半

药共六味，将前四味煎汤，送服三七、鸦胆子各一半。至煎渣再服时，仍送服余一半。

效果　将药如法服两次，下血病即除根矣。

大便下血

杜澧莒，年四十五岁，阜城建桥镇人，湖北督署秘书，得

大便下血证。

病因　向因办公劳心过度，每大便时下血，服药治愈。因有事还籍，值夏季暑热过甚，又复劳心过度，旧证复发，屡治不愈。遂来津入西医院治疗，西医为其血在便后，谓系内痔。服药血仍不止，因转而求治于愚。

证候　血随便下，且所下甚多，然不觉疼坠。心中发热懒食。其脉左部弦长，右部洪滑。

诊断　此因劳心生内热，因牵动肝经所寄相火，致肝不藏血而兼与溽暑之热相并，所以血妄行也。宜治以清心凉肝兼消暑热之剂，而少以培补脾胃之药佐之。

处方　生怀地黄一两　白头翁五钱　龙眼肉五钱　生怀山药五钱　知母四钱　秦皮三钱　黄柏二钱　龙胆草二钱　甘草二钱

共煎汤一大盅，温服。

复诊　上方煎服一剂，血已不见。服至两剂，少腹觉微凉。再诊其脉，弦长与洪滑之象皆减退。遂为开半清半补之方，以善其后。

处方　生怀山药一两　熟怀地黄八钱　净萸肉五钱　龙眼肉五钱　白头翁五钱　秦皮三钱　生杭芍三钱　地骨皮三钱　甘草二钱

共煎汤一大盅，温服。

效果　将药煎服一剂后，食欲顿开，腹已不疼。俾即原方多服数剂，下血病当可除根。

瘀血短气

刘书林，盐山城西八里庄人，年二十五岁，业泥瓦工，得瘀血短气证。

病因　因出外修工，努力抬重物，当时觉胁下作疼，数日疼愈，仍觉胁下有物妨碍呼吸。

证候　身形素强壮，自受病之后，迟延半载，渐渐羸弱。常觉右胁之下有物阻碍呼吸之气，与人言时恒半句而止，候至气上达再言，若偶忿怒则益甚。脉象近和平，惟稍弱不能条畅。

诊断　此因努力太过，致肝经有不归经之血瘀经络之间，阻塞气息升降之道路也。喜其脉虽稍弱，犹能支持。可但用化瘀血之药，徐徐化其瘀结，气息自能调顺。

处方　广三七四两

轧为细末，每服钱半，用生麦芽三钱煎汤送下，日再服。

方解　三七为止血妄行之圣药，又为化瘀血之圣药，且又化瘀血不伤新血，单服久服无碍。此乃药中特异之品，其妙处直不可令人思议。愚恒用以消积久之瘀血，皆能奏效。至麦芽原为消食之品，生煮服之则善舒肝气，且亦能化瘀。试生麦芽于理石（即石膏）上，其根盘曲之状，理石皆成凹形。为其根含有稀盐酸，是以有此能力，稀盐酸固亦善化瘀血者也。是以用之煎汤，以送服三七也。

效果　服药四日后，自鼻孔中出紫血一条，呼吸较顺。继又服至药尽，遂脱然痊愈。

或问：人之呼吸在于肺。今谓肝经积有瘀血，即可妨碍呼吸，其义何居？答曰：按生理之学，人之呼吸可达于冲任。方书又谓呼出心肺，吸入肝肾，若谓呼吸皆在于肺，是以上两说皆可废也。盖心、肺、肝，原一系相连，下又连于冲任，而心肺相连之系，其中原有两管，一为血脉管，一为回血管，血脉管下行，回血管上行。肺为发动呼吸之机关，非呼吸即限于肺也。是以吸人之气可由血脉管下达，呼出之气可由回血管上达。无论气之上达下达，皆从肝经过。是以血瘀肝经，即有妨于升降之气息也。据斯以论呼吸之关于肺者固多，而心肺相连之系，亦司呼吸之分支也。

脑充血门

脑充血头疼

谈丹崖，北平大陆银行总理，年五十二岁，得脑充血头疼证。

病因　禀性强干精明，分行十余处多经其手设立，因此劳心过度，遂得脑充血头疼证。

证候　脏腑之间恒觉有气上冲，头即作疼，甚或至于眩晕。其夜间头疼益甚，恒至疼不能寐，医治二年无效，浸至言语蹇涩，肢体渐觉不利，饮食停滞胃口不下行，心中时常发热，大便干燥。其脉左右皆弦硬，关前有力，两尺重按不实。

诊断　弦为肝脉，至弦硬有力，无论见于何部，皆系有肝火过升之弊。因肝火过升，恒引动冲气、胃气相并上升，是以其脏腑之间恒觉有气上冲也。人之血随气行，气上升不已，血即随之上升不已，以致脑中血管充血过甚，是以作疼。其夜间疼益剧者，因其脉上盛下虚，阴分原不充足，是以夜则加剧，其偶作眩晕亦职此也。至其心常发热，肝火炽，其心火亦炽也；其饮食不下行，大便多干燥者，又皆因其冲气挟胃气上升，胃即不能传送饮食以速达于大肠也。其言语、肢体蹇涩不利者，因脑中血管充血过甚，有妨碍于司运动之神经也。此宜治以镇肝降胃安冲之剂，而以引血下行兼清热滋阴之药辅之。又须知肝为将军之官，中藏相火，强镇之恒起其反动力，又宜兼有舒肝之药，将顺其性之作引也。

处方　生赭石轧细，一两　生怀地黄一两　怀牛膝六钱　大甘枸杞六钱　生龙骨捣碎，六钱　生牡蛎捣碎，六钱　净萸肉五钱　生杭芍五钱　茵陈二钱　甘草二钱

共煎汤一大盅，温服。

复诊　将药连服四剂，头疼已愈强半，夜间可睡四五点钟，诸病亦皆见愈。脉象之弦硬已减，两尺重诊有根。拟即原方略为加减，俾再服之。

处方　生赭石轧细，一两　生怀地黄一两　生怀山药八钱　怀牛膝六钱　生龙骨捣碎，六钱　生牡蛎捣碎，六钱　净萸肉五钱　生杭芍五钱　生鸡内金黄色的，捣，钱半　茵陈钱半　甘草二钱

共煎汤一大盅，温服。

三诊　将药连服五剂，头已不疼，能彻夜安睡，诸病皆愈。惟经理行中事务，略觉操劳过度，头仍作疼，脉象犹微有弦硬之意，其心中仍间有觉热之时。拟再治以滋阴清热之剂。

处方　生怀山药一两　生怀地黄八钱　玄参四钱　北沙参四钱　生杭芍四钱　净萸肉四钱　生珍珠母捣碎，四钱　生石决明捣碎，四钱　生赭石轧细，四钱　怀牛膝三钱　生鸡内金黄色的，捣，钱半　甘草二钱

共煎汤一大盅，温饮下。

效果　将药连服六剂，至经理事务时，头亦不疼，脉象已和平如常。遂停服汤药，俾日用生山药细末，煮作茶汤，调以白糖令适口，送服生赭石细末钱许，当点心服之，以善其后。

说明　脑充血之病名，倡自西人，实即《内经》所谓诸

厥证，亦即后世方书所谓内中风证。三期七卷镇肝熄风汤后及五期三卷建瓴汤后皆论之甚详，可参观。至西人论脑充血证，原分三种：其轻者为脑充血，其血虽充实于血管之中，犹未出于血管之外也，其人不过头疼，或兼眩晕，或口眼略有歪斜，或肢体稍有不利；其重者为脑溢血，其血因充实过甚，或自分支细血管中溢出少许，或隔血管之壁因排挤过甚渗出少许，其所出之血着于司知觉之神经，则有累知觉，着于司运动之神经，则有累运动，治之得宜，其知觉运动亦可徐复其旧；其又重者为脑出血，其血管充血至于极点，而忽然破裂也。其人必忽然昏倒，人事不知，其稍轻者，或血管破裂不剧，血甫出即止，其人犹可徐徐苏醒。若其人不能自醒，亦可急用引血下行之药使之苏醒。然苏醒之后，其知觉之迟钝，肢体之痿废，在所不免矣。此证治之得宜，亦可渐愈，若欲治至脱然无累，不过百中之一二耳。至于所用诸种治法，五期三卷中论之颇详，可参观。

脑充血头疼

天津一区，李氏妇，年过三旬，得脑充血头疼证。

病因　禀性褊急，家务劳心，常起暗火，因得斯证。

证候　其头疼或左或右，或左右皆疼，剧时至作呻吟，心中常常发热，时或烦躁，间有眩晕之时，其大便燥结非服通下药不行。其脉左右皆弦硬而长，重诊甚实。经中西医诊治二年，毫无功效。

诊断　其左脉弦硬而长者，肝胆之火上升也；其右脉弦硬而长者，胃气不降而逆行，又兼冲气上冲也。究之，左右脉皆弦硬，实亦阴分有亏损也。因其脏腑之气化有升无降，则血随气升者过多，遂至充塞于脑部，排挤其脑中之血管而作疼。此《内经》所谓血之与气并走于上之厥证也，亦即西人所谓脑充血之证也。其大便燥结不行者，因胃气不降，失其传送之职也；其心中发烦躁者，因肝胃之火上升也；其头部间或眩晕者，因脑部充血过甚，有碍于神经也。此宜清其脏腑之热，滋其脏腑之阴，更降其脏腑之气，以引脑部所充之血下行，方能治愈。

处方　生赭石轧细，两半　怀牛膝一两　生怀山药六钱　生怀地黄六钱　天冬六钱　玄参五钱　生杭芍五钱　生龙齿捣碎，五钱　生石决明捣碎，五钱　茵陈钱半　甘草钱半

共煎汤一大盅，温服。

方解　赭石为铁氧化合，其质重坠下行，能降胃平肝，镇安冲气，其下行之力，又善通大便燥结而毫无开破之弊。方中重用两半者，因此证大便燥结过甚，非服药不能通下也。盖大便不通，是以胃气不下降，而肝火之上升，冲气之上冲，又多因胃气不降而增剧。是治此证者，当以通其大便为要务。迨服药至大便自然通顺时，则病愈过半矣。牛膝为治腿疾要药，以其能引气血下行也。而《名医别录》及《千金翼方》，皆谓其除脑中痛，盖以其能引气血下行，即可轻减脑中之充血也。愚生平治此等证必此二药并用，而又皆重用之。用玄参、天冬、芍药者，取其既善退热，兼能滋阴也。用龙齿、石决明者，以其皆为肝家之药，其性皆能敛戢肝火，镇熄肝风，以缓其上升之势也。用山药、甘草者，以二药皆善和胃，能调和金石之药与胃相宜。犹白虎汤用甘草、粳米之义，而山药且善滋阴，甘草亦善缓肝也。用茵陈者，因肝为将军之官，其性刚果，且中寄相火，若但用药平之镇之，恒至起反动之力。茵陈为青蒿之

嫩者，禀少阳初生之气（春日发生最早），与肝木同气相求，最能将顺肝木之性，且又善泻肝热。李氏《本草纲目》谓善治头痛，是不但将顺肝木之性使至不反动，且又为清凉脑部之要药也。诸药汇集为方，久服之自有殊效。

复诊　将药连服二十余剂（其中随时略有加减），头已不疼，惟夜失眠时则仍疼，心中发热烦躁皆无，亦不复作眩晕，大便届时自行，无须再服通药，脉象较前和平而仍有弦硬之意。此宜注意滋其真阴以除病根。

处方　生赭石轧细，一两　怀牛膝八钱　生怀山药八钱　生怀地黄八钱　玄参六钱　大甘枸杞六钱　净萸肉五钱　生杭芍四钱　柏子仁四钱　生麦芽三钱　甘草二钱

共煎汤一大盅，温服。方中用麦芽者，借以宣通诸药之滞腻也。且麦芽生用原善调和肝气，亦犹前方用茵陈之义也。

效果　将药又连服二十余剂（亦随时略有加减），病遂痊愈，脉象亦和平如常矣。

脑充血头疼

天津北马路西首，于氏妇，年二十二岁，得脑充血头疼证。

病因　其月信素日短少不调，大便燥结，非服降药不下行，浸至脏腑气化有升无降，因成斯证。

证候　头疼甚剧，恒至夜不能眠，心中常觉发热，偶动肝火即发眩晕，胃中饮食恒停滞不消，大便六七日不行，必须服通下药始行。其脉弦细有力而长，左右皆然，每分钟八十至。延医诊治，历久无效。

诊断　此因阴分亏损，下焦气化不能固摄，冲气遂挟胃气

上逆。而肝脏亦因阴分亏损，水不滋木，致所寄之相火妄动，恒助肝气上冲。由斯脏腑之气化有升无降，而自心注脑之血为上升之气化所迫，遂至充塞于脑中血管而作疼、作晕也。其饮食不消大便不行者，因冲胃之气皆逆也；其月信不调且短少者，因冲为血海，肝为冲任行气，脾胃又为生血之源，诸经皆失其常司，是以月信不调且少也。《内经》谓"血菀（同郁）于上，使人薄厥"，言为上升之气血逼薄而厥也。此证不急治则薄厥将成。宜急治以降胃镇冲平肝之剂，再以滋补真阴之药辅之，庶可转上升之气血下行，不成薄厥也。

处方　生赭石轧细，一两　怀牛膝一两　生怀地黄一两　大甘枸杞八钱　生怀山药六钱　生杭芍五钱　生龙齿捣碎，五钱　生石决明捣碎，五钱　天冬五钱　生鸡内金黄色的，捣，二钱　苏子炒，捣，二钱　茵陈钱半　甘草钱半

共煎汤一大盅，温服。

复诊　将药连服四剂，诸病皆见轻，脉象亦稍见柔和，惟大便六日仍未通行。因思此证必先使其大便如常，则病始可愈。拟将赭石加重，再将余药略为加减，以通其大便。

处方　生赭石轧细，两半　怀牛膝一两　天冬一两　黑芝麻炒，捣，八钱　大甘枸杞八钱　生杭芍五钱　生龙齿捣碎，五钱　生石决明捣碎，五钱　苏子炒，捣，三钱　生鸡内金黄色的，捣，钱半　甘草钱半　净柿霜五钱

药共十二味，将前十一味煎汤一大盅，入柿霜融化温服。

三诊　将药连服五剂，大便间日一行，诸证皆愈十之八九。月信适来，仍不甚多，脉象仍有弦硬之意，知其真阴犹未充足。当即原方略为加减，再加滋阴生血之品。

处方　生赭石轧细，一两　怀牛膝八钱　大甘枸杞八钱　龙眼

肉六钱　生怀地黄六钱　当归五钱　玄参四钱　沙参四钱　生怀山药四钱　生杭芍四钱　生鸡内金黄色的，捣，一钱　甘草二钱　生姜三钱　大枣三枚，掰开

共煎汤一大盅，温服。

效果　将药连服四剂后，心中已分毫不觉热，脉象亦大见和平，大便日行一次。遂去方中玄参、沙参，生赭石改用八钱，生怀山药改用六钱，俾多服数剂，以善其后。

脑充血兼腿痿弱

崔华林，天津金钢桥旁德兴木厂理事，年三十八岁，得脑充血兼两腿痿弱证。

病因　出门采买木料，数日始归，劳心劳力过度，遂得斯证。

证候　其初常觉头疼，时或眩晕，心中发热，饮食停滞，大便燥结，延医治疗无效。一日早起下床，觉痿弱无力，痿坐于地，人扶起坐床沿休息移时，自扶杖起立，犹可徐步，然时恐颠仆。其脉左部弦而甚硬，右部弦硬且长。

诊断　其左脉弦硬者，肝气挟火上升也；右脉弦硬且长者，胃气上逆更兼冲气上冲也；因其脏腑间之气化有升无降，是以血随气升，充塞于脑部作疼、作眩晕；其脑部充血过甚，或自微细血管溢血于外，或隔血管之壁些些渗血于外。其所出之血，若着于司运动之神经，其重者可使肢体痿废、其轻者亦可使肢体软弱无力，若此证之忽然痿坐于地者是也；至其心中之发热，饮食之停滞，大便之燥结，亦皆其气化有升无降之故。此宜平肝清热，降胃安冲，不使脏腑之气化过升，且导引其脑中过充之血使之下行，则诸证自愈矣。

处方　生赭石轧细，一两　怀牛膝一两　生怀地黄一两　生珍珠母捣碎，六钱　生石决明捣碎，六钱　生杭芍五钱　当归四钱　龙胆草二钱　茵陈钱半　甘草钱半

共煎汤一大盅，温服。

复诊　将药连服七剂，诸病皆大见愈，脉象亦大见缓和。惟其步履之间，仍须用杖，未能复常，心中仍间有发热之时。拟即原方略为加减，再佐以通活血脉之品。

处方　生赭石轧细，一两　怀牛膝一两　生怀地黄一两　生杭芍五钱　生珍珠母捣碎，四钱　生石决明捣碎，四钱　丹参四钱　生麦芽三钱　土鳖虫五个　甘草一钱

共煎汤一大盅，调服。

效果　将药连服八剂，步履复常，病遂痊愈。

脑充血兼痰厥

骆义波，住天津东门里谦益里，年四十九岁，业商，得脑充血兼痰厥证。

病因　平素常患头晕，间有疼时，久则精神渐似短少，言语渐形謇涩。一日外出会友，饮食过度，归家因事有拂意，怒动肝火，陡然昏厥。

证候　闭目昏昏，呼之不应，喉间痰涎堵塞，气息微通。诊其脉，左右皆弦硬而长，重按有力，知其证不但痰厥，实素有脑充血病也。

诊断　其平素头晕作疼，即脑充血之现证也。其司知觉之神经为脑充血所伤，是以精神短少。其司运动之神经为脑充血所伤，是以言语謇涩。又凡脑充血之人，其脏腑之气多上逆。胃气逆则饮食停积不能下行，肝气逆则痰火相并易于上干，此

所以因饱食动怒而陡成痰厥也。此其危险即在目前，取药无及，当先以手术治之。

手术　治痰厥之手术，当以手指点其天突穴处，穴在结喉下宛宛中，即颈与胸交际之处也。点法用右手大指端着穴，指肚向外，指甲贴颈用力向下点之（不可向里），一点一起，且用指端向下向外挠动，令其堵塞之痰活动，兼可令其喉中发痒作嗽，兼用手指捏其结喉以助其发痒作嗽。如此近八分钟许，即咳嗽呕吐，约吐出痰涎饮食三碗许，豁然顿醒，自言心中发热，头目胀疼。此当继治其脑部充血以求痊愈，拟用建瓴汤方（在五期三卷）治之，因病脉之所宜而略为加减。

处方　生赭石轧细，一两　怀牛膝一两　生怀地黄一两　天花粉六钱　生杭芍六钱　生龙骨捣碎，五钱　生牡蛎捣碎，五钱　生麦芽三钱　茵陈钱半　甘草钱半

磨取生铁锈浓水以之煎药，煎汤一盅，温服下。

复诊　将药服三剂，心中已不发热，头疼目胀皆愈，惟步履之时觉头重足轻，脚底如踏棉絮。其脉象较前和缓，似有上盛下虚之象。爰即原方略为加减，再添滋补之品。

处方　生赭石轧细，一两　怀牛膝一两　生怀地黄一两　大甘枸杞八钱　生杭芍六钱　净萸肉六钱　生龙骨捣碎，五钱　生牡蛎捣碎，五钱　柏子仁炒，捣，五钱　茵陈钱半　甘草钱半

磨取生铁锈浓水，以之煎药，煎汤一大盅，温服。

效果　将药连服五剂，病遂脱然痊愈。将赭石、牛膝、地黄皆改用八钱，俾多服数剂，以善其后。

脑充血兼偏枯

孙聘卿，住天津东门里季家大院，年四十六岁，业商，得

脑充血证遂至偏枯。

病因　禀性褊急，又兼处境不顺，恒触动肝火，致得斯证。

证候　未病之先恒觉头疼，时常眩晕。一日又遇事有拂意，遂忽然昏倒，移时醒后，左手足皆不能动，并其半身皆麻木，言语謇涩。延医服药十阅月，手略能动，其五指则握而不伸，足可任地而不能行步，言语仍然謇涩，又服药数月病仍如故。诊其脉，左右皆弦硬，右部似尤甚，知虽服药年余，脑充血之病犹未除也。问其心中发热乎？脑中有时觉疼乎？答曰：心中有时觉有热上冲胃口。其热再上升则脑中可作疼，然不若病初得时脑疼之剧也。问其大便，两三日一行。证脉相参，其脑中犹病充血无疑。

诊断　按此证初得，不但脑充血实兼脑溢血也。其溢出之血，着于左边司运动之神经，则右半身痿废；着于右边司运动之神经，则左半身痿废。此乃交叉神经以互司其身之左右也。想其得病之初，脉象之弦硬，此时尤剧，是以头疼眩晕由充血之极而至于溢血，因溢血而至于残废也。即现时之证脉详参，其脑中溢血之病想早就愈，而脑充血之病根确未除也。宜注意治其脑充血，而以通活经络之药辅之。

处方　生怀山药一两　生怀地黄一两　生赭石轧细，八钱　怀牛膝八钱　生杭药六钱　柏子仁炒，捣，四钱　白术炒三钱　滴乳香三钱　明没药三钱　土鳖虫四大个，捣　生鸡内金黄色的，捣，钱半　茵陈一钱

共煎汤一大盅，调服。

复诊　将药连服七剂，脑中已不作疼，心中间有微热之时，其左半身自觉肌肉松活，不若从前之麻木，言语之謇涩稍

愈，大便较前通顺，脉之弦硬已愈十之七八。拟再注意治其左手足之痿废。

处方　生箭芪五钱　天花粉八钱　生赭石轧细，六钱　怀牛膝五钱　滴乳香四钱　明没药四钱　当归三钱　丝瓜络三钱　土鳖虫四大个，捣　地龙去土，二钱

共煎汤一大盅，温服。

三诊　将药连服三十余剂（随时略有加减），其左手之不伸者已能伸，左足之不能迈步者今已举足能行矣。病人问：从此再多多服药可能复原否？答曰：此病若初得即治，服药四十余剂即能脱然，今已迟延年余，虽服数百剂亦不能保痊愈，因关节经络之间瘀滞已久也。然再多服数十剂，仍可见愈。遂即原方略为加减，再设法以眴动其神经，补助其神经当更有效。

处方　生箭芪五钱　天花粉八钱　生赭石轧细，六钱　怀牛膝五钱　滴乳香四钱　明没药四钱　当归三钱　土鳖虫四大个，捣　地龙去土，二钱　真鹿角胶轧细，二钱　广三七轧细，二钱　制马钱子末三分

药共十二味，先将九味共煎汤一大盅，送服后三味各一半，至煎渣再服时，仍送服其余一半。

方解　方中用鹿角胶者，因其可为左半身引经（理详三期四卷活络效灵丹后），且其角为督脉所生，是以其性善补益脑髓以滋养脑髓神经也。用三七者，关节经络间积久之瘀滞，三七能融化之也。用制马钱子者，以其能眴动神经使灵活也（制马钱子法，详三期七卷振颓丸下）。

效果　将药又连服三十余剂，手足之举动皆较前便利，言语之謇涩亦大见愈，可勉强出门作事矣。遂俾停服汤药，日用生怀山药细末煮作茶汤，调以白糖令适口，送服黄色生鸡内金

细末三分许，当点心用之，以善其后。此欲用山药以补益气血，少加鸡内金以化瘀滞也。

说明　按脑充血证，最忌用黄芪。因黄芪之性补而兼升，气升则血必随之上升，致脑中之血充而益充，排挤脑中血管可至溢血，甚或至破裂而出血，不可救药者多矣。至将其脑充血之病治愈，而肢体之痿废仍不愈者，皆因其经络瘀塞血脉不能流通也。此时欲化其瘀塞，通其血脉，正不妨以黄芪辅之。特是其脑中素有充血之病，终嫌黄芪升补之性能助血上升，故方中仍加生赭石、牛膝，以防血之上升，即所以监制黄芪也。又虑黄芪性温，温而且补，即能生热，故又重用花粉以调剂之也。

肠胃病门

噎膈

盛隽卿，天津锅店街老德记西药房理事，年五旬，得噎膈证。

病因　处境恒多不顺，且又秉性褊急，易动肝火，遂得斯证。

证候　得病之初，间觉饮食有不顺时，后则常常如此，始延医为调治。服药半年，更医十余人皆无效验，转觉病势增剧，自以为病在不治，已停药不服矣。适其友人何翼云孝廉（何子贞公曾孙）来津。其人雅博通医，曾阅拙著《医学衷中参西录》，力劝其求愚为之诊治。其六脉细微无力，强食饼干少许，必嚼成稀糜方能下咽，咽时偶觉龃龉即作呕吐，带出痰涎若干。惟饮粳米所煮稠汤尚无阻碍。其大便燥结如羊矢，不易下行。

　　诊断　杨素园谓："此病与失血异证同源。血之来也暴，将胃壁之膜冲开则为吐血；其来也缓，不能冲开胃膜，遂瘀于上脘之处，致食管窄隘即成噎膈。"至西人则名为胃癌，所谓癌者，如山石之有岩，其形凸出也。此与杨氏之说正相符合，其为瘀血致病无疑也。其脉象甚弱者，为其进食甚少，气血两亏也。至其便结如羊矢，亦因其饮食甚少，兼胃气虚弱不输送下行之故也。此宜化其瘀血兼引其血下行，而更辅以培养气血之品。

　　处方　生赭石轧细，一两　野台参五钱　生怀山药六钱　天花粉六钱　天冬四钱　桃仁去皮，捣，三钱　红花二钱　土鳖虫捣碎，五枚　广三七捣细，二钱

　　药共九味，将前八味煎汤一大盅，送服三七末一半，至煎渣再服时，再送服余一半。

　　方解　方中之义，桃仁、红花、土鳖虫、三七诸药，所以消其瘀血也。重用生赭石至一两，所以引其血下行也。用台参、山药者，所以培养胃中之气化，不使因服开破之药而有伤损也。用天冬、天花粉者，恐其胃液枯槁，所瘀之血将益干结，故藉其凉润之力以滋胃液，且即以防台参之因补生热也。

　　效果　将药服至两剂后，即可进食，服至五剂，大便如常。因将赭石改用八钱，又服数剂，饮食加多，仍觉胃口似有阻碍，不能脱然。俾将三七加倍为四钱，仍分两次服下，连进四剂，自大便泻下脓血若干，病遂痊愈。

　　说明

　　按：噎膈之证，有因痰饮而成者，其胃口之间生有痰囊

　　　　　　　　　张锡纯医论医案撮要

（即喻氏《寓意草》中所谓窠囊）。

本方去土鳖虫、三七，加清半夏四钱，数剂可愈。有因胃上脘枯槁萎缩致成噎膈者，本方去土鳖虫、三七，将赭石改为八钱，再加当归、龙眼肉、枸杞子各五钱，多服可愈。有因胃上脘生瘤赘以致成噎膈者（五期三卷胃病噎膈治法篇中曾详论其治法）。然此证甚少，较他种噎膈亦甚难治。盖瘤赘之生，恒有在胃之下脘成反胃者。至生于胃之上脘成噎膈者，则百中无一二也。

反胃吐食

陈景三，天津河北人，年五十六岁，业商，得反胃吐食证，半年不愈。

病因　初因夏日多食瓜果致伤脾胃，廉于饮食，后又因处境不顺，心多抑郁，致成反胃之证。

证候　食后消化力甚弱，停滞胃中不下行，渐觉恶心，久之则觉有气自下上冲，即将饮食吐出。屡经医诊视，服暖胃降气之药稍愈，仍然反复，迁延已年余矣。身体羸弱，脉弦长，按之不实，左右皆然。

诊断　此证之饮食不能消化，固由于脾胃虚寒。然脾胃虚寒者，食后恒易作泄泻。此则食不下行而作呕吐者，因其有冲气上冲，并迫其胃气上逆也。当以温补脾胃之药为主，而以降胃镇冲之药辅之。

处方　生怀山药一两　白术炒，三钱　干姜三钱　生鸡内金黄色的，捣，三钱　生赭石轧细，六钱　炙甘草二钱

共煎汤一大盅，温服。

效果　将药煎服后，觉饮食下行，不复呕吐。翌日头午，大便下两次。再诊其脉，不若从前之弦长，知其下元气化不

固，不任赭石之镇降也。遂去赭石，加赤石脂五钱（用头煎和次煎之汤，分两次送服）、苏子二钱，日煎服一剂，连服十剂霍然痊愈。盖赤石脂为末送服，可代赭石以降胃镇冲，而又有固涩下焦之力，故服不复滑泻也。

胃脘疼闷

天津十区宝华里，徐氏妇，年近三旬，得胃脘疼闷证。

病因　本南方人，出嫁随夫，久居北方，远怀乡里，归宁不得，常起忧思，因得斯证。

证候　中焦气化凝郁，饮食停滞、艰于下行，时欲呃逆，又苦不能上达，甚则蓄极绵绵作疼。其初病时，惟觉气分不舒，服药治疗三年，病益加剧，且身形亦渐羸弱，呼吸短气，口无津液，时常作渴，大便时常干燥。其脉左右皆弦细，右脉又兼有牢意。

诊断　《内经》谓：脾主思。此证乃过思伤脾，以致脾不升、胃不降也。为其脾气不上升，是以口无津液，呃逆不能上达；为其胃气不降，是以饮食停滞，大便干燥。治之者当调养其脾胃，俾还其脾升胃降之常，则中焦气化舒畅，疼胀自愈，饮食加多而诸病自除矣。

处方　生怀山药一两　大甘枸杞八钱　生箭芪三钱　生鸡内金黄色的，捣，三钱　生麦芽三钱　玄参三钱　天花粉三钱　天冬三钱　生杭芍二钱　桂枝尖钱半　生姜三钱　大枣三枚，擘开

共煎汤一大盅，温服。

效果　此方以山药、枸杞、黄芪、姜、枣培养中焦气化，以麦芽升脾（麦芽生用善升），以鸡内金降胃（鸡内金生用善降），以桂枝升脾兼以降胃（气之当升者遇之则升，气之当降者遇之当降），又用

玄参、花粉诸药，以调剂姜、桂、黄芪之温热，则药性归于和平，可以久服无弊。

复诊 将药连服五剂，诸病皆大轻减，而胃疼仍未脱然，右脉仍有牢意。度其疼处当有瘀血凝滞，拟再于升降气化药中加消瘀血之品。

处方 生怀山药一两　大甘枸杞八钱　生箭芪三钱　玄参三钱　天花粉三钱　生麦芽三钱　生鸡内金黄色的，捣，二钱　生杭药二钱　桃仁去皮，炒，捣，一钱　广三七轧细，二钱

药共十味，将前九味煎汤一大盅，送服三七末一半，至煎渣再服时，仍送服余一半。

效果 将药连服四剂，胃中安然不疼，诸病皆愈，身形渐强壮，脉象已如常人。将原方再服数剂，以善其后。

或问：药物之性原有一定，善升者不能下降，善降者不能上升，此为一定之理。何以桂枝之性既善上升，又善下降乎？答曰：凡树枝之形状，分鹿角、蟹爪两种。鹿角者属阳，蟹爪者属阴。桂枝原具鹿角形状，且又性温，温为木气，为其得春木之气最厚，是以善升。而其味又甚辣，辣为金味，为其得秋金之味最厚，是以善降。究之，其能升兼能降之理，乃天生使独，又非可仅以气味相测之。且愚谓"气之当升不升者，遇桂枝则升；气之当降不降者，遇桂枝则降"，此虽从实验中得来，实亦读《伤寒》、《金匮》而先有会悟。今试取《伤寒》、《金匮》凡用桂枝之方，汇通参观，自晓然无疑义矣。

冷积腹疼

王佑三，大城王家口人，年五十岁，在天津业商，少腹冷疼，久服药不愈。

病因　自幼在家惯睡火炕，后在津经商，栖处寒凉，饮食又多不慎，遂得此证。

证候　其少腹时觉下坠，眠时须以暖水袋熨脐下，不然则疼不能寐。若屡服热药，上焦即觉烦躁，是已历二年不愈。脉象沉弦，左右皆然，至数稍迟。

诊断　即其两尺沉弦，凉而且坠论之，知其肠中当有冷积。此宜用温通之药下之。

处方　与以自制通彻丸（系用牵牛头末和水为丸，如秫米粒大）三钱

俾于清晨空心服下。

效果　阅三点钟，腹中疼似加剧。须臾，下如绿豆糊所熬凉粉者若干，疼坠脱然痊愈，亦不觉凉。继为开温通化滞之方，俾再服数剂，以善其后。

肠结腹疼

李连荣，天津泥沽人，年二十五岁，业商，于仲春得腹结作疼证。

病因　偶因恼怒触动肝气，遂即饮食停肠中，结而不下作疼。

证候　食结肠中，时时切疼，二十余日大便不通，始犹少进饮食，继则食不能进，饮水一口亦吐出。延医服药，无论何药下咽，亦皆吐出。其脉左右皆微弱，犹幸至数照常，按之犹有根柢，知犹可救。

疗法　治此等证，必止呕之药与开结之药并用，方能直达病所；又必须内外兼治，则久停之结庶下行。

处方　用硝菔攻结汤（方载三期三卷系用净朴硝四两，鲜莱菔五斤切

片，将莱菔片和朴硝用水分数次煮烂即捞出，再换生莱菔片，将莱菔片煮完，可得浓汁一大碗，分三次服）送服生赭石细末。

汤分三次服下（每五十分钟服一次），共送服赭石末两半。外又用葱白四斤切丝，醋炒至极热，将热布包熨患处，凉则易之。又俾用净羊肉二两，煮汤一盅，结开，下后饮之，以防虚脱。

效果　自晚八点钟服，至夜半时将药服完。炒葱外熨。至翌日早八点钟下燥粪二十枚，后继以溏便。知其下净，遂将羊肉汤饮下，完然痊愈。若虚甚者，结开欲大便时，宜先将羊肉汤服下。

肠结腹疼兼外感实热

沈阳张姓媪，住小南门外风雨台旁，年过六旬，肠结腹疼，兼心中发热。

病因　素有肝气病：因怒肝气发动，恒至大便不通，必服泻药始通下。此次旧病复发而呕吐不能受药，是以病久不愈。

证候　胃下脐上似有实积，常常作疼，按之，则疼益甚，表里俱觉发热，恶心呕吐。连次延医服药，下咽须臾即吐出，大便不行已过旬日，水浆不入者七八日矣。脉搏五至，左右脉象皆弱，独右关重按似有力。舌有黄苔，中心近黑。因问其得病之初曾发冷否？答云：旬日前曾发冷两日，至三日即变为热矣。

诊断　即此证脉论之，其阳明胃腑当蕴有外感实热，是以表里俱热；因其肠结不通，胃气不能下行，遂转而上行，与热相并作呕吐。治此证之法，当用镇降之药止其呕，咸润之药开其结，又当辅以补益之品，俾其呕止结开，而正气无伤，始克有济。

处方　生石膏轧细，一两　生赭石轧细，一两　玄参一两　潞参四钱　芒硝四钱　生麦芽二钱　茵陈二钱

共煎汤一大盅，温服。

效果　煎服一剂，呕止结开，大便通下燥粪若干，表里热皆轻减，可进饮食。诊其脉，仍有余热未净。再为开滋阴清热之方，俾服数剂，以善后。

头部病门

头　疼

李姓，住天津一区，业商，得头疼证，日久不愈。

病因　其人素羸弱，因商务操劳，遇事又多不顺，心肝之火常常妄动，遂致头疼。

证候　头疼不起床者已逾两月。每日头午犹轻，过午则浸加重，夜间疼不能寐，鸡鸣后疼又渐轻，可以少睡，心中时或觉热，饮食懒进。脉搏五至，左部弦长，关脉犹弦而兼硬，右脉则稍和平。

诊断　即此脉象论之，显系肝胆之热上冲脑部作疼也。宜用药清肝火、养肝阴、镇肝逆，且兼用升清降浊之药理其脑部。

处方　生杭芍八钱　柏子仁六钱　玄参六钱　生龟板轧细，六钱　龙胆草三钱　川芎钱半　甘菊花一钱　甘草三钱

共煎汤一大盅，温服。

效果　服药一剂，病愈十之七八，脉象亦较前和平。遂将

龙胆草减去一钱，又服两剂痊愈。

或问：川芎为升提气分之品，今其头疼既因肝胆之热上冲，复用川芎以升提之，其热不益上冲乎？何以服之有效也？答曰：川芎升清气者也，清气即轻气也。按化学之理，无论何种气，若在轻气之中必然下降。人之脏腑原有轻气，川芎能升轻气上至脑中，则脑中热浊之气自然下降，是以其疼可愈也。

眼　疾

李汝峰，年二十岁，文安人，在天津恒源纺纱厂学徒，得眼疾久不愈。

病因　厂中屋宇窄狭，人口众多，不得空气。且工作忙碌，致发生眼疾。

证候　眼睑红肿，胬肉遮睛甚剧，目睛胀疼，不但目不能见，且耳聋、鼻塞，见闻俱废，跬步须人扶持。其脉象洪长，按之甚实，两部皆然。其心中甚觉发热，舌有白苔，中心已黄。其从前大便原秘，因屡次服西医之药，大便日行两次。

诊断　此证当系先有外感伏气，积久化热。又因春阳萌动，屋宇气浊，激动伏气窜入阳明，兼入少阳。此《伤寒论》阳明篇中所谓少阳阳明也，是以脉象若斯之洪实。其热上冲遂至目疼、鼻塞、耳聋也。当用药清其伏气之热而诸病自愈矣。

处方　拟用大剂白虎汤以清阳明之热，更加白芍、龙胆草以清少阳之热。病人谓厂中原有西医，不令服外人药，今因屡次服其药而病浸加剧，故偷来求治于先生，或服丸散犹可，断乎不能在厂中煎服汤药。愚曰："此易耳。我有自制治眼妙药。送汝一包，服之必愈。"遂将预轧生石膏细末二两与之。嘱其分作六次服，日服三次，开水送下，服后宜多饮开水，令微见汗方好。

效果　隔三日复来，眼疾已愈十之八九，耳聋鼻塞皆愈，心已不觉热，脉已和平。复与以生石膏细末两半，俾仍作六次服，将药服尽痊愈。至与以生石膏而不欲明言者，恐明言之彼将不敢服矣。

目病干疼

崔振之，天津东兴街永和鞋木厂同事，年三十四岁，患眼干，间有时作疼。

病因　向因外感之热传入阳明之府，服药多甘寒之品，致外感之邪未净，痼闭胃中，永不消散，其热上冲，遂发为眼疾。

证候　两目干涩，有时目睛胀疼，渐至视物昏花，心中时常发热，二便皆不通顺。其脉左右皆有力，而右关重按有洪实之象。屡次服药已近二年，仍不少愈。

诊断　凡外感之热传里，最忌但用甘寒滞泥之药，痼闭其外感之邪不能尽去。是以陆九芝谓如此治法，其病当时虽愈，后恒变成痨瘵。此证因其禀赋强壮，是以未变痨瘵而发为眼疾。医者不知清其外感之余热，而泛以治眼疾之药治之，是以历久不愈也。愚有制离中丹（即益元散以生石膏代滑石），再佐以清热托表之品，以引久蕴之邪热外出眼疾当愈。

处方　离中丹一两　鲜芦根五钱　鲜茅根五钱

药共三味，将后二味煎汤三杯，分三次温服，每次服离中丹三钱强，为一日之量。若二种鲜根但有一种者，可倍作一两用之。

效果　将药如法服之。至第三日，因心中不发热，将离中丹减半，又服数日，眼之干涩疼胀皆愈，二便亦顺利。

　　　　　张锡纯医论医案撮要

牙　疼

王姓，年三十余，住天津东门里二道街，业商，得牙疼病。

病因　商务劳心，又兼连日与友宴饮，遂得斯证。

证候　其牙疼甚剧，有碍饮食，夜不能寐。服一切治牙疼之药不效，已迁延二十余日矣。其脉左部如常，而右部弦长，按之有力。

诊断　此阳明胃气不降也。上牙龈属足阳明胃，下牙龈属手阳明大肠。究之，胃气不降，肠中之气亦必不降。火随气升，血亦因之随气上升，并于牙龈而作疼。是以牙疼者牙龈之肉多肿热也。宜降其胃气，兼引其上逆之血下行，更以清热之药辅之。

处方　生赭石轧细，一两　怀牛膝一两　滑石六钱　甘草一钱

煎汤服。

效果　将药煎服一剂，牙疼立愈。俾按原方再服一剂，以善其后。

说明　方书治牙疼未见有用赭石、牛膝者。因愚曾病牙疼，以二药治愈（详案在五期二卷）。后凡遇胃气不降致牙疼者，方中必用此二药。其阳明胃腑有实热者，又恒加生石膏数钱。

肢体疼痛门

胁　疼

陈锡周，安徽人，寓天津一区，年六旬，得胁下作疼证。

病因　素性仁慈，最喜施舍，联合同志共捐钱开设粥场，诸事又皆亲自经管，因操劳过度，遂得胁下作疼病。

证候　其疼或在左胁，或在右胁，或有时两胁皆疼，医者治以平肝、舒肝、柔肝之法皆不效，迁延年余，病势浸增，疼剧之时，觉精神昏愦。其脉左部微细，按之即无，右脉似近和平，其搏动之力略失于弱。

诊断　人之肝居胁下，其性属木，原喜条达。此因肝气虚弱不能条达，故郁于胁下作疼也。其疼或在左或在右者，《难经》云，肝之为脏，其治在左。其藏在右胁右肾之前并胃着，于脊之第九椎（《金鉴》刺灸篇曾引此数语，今本《难经》不知被何人删去）。所谓藏者，肝脏所居之地也。谓治者，肝气所行之地也。是知肝虽居右，而其气化实先行于左。其疼在左者，肝气郁于所行之地也；其疼在右者，肝气郁于所居之地也；其疼剧时精神昏愦者，因肝经之病原与神经有涉也（肝主筋，脑髓神经为灰白色之筋，是以肝经之病与神经有涉）。治此证者，当以补助肝气为主，而以升肝化郁之药辅之。

处方　生箭芪五钱　生杭芍四钱　玄参四钱　滴乳香炒，三钱　明没药不炒，三钱　生麦芽三钱　当归三钱　川芎二钱　甘草钱半

共煎汤一大盅，温服。

方解　方书有谓肝虚无补法者，此非见道之言也。《周易》谓："同声相应，同气相求"。愚尝以此理推之，确知黄芪当为补肝之主药。何则？黄芪之性温而能升，而脏腑之中秉温升之性者肝木也，是以各脏腑气虚，黄芪皆能补之。而以补肝经之气虚，实更有同气相求之妙，是以方中用之为主药。然因其性颇温，重用之虽善补肝气，恐并能助肝火，故以芍药、玄参之滋阴凉润者济之。用乳香、没药者，以之融化肝气之郁

张锡纯医论医案撮要

也；用麦芽、川芎者，以之升达肝气之郁也（麦芽生用有升达之力）。究之，无论融化升达，皆通行其经络，使之通则不痛也。用当归者，以肝为藏血之脏，既补其气，又欲补其血也。且当归味甘多液，固善生血；而性温、味又兼辛，实又能调和气分也。用甘草者，以其能缓肝之急，而甘草与芍药并用，原又善治腹疼，当亦可善治胁疼也。再诊将药连服四剂，胁疼已愈强半，偶有疼时亦不甚剧。脉象左部重按有根，右部亦较前有力。惟从前因胁疼食量减少，至此仍未增加。拟即原方再加健胃消食之品。

处方　生箭芪四钱　生杭芍四钱　玄参四钱　于白术三钱　滴乳香炒，三钱　明没药不炒，三钱　生麦芽三钱　当归三钱　生鸡内金黄色的，捣，二钱　川芎二钱　甘草钱半

共煎汤一大盅，温服。

三诊　将药连服四剂，胁下已不作疼，饮食亦较前增加，脉象左右皆调和无病，惟自觉两腿筋骨软弱。此因病久使然也，拟再治以疏肝健胃，强壮筋骨之剂。

处方　生箭芪四钱　生怀山药四钱　天花粉四钱　胡桃仁四钱　于白术三钱　生明没药三钱　当归三钱　生麦芽三钱　寸麦冬三钱　生鸡内金黄色的，捣，二钱　真鹿角胶三钱

药共十一味，将前十味煎汤一大盅，再将鹿角胶另用水炖化、和匀，温服。

效果　将药连服十剂，身体浸觉健壮。遂停服汤药，俾用生怀山药细末七八钱，或至一两，凉水调和煮作茶汤，调以蔗糖令其适口，当点心服之。服后再嚼服熟胡桃仁二三钱，如此调养，宿病可以永愈。

胁下疼兼胃口疼

齐斐章，县尹，吉林人，寓天津二区。年五旬，得胁下作疼，兼胃口疼病。

病因 素有肝气不顺病，继因设买卖赔累，激动肝气，遂致胁下作疼，久之胃口亦疼。

证候 其初次觉疼恒在申酉时，且不至每日疼，后浸至每日觉疼，又浸至无时不疼。屡次延医服药，过用开破之品伤及脾胃，饮食不能消化，至疼剧时，恒连胃中亦疼。其脉左部沉弦微硬，右部则弦而无力，一息近五至。

诊断 其左脉弦硬而沉者，肝经血虚火盛，而肝气又郁结也；其右脉弦而无力者，土为木伤，脾胃失其蠕动健运也；其胁疼之起点在申酉时者，因肝属木，申酉属金，木遇金时其气化益遏抑不舒也。《内经》谓："厥阴不治，求之阳明。"夫厥阴为肝，阳明为胃，遵《内经》之微旨以治此证，果能健补脾胃，俾中焦之气化运行无滞，再少佐以理肝之品，则胃疼可愈，而胁下之疼亦即随之而愈矣。

处方 生怀山药一两　大甘枸杞六钱　玄参四钱　寸麦冬带心，四钱　于白术三钱　生杭芍三钱　生麦芽三钱　桂枝尖二钱　龙胆草二钱　生鸡内金黄色的，捣，二钱　厚朴钱半　甘草钱半　生姜二钱

共煎汤一大盅，温服。

复诊 将药连服四剂，胃中已不作疼，胁下之疼亦大轻减，且不至每日作疼。即有疼时亦须臾自愈。脉象亦见和缓。遂即原方略为加减，俾再服之。

处方 生怀山药一两　大甘枸杞六钱　玄参五钱　寸麦冬带

心，四钱　于白术三钱　生杭芍三钱　当归三钱　桂枝尖二钱　龙胆草二钱　生鸡内金黄色的，捣，二钱　醋香附钱半　甘草钱半　生姜二钱

并煎汤一大盅，温服。

效果　将药连服五剂，胁下之疼霍然痊愈，肝脉亦和平如常矣。遂停服汤药，俾日用生怀山药细末两许，水调煮作茶汤，调以蔗糖令适口，以之送服生鸡内金细末二分许，以善其后。

或问：人之手足皆有阳明经与厥阴经，《内经》浑言厥阴阳明，而未显指其为足经、手经。何以知其所称者为足厥阴肝、足阳明胃乎？答曰：此有定例。熟读《内经》者自能知之。盖人之足经长、手经短，足经原可以统手经也。是《内经》之论六经，凡不言手经、足经者，皆指足经而言。若所论者为手经则必明言为手某经矣。此不但《内经》为然，即如《伤寒论》以六经分篇，亦未尝指明为手经、足经，而所载诸方大抵皆为足经立法也。

或问：理肝之药莫如柴胡，其善舒肝气之郁结也。今治胁疼两方中皆用桂枝而不用柴胡，将毋另有取义？答曰：桂枝与柴胡虽皆善理肝，而其性实有不同之处。如此证之疼肇于胁下，是肝气郁结而不舒畅也。继之因胁疼累及胃中亦疼，是又肝木之横恣而其所能胜也。柴胡能舒肝气之郁，而不能平肝木之横恣。桂枝其气温升（温升为木气），能舒肝气之郁结则胁疼可愈；其味辛辣（辛辣为金味），更能平肝木横恣则胃疼亦可愈也。惟其性偏于温，与肝血虚损有热者不宜，故特加龙胆草以调剂之，俾其性归和平而后用之，有益无损也。不但此也，拙拟两方之要旨，不外升肝降胃，而桂枝之妙用，不但为升肝要

药，实又为降胃要药。《金匮》桂枝加桂汤，治肾邪奔豚上干直透中焦，而方中以桂枝为主药，是其能降胃之明征也。再上溯《神农本经》，谓桂枝主上气、咳逆及吐吸（吸不归根即吐出，即后世所谓喘也），是桂枝原善降肺气。然必胃气息息下行，肺气始能下达无碍。细绎经旨，则桂枝降胃之功用，更可借善治上气咳逆吐吸而益显也。盖肝升胃降，原人身气化升降之常，顺人身自然之气化而调养之，则有病者自然无病。此两方之中所以不用柴胡皆用桂枝也。

胁 疼

邻村西楼庄，李姓妇，年近四旬，得胁下疼证。

病因 平素肝气不舒，继因暴怒，胁下陡然作疼。

证候 两胁下掀疼甚剧，呻吟不止，其左胁之疼尤甚。倩人以手按之，则其疼稍愈。心中时觉发热，恶心欲作呕吐，脉左右两部皆弦硬。

诊断 此肝气胆火相助横恣，欲上升而不能透膈，郁于胁下而作疼也。当平其肝气泻其胆火，其疼自愈。

处方 川楝子捣碎，八钱　生杭芍四钱　生明没药四钱　生麦芽三钱　三棱三钱　莪术三钱　茵陈二钱　龙胆草二钱　连翘三钱

磨取生铁锈浓水，煎药取汤一大盅，温服。

方解 方中川楝、芍药、龙胆，引气火下降者也；茵陈、生麦芽，引气火上散者也；三棱、莪术，开气火之凝结；连翘、没药，消气火之弥漫；用铁锈水煎药者，藉金之余气，以镇肝胆之木也。

效果 煎服一剂后，其疼顿止，而仍觉气分不舒，遂将川楝、三棱、莪术各减半，再加柴胡二钱，一剂痊愈。

腰 疼

天津保安队长李雨霖，辽阳人，年三十四岁，得腰疼证。

病因　公事劳心过度，数日懒食，又勉强远出操办要务，因得斯证。

证候　其疼剧时不能动转，轻时则似疼非疼，绵绵不已，亦恒数日不疼，或动气或劳力时则疼剧，心中非常发闷。其脉左部沉弦，右部沉牢，一息四至强。观其从前所服之方，虽不一致，大抵不外补肝肾强筋骨诸药，间有杂以祛风药者。自谓得病之初，至今已三年，服药数百剂，其疼卒未轻减。

诊断　《内经》谓通则不痛，此证乃痛则不通也。肝肾果系虚弱，其脉必细数。今左部沉弦，右部沉牢，其为腰际关节经络有瘀而不通之气无疑。拟治以利关节通经络之剂。

处方　生怀山药一两　大甘枸杞八钱　当归四钱　丹参四钱生明没药四钱　生五灵脂四钱　穿山甲炒捣，二钱　桃仁去皮，捣碎，二钱　红花钱半　土鳖虫捣碎，五枚　广三七轧细，二钱

药共十一味，先将前十味煎汤一大盅，送服三七细末一半，至煎渣重服时，再送其余一半。

效果　将药连服三剂，腰已不疼，心中亦不发闷，脉象虽有起色，仍未复常。遂即原方去山甲加川续断、生杭芍各三钱，连服数剂，脉已复常。自此病遂除根。

说明　医者治病不可预有成见，临证时不复细审病因。方书谓腰者肾之府，腰疼则肾脏衰惫，又谓肝主筋、肾主骨，腰疼为筋骨之病，是以肝肾主之。治腰疼者因先有此等说存于胸中，恒多用补肝肾之品。究之，此证由于肝肾虚者甚少，由于气血瘀者颇多，若因努力任重而腰疼者尤多瘀证。

曾治一人因担重物后腰疼。为用三七、土鳖虫等分共为细末，每服二钱，日两次，服三日痊愈。

又一人因抬物用力过度，腰疼半年不愈。忽于疼处发出一疮，在脊梁之旁，微似红肿，状若覆盂，大径七寸。疡医以为腰疼半年始发现此疮，其根蒂必深，不敢保好，转求愚为治疗，调治两旬始愈（详案载三期八卷，内托生肌散后）。然使当腰初觉疼之时，亦服三七、土鳖以开其瘀，又何至有后时之危险乎！

又尝治一妇，每当行经之时腰疼殊甚。诊其脉，气分甚虚。于四物汤中加黄芪八钱，服数剂而疼愈。

又一妇腰疼绵绵不止，亦不甚剧。诊其脉，知其下焦虚寒，治以温补下焦之药。又于服汤药之外，俾服生硫黄细末一钱，日两次。硫黄服尽四两，其疼除根。

是知同是腰疼，而其致病之因各异。治之者安可胶柱鼓瑟哉！

腿　疼

窦英茹，邻村蒙馆教员，年过三旬，于孟冬得腿疼证。

病因　禀赋素弱，下焦常畏寒凉。一日因出门寝于寒凉屋中，且铺盖甚薄，晨起遂病腿疼。

证候　初疼时犹不甚剧，数延医服药无效。后因食猪头肉其疼陡然加剧，两腿不能任地，夜则疼不能寐。其脉左右皆弦细无力，两尺尤甚，至数稍迟。

诊断　此证因下焦相火虚衰，是以易为寒侵。而细审其脉，实更兼气虚不能充体，即不能达于四肢以运化药力。是以所服之药纵对证亦不易见效也。此当助其相火、祛其外寒，而更加补益气分之药，使气分壮旺自能运行药力以胜病也。

处方　野党参六钱　当归五钱　怀牛膝五钱　胡桃仁五钱　乌附子四钱　补骨脂炒，捣，三钱　滴乳香炒，三钱　明没药不炒，三钱　威灵仙钱半

共煎汤一大盅，温服。

复诊　将药连服五剂，腿之疼稍觉轻而仍不能任地，脉象较前似稍有力。问其心中服此热药多剂后仍不觉热，因思其疼在于两腿，当用性热质重之品，方能引诸药之力下行以达病所。

处方　野党参五钱　怀牛膝五钱　胡桃仁五钱　乌附子四钱　白术炒，三钱　补骨脂炒，捣，三钱　滴乳香炒，三钱　明没药不炒，三钱　生硫黄研细，一钱

药共九味，将前八味煎汤一大盅，送服硫黄末五分，至煎渣再服时，又送服所余五分。

效果　将药连服八剂，腿疼大见轻减，可扶杖行步，脉象已调和无病，心中微觉发热。俾停服汤药，每日用生怀山药细末七八钱许，煮作茶汤，送服青娥丸三钱，或一次或两次皆可。后服至月余，两腿分毫不疼，步履如常人矣。

或问：猪肉原为寻常服食之物，何以因食猪头肉而腿疼加剧乎？答曰：猪肉原有苦寒有毒之说，曾见于各家本草。究之，其肉非苦寒，亦非有毒。而猪头之肉实具有咸寒开破之性（猪嘴能起土成沟，故有开破之性），是以善通大便燥结。其咸寒与开破皆与腿之虚寒作疼者不宜也，此所以食猪头肉后而腿之疼加剧也。

肿胀门

受风水肿

邑北境常庄刘氏妇，年过三旬，因受风得水肿证。

病因 原系农家，时当孟夏，农家忙甚，将饭炊熟，复自馌田间，因做饭时受热出汗，出门时途间受风，此后即得水肿证。

证候 腹中胀甚，头面周身皆肿，两目之肿不能开视，心中发热，周身汗闭不出，大便干燥，小便短赤。其两腕肿甚，不能诊脉。按之移时，水气四开，始能见脉。其左部弦而兼硬，右部滑而颇实，一息近五至。

诊断 《金匮》辨水证之脉，谓风水脉浮。此证脉之部位肿甚，原无从辨其脉之浮沉。然即其自述，谓于有汗受风之后，其为风水无疑也。其左脉弦硬者，肝胆有郁热也；其右脉滑而实者，外为风束，胃中亦浸生热也；至于大便干燥，小便短赤，皆肝胃有热之所致也。当用《金匮》越婢汤加减治之。

处方 生石膏捣细，一两 滑石四钱 生杭芍四钱 麻黄三钱 甘草二钱 大枣四枚，擘开 生姜二钱 西药阿斯匹林一瓦

中药七味，共煎汤一大盅。当煎汤将成之时，先用白糖水将西药阿斯匹林送下。候周身出汗（若不出汗仍可再服一瓦），将所煎之汤药温服下，其汗出必益多，其小便当利，肿即可消矣。

复诊 如法将药服完，果周身皆得透汗，心中已不发热，小便遂利，腹胀身肿皆愈强半，脉象已近和平。拟再治以滋阴利水之剂，以消其余肿。

处方　生杭芍六钱　生薏米捣细，六钱　鲜白茅根一两

药共三味，先将前二味水煎十余沸，加入白茅根，再煎四五沸，取汤一大盅，温服。

效果　将药连服十剂，其肿全消。俾每日但用鲜白茅根一两，煎数沸当茶饮之，以善其后。

或问：前方中用麻黄三钱原可发汗，何必先用西药阿斯匹林先发其汗乎？答曰：麻黄用至三钱虽能发汗，然有石膏、滑石、芍药以监制之，则其发汗之力顿减。况肌肤肿甚者，汗尤不易透出也。若因其汗不易出，拟复多加麻黄，而其性热而且燥，又非所宜。惟西药阿斯匹林，其原质存于杨柳皮津液之中，其性凉而能散，既善发汗又善清热，以之为麻黄之前驱，则麻黄自易奏功也。

或问：风袭人之皮肤，何以能令人小便不利，积成水肿？答曰：小便出于膀胱，膀胱者太阳之腑也。袭人之风由经传腑，致膀胱失其所司，是以小便不利。麻黄能祛太阳在腑之风，佐以石膏、滑石，更能清太阳在腑之热，是以服药汗出而小便自利也。况此证肝中亦有蕴热。《内经》谓"肝热病者小便先黄"，是肝与小便亦大有关系也。方中兼用芍药以清肝热，则小便之利者当益利。至于薏米、茅根，亦皆为利小便之辅佐品。汇集诸药为方，是以用之必效也。

阴虚水肿

邻村霍氏妇，年二十余，因阴虚得水肿证。

病因　因阴分虚损，常作灼热，浸至小便不利，积成水肿。

证候　头面周身皆肿，以手按其肿处成凹，移时始能复

原，日晡潮热，心中亦恒觉发热，小便赤涩，一日夜间不过通下一次。其脉左部弦细，右部弦而微硬，其数六至。

诊断　此证因阴分虚损，肾脏为虚热所伤而生炎，是以不能漉水以利小便。且其左脉弦细，则肝之疏泄力减，可致小便不利；右脉弦硬，胃之蕴热下溜，亦可使小便不利，是以积成水肿也。宜治以大滋真阴之品，俾其阴足自能退热，则肾炎可愈，胃热可清。肝木得肾水之涵濡，而其疏泄之力亦自充足。再辅以利小便之品作向导，其小便必然通利，所积之水肿亦不难徐消矣。

处方　生怀山药一两　生怀地黄六钱　生杭芍六钱　玄参五钱　大甘枸杞五钱　沙参四钱　滑石三钱

共煎汤一大盅，温服。

复诊　将药连服四剂，小便已利，头面周身之肿已消弱半，日晡之热已无，心中仍有发热之时。惟其脉仍数逾五至。知其阴分犹未充足也。仍宜注重补其真阴而少辅以利水之品。

处方　熟怀地黄一两　生杭芍六钱　生怀山药五钱　大甘枸杞五钱　柏子仁四钱　玄参四钱　沙参三钱　生车前子三钱，装袋　大云苓片二钱　鲜白茅根五钱

药共十味，先将前九味水煎十余沸，再入鲜白茅根，煎四五沸，取汤一大盅，温服。若无鲜白茅根，可代以鲜芦根。至两方皆重用芍药者，因芍药性善滋阴，而又善利小便，原为阴虚小便不利者之主药也。

效果　将药连服六剂，肿遂尽消，脉已复常。遂停服汤药，俾日用生怀山药细末两许，熬作粥，少兑以鲜梨自然汁，当点心服之，以善其后。

234

风水有痰

马朴臣，辽宁大西关人，年五旬，业商，得受风水肿兼有痰证。

病因 因秋末远出经商，劳碌受风，遂得斯证。

证候 腹胀，周身漫肿，喘息迫促，咽喉膺胸之间时有痰涎堵塞。舌苔淡白，小便赤涩短少，大便间日一行，脉象无火而微浮。拟是风水，当遵《金匮》治风水之方治之。

处方 生石膏捣细，一两　麻黄三钱　甘草二钱　生姜二钱　大枣四枚，擘开　西药阿斯匹林三分

药共六味，将前五味煎汤一大盅，冲化阿斯匹林，温服，被覆取汗。

方解 此方即越婢汤原方加西药阿斯匹林也。当时冬初，北方天气寒凉，汗不易出，恐但服越婢汤不能得汗，故以西药之最善发汗兼能解热者之阿斯匹林佐之。

复诊 将药服后，汗出遍体，喘息顿愈，他证如故，又添心中热渴，不思饮食。诊其脉，仍无火象。盖因痰饮多而湿胜故也。斯当舍脉从证，而治以清热之重剂。

处方 生石膏捣细，四两　天花粉八钱　薄荷叶钱半

共煎汤一大碗，俾分多次徐徐温饮下。

三诊 将药服后，热渴痰涎皆愈强半，小便亦见多，可进饮食，而漫肿腹胀不甚见轻。斯宜注重利其小便以消漫肿，再少加理气之品以消其腹胀。

处方 生石膏捣细，一两　滑石一两　地肤子三钱　丈菊子捣碎，三钱　海金沙三钱　槟榔三钱　鲜茅根三钱

共煎汤一大盅半，分两次温服下。

丈菊俗名向日葵。究之，向日葵之名当属之卫足花，不可以名丈菊也。丈菊子《本草纲目》未收，因其善治淋疼利小便，故方中用之。

效果 将药煎服两剂，小便大利，肿胀皆见消。因将方中石膏、滑石、槟榔皆减半，连服三剂病痊愈。

黄疸门

黄疸兼外感

天津北大关下首，苏媪，年六十六岁，于仲春得黄疸证。

病因 事有拂意，怒动肝火，继又薄受外感，遂遍身发黄成疸证。

证候 周身黄色如橘，目睛黄尤甚，小便黄可染衣，大便色白而干，心中发热作渴，不思饮食。其脉左部弦长有力且甚硬，右部脉亦有力而微浮，舌苔薄而白无津液。

诊断 此乃肝中先有蕴热，又为外感所束，其热益甚，致胆管肿胀，不能输其胆汁于小肠，而溢于血中，随血运遍周身，是以周身无处不黄。迨至随血运行之余，又随水饮渗出，归于膀胱，是以小便亦黄。至于大便色白者，因胆汁不入小肠以化食，大便中既无胆汁之色也。《金匮》有硝石矾石散，原为治女劳疸之专方，愚恒借之以概治疸证皆效，而煎汤送服之药须随证变更。其原方原用大麦粥送服。而此证肝胆之脉太盛，当用泻肝胆之药煎汤送之。

处方 净火硝研细，一两　皂矾捣碎，一两　大麦面焙熟，二两，如无可代以小麦面

236

水和为丸，桐子大，每服二钱，日两次。此即硝石矾石散而变散为丸也。

汤药　生怀山药一两　生杭芍八钱　连翘三钱　滑石三钱 栀子二钱　茵陈二钱　甘草二钱

共煎汤一大盅，送服丸药一次，至第二次服丸药时，仍煎此汤药之渣送之。再者，此证舌苔犹白，右脉犹浮。当于初次服药后迟一点钟，再服西药阿斯匹林一瓦，俾周身得微汗，以解其未罢之表证。

方解

按： 硝石矾石散，服之间有作呕吐者，今变散为丸，即无斯弊。又方中矾石解者多谓系白矾，而兹方中用皂矾者，因本方后有病随大小便去，小便正黄，大便正黑数语。解者又谓大便正黑系瘀血下行。夫果系瘀血下行，当为紫黑何为正黑，盖人惟服皂矾其大便必正黑，矾石系为皂矾之明征。又尝考《本经》，硝石一名羽涅。《尔雅》又名为涅石。夫涅者，染物使黑也。矾石既为染黑色所需之物，则为皂矾非白矾尤无疑矣。且此病发于肝胆，皂矾原为硫酸化铁而成，化学家既名之为硫酸铁，方中用矾石原借金能制木之义以制胆汁之妄行也。又尝阅西学医书，其治黄疸亦多用铁基之药。即中西医理汇通参观，则矾石为皂矾，而绝非白矾，不更分毫无疑哉！

复诊　将药连服四剂。阿斯匹林服一次已周身得汗，其心中已不若从前之渴热，能进饮食，大便已变黑色，小便黄色稍淡，周身之黄亦见退，脉象亦较前和缓。俾每日仍服丸药两次，每次服一钱五分，所送服之汤药方则稍为加减。

汤药　生怀山药一两　生杭芍六钱　生麦芽三钱　鲜茅根三 钱，茅根无鲜者可代以鲜芦根　茵陈二钱　龙胆草二钱　甘草钱半共煎汤，送服丸药如前。

效果 将药连服五剂，周身之黄已减三分之二，小便之黄亦日见轻减，脉象已和平如常。遂俾停药勿服，日用生怀山药、生薏米等分轧细，煮作茶汤。调入鲜梨、鲜荸荠自然汁，当点心服之。阅两旬，病遂痊愈。

或问：黄疸之证，中法谓病发于脾，西法谓病发于胆。今此案全从病发于胆论治，将勿中法谓病发于脾者不可信软？答曰：黄疸之证有发于脾者，有发于胆者，为黄疸之原因不同，是以仲圣治黄疸之方各异。即如硝石矾石散，原治病发于胆者也。其矾石若用皂矾，固为平肝胆要药。至硝石确系火硝，其味甚辛，辛者金味，与矾石并用更可相助为理也。且西人谓有因胆石成黄疸者，而硝石矾石散，又善消胆石。有因钩虫成黄疸者，而硝石矾石散，并善除钩虫。制方之妙，诚不可令人思议也！不但此也。仲圣对于各种疸证多用茵陈。此物乃青蒿之嫩者，禀少阳最初之气，发生于冰雪未化之中，色青、性凉、气香，最善入少阳之腑以清热疏郁、消肿透窍，原为少阳之主药。仲圣若不知黄疸之证兼发于胆，何以若斯喜用少阳之药乎？是以至明季南昌喻氏出，深窥仲圣用药之奥旨，于治钱小鲁酒疸一案，直谓胆之热汁溢于外，以渐渗于经络则周身俱黄云云，不已显然揭明黄疸有发于胆经者乎？

黄 疸

王级三，奉天陆军连长，年三十二岁，于季秋得黄疸证。

病因 出外行军，夜宿帐中，勤苦兼受寒凉，如此月余，遂得黄疸证。

证候 周身黄色甚暗，似兼灰色。饮食减少，肢体酸懒无

张锡纯医论医案撮要

力，大便一日恒两次，似完谷不化。脉象沉细，左部更沉细欲无。

诊断 此脾胃肝胆两伤之病也。为勤苦寒凉过度，以致伤其脾胃，是以饮食减少，完谷不化；伤其肝胆，是以胆汁凝结于胆管之中，不能输肠以化食，转由胆囊渗出，随血流行于周身而发黄。此宜用《金匮》硝石矾石散以化其胆管之凝结，而以健脾胃补肝胆之药煎汤送服。

处方 用硝石矾石散所制丸药（见前），每服二钱，一日服两次，用后汤药送服。

汤药 生箭芪六钱　白术炒，四钱　桂枝尖三钱　生鸡内金黄色的，捣，二钱　甘草二钱

共煎汤二大盅，送服丸药一次。至第二次服丸药时，仍煎此汤药之渣送之。

复诊 将药连服五剂，饮食增加，消化亦颇佳良，体力稍振，周身黄退弱半，脉象亦大有起色。俾仍服丸药，一次服一钱五分，日两次，所送服之汤药宜略有加减。

处方 生箭芪六钱　白术炒，四钱　当归三钱　生麦芽三钱　生鸡内金黄色的，捣，二钱　甘草二钱

共煎汤一大盅，送服丸药一次。至第二次服丸药时，仍煎此汤药之渣送服。

效果 将药连服六剂，周身之黄已退十分之七，身形亦渐强壮，脉象已复其常。俾将丸药减去一次，将汤药中去白术，加生怀山药五钱。再服数剂，以善其后。

黄　疸

范庸吾，年三十二岁，住天津城里草厂庵旁，业商，为义

商汇丰银行经理，得黄疸证。

病因　连日朋家饮宴，饮酒过量，遂得斯证。

证候　周身面白俱黄，饮食懒进，时作呕吐，心中恒觉发热，小便黄甚，大便白而干涩。脉象左部弦而有力，右部滑而有力。

诊断　此因脾中蕴有湿热，不能助胃消食，转输其湿热于胃，以致胃气上逆（是以呕吐），胆火亦因之上逆（黄坤载谓，非胃气下降，则胆火不降），致胆管肿胀不能输其汁于小肠以化食，遂溢于血中而成黄疸矣。治此证者，宜降胃气，除脾湿，兼清肝胆之热，则黄疸自愈。

处方　生赭石轧细，一两　生薏米捣细，八钱　茵陈三钱　栀子三钱　生麦芽三钱　竹茹三钱　木通二钱　槟榔二钱　甘草二钱

煎汤服。

效果　服药一剂，呕吐即止，可以进食。又服两剂，饮食如常，遂停药，静养旬日间，黄疸皆退净。

痢疾门

痢疾转肠溃疡

杨晴溪，沧县杨家石桥人，年三十五岁，业商，于季秋因下痢成肠溃疡证。

病因　向在天津开耀华织工厂，因赔累歇业，心中懊恼，暗生内热。其肝胆之热下迫，致成痢疾。痢久不愈，又转为肠溃疡。

证候　其初下痢时，后重腹疼，一昼夜十七八次，所下者

赤痢，多带鲜血，间有白痢。延医治疗阅两月，病益加剧，所下者渐变为血水，杂以脂膜，其色腐败，其气腥臭。每腹中一觉疼即须入厕，一昼夜二十余次，身体羸弱，口中发干，心中怔忡。其脉左右皆弦细，其左部则弦而兼硬，一分钟九十二至。

诊断　此乃因痢久不愈，肠中脂膜腐败，由腐败而至于溃烂，是以纯下血水杂以脂膜，即西人所谓肠溃疡也。其脉象弦细者，气血两亏也；其左脉细而硬者，肝肾之阴亏甚也；其口干心中怔忡者，皆下血过多之所致也。此宜培养其气血，而以解毒化瘀生新之药佐之。

处方　龙眼肉一两　生怀山药一两　熟地黄一两　金银花四钱　甘草三钱　广三七轧细，三钱

药共六味，将前五味煎汤，送服三七末一半。至煎渣再服时，仍送服余一半。

方解　龙眼肉为补益脾胃之药，而又善生心血以愈怔忡，更善治肠风下血，治此证当为主药。山药亦善补脾胃，而又能上益肺气、下固肾气，其所含多量之蛋白质，尤善滋阴养血，凡气血两虚者，洵为当用之药。熟地黄不但补肾阴也，冯楚瞻谓能大补肾中元气，要亦气血双补之品也。此三味并用，久亏之气血自能渐复。气血壮旺自能长肌肉排腐烂。又佐以金银花、甘草以解毒，三七以化瘀生新，庶能挽回此垂危之证也。

复诊　将药煎服三剂，病大见愈。一昼夜大便三四次，间见好粪，心中已不怔忡，脉象犹弦而左部不若从前之硬。因所服之药有效，遂即原方略为加减，又服数剂，其大便仍一日数次，血粪相杂。因思此证下痢甚久，或有阿米巴毒菌（此菌详三期痢疾门）伏藏于内，似方中加消除此毒菌之药治之。

处方　龙眼肉一两　生怀山药一两　熟地黄一两　甘草三钱　生硫黄研细，八分　鸦胆子去皮，成实者，六十粒

药共六味，将前四味煎汤一大盅，送服鸦胆子、硫黄末各一半。至煎渣再服时，仍送服余一半。

方解　方中用鸦胆子、硫黄者，因鸦胆子为治血痢要药，并善治二便下血；硫黄为除阿米巴痢之毒菌要药。二药并用，则凉热相济，性归和平，奏效当速也。

三诊　将药煎服两剂，其大便仍血粪相杂，一日数行。因思鸦胆子与硫黄并用虽能消除痢中毒菌，然鸦胆子化瘀之力甚大，硫黄又为润大便之药（《本草》谓其能使大便润、小便长，西人以硫黄为轻下药），二药虽能消除痢中毒菌，究难使此病完全除根。拟去此二药，于方中加保护脂膜，固涩大便之品。

处方　龙眼肉一两　生怀山药一两　大熟地黄一两　赤石脂捣细，一两　甘草三钱　广三七轧细，三钱

药共六味，将前五味煎汤一大盅，送服三七细末一半。至煎渣再服时，仍送服其余一半。

效果　将药连服五剂，下血之证痊愈，口中已不发干，犹日下溏粪两三次，然便时腹中分毫不疼矣。俾用生怀山药轧细末，每用两许，煮作茶汤，调以白糖令适口，当点心服之，其大便久自能固。

痢　疾

天津一区慧文里，张氏幼女，年五岁，于孟秋得痢证。

病因　暑日恣食瓜果，脾胃有伤，入秋以来则先泻后痢。

证候　前因泄泻旬日，身体已羸弱，继又变泻为痢，日下十余次，赤白参半，下坠腹疼，屡次服药不愈，身益羸弱。其

脉象亦弱，而左脉之力似略胜于右。

诊断

按： 其左右脉皆弱者，气血两虚也。而左脉之力似略胜于右脉者，知其肝胆虚而挟热，是以痢久不愈。然此热非纯系实热，不可用过凉之药。因其虚而挟热，其虚又不受补，是必所用之补品兼能泻热，俾肝胆之虚热皆愈，而痢自愈矣。

处方　鸭肝一具

调以食料，烹熟服之，日服二次。

效果　如法将鸭肝烹食，两日痊愈。此方愚在辽宁得之友人齐自芸君（北京人，学问渊博，兼通医学，时为沈阳税捐局长）。尝阅李氏《本草纲目》，鸭肉性凉、善治痢，鸭蛋之腌咸者亦善治痢，而未尝言及鸭肝。然痢之为病，多系肝火下迫肠中。鸭肉凉，想鸭肝亦凉。此证先泻后痢，身体羸弱，其肝经热而且虚可知。以鸭肝泻肝之热，即以鸭肝补肝虚，此所谓脏器疗法，是以奏效甚速也。且又香美适口，以治孺子之苦于服药者为尤宜也。

痢　疾

郑耀先，枣强人，年五旬，在天津一区为私塾教员，于孟秋得下痢证。

病因　连日劳心过度，心中有热，多食瓜果，遂至病痢。

证候　腹疼后重，下痢赤白参半，一日夜七八次。其脉左部弦而有力，右部浮而濡，重按不实。病已八日，饮食减少，肢体酸软。

诊断　证脉合参，当系肝胆因劳心生热，脾胃因生冷有伤。冷热相搏，遂致成痢。当清其肝胆之热，兼顾其脾胃之虚。

处方　生怀山药—两　生杭芍—两　当归六钱　炒薏米六钱
金银花四钱　竹茹碎者，三钱　甘草三钱　生姜三钱

共煎汤一大盅，温服。

复诊　服药两剂，腹疼后重皆除，下痢次数亦减，且纯变
为白痢。再诊脉，左部已和平如常，而右部之脉仍如从前。斯
再投以温补脾胃之剂当愈。

处方　生怀山药—两　炒薏米五钱　龙眼肉五钱　山楂片三
钱　干姜二钱　生杭芍二钱

共煎汤一大盅，温服。

效果　将药煎汤，服两剂，痢遂痊愈。

说明

按：欲温补其脾胃而复用芍药者，防其肝胆因温补复生热
也。用山楂片者，以其能化白痢之滞，且与甘草同用则酸甘化
合（即甲已化土），实有健运脾胃之功效也。

噤口痢

施瑞臣，安徽蒙城人，五十六岁，居天津一区，得噤口
痢证。

病因　举家数口，寄食友家，不能还乡。后友家助以资斧
令还乡，道路又复不通。日夜焦思，频动肝火。时当孟秋，心
热贪凉，多食瓜果，致患下痢。

证候　一日夜下痢十五六次，多带鲜血，后重甚剧，腹偶
觉疼，即须入厕，便后移时，疼始稍愈。病已五日，分毫不能
进食，惟一日之间强饮米汤数口。其脉左部弦而硬，右部弦而
浮，其搏五至。心中发热，常觉恶心。

244

诊断　此肝火炽盛，肝血虚损，又兼胃气挟热上逆，是以下痢甚剧，而又噤口不食也。当治以滋阴清热，平肝降胃之品。

处方　生杭芍一两　生怀山药一两　滑石七钱　白头翁五钱　秦皮三钱　碎竹茹三钱　甘草三钱　鸦胆子去皮，成实者，五十粒

先用白糖水囫囵送服鸭胆子仁，再将余药煎汤一大盅，温服下。

复诊　将药如法服两剂，痢中已不见鲜血，次数减去三分之二。其脉左部较前和平，右部则仍有浮弦之象，仍然不能饮食，心中仍然发热，然不若从前之恶心。此宜用药再清其胃腑，必然能食矣。

处方　生怀山药两半　生石膏捣细，两半　生杭芍六钱　白头翁四钱　秦皮二钱　甘草二钱

共煎汤一大盅，分两次温服。

效果　将药煎服一剂，即能进食。痢已不见，变作泄泻，日四五次。俾用生怀山药细末煮作粥，少调以白糖服之，三日痊愈。

或问：石膏为治外感实热之药，今此证未夹杂外感，何以方中亦用之？答曰：石膏为治阳明胃腑有实热者之圣药，初不论其为外感非外感也。盖阳明胃气以息息下行为顺。若有热，则其气多不下行而上逆，因其胃气挟热上逆，所以多恶心呕吐，不思饮食。若但知清其热，而不知降其气，治之恒不易见效。惟石膏性凉、质重（虽煎为汤，仍有沉重之力），其凉也，能清实热；其重也，能镇气逆。是以凡胃气挟实热上逆，令人不思饮食者，服之可须臾奏效。若必谓石膏专治外感实热，不可用治内伤实热，则近代名医徐氏、吴氏医案中皆有重用石膏治愈

内伤实热之案，何妨取以参观乎？

大小便病门

泄泻兼发灼

胡益轩，天津南唐官屯人，年四十二岁，业商，于孟秋得泄泻兼灼热病。

病因 其兄因痢病故，铺中之事及为其兄殡葬之事，皆其一人经理。哀痛之余，又兼心力俱瘁，遂致大便泄泻，周身发热。

证候 一日夜泻十四五次。将泻时先腹疼，泻后疼益甚，移时始愈。每过午一点钟，即觉周身发热，然不甚剧，夜间三点钟后，又渐愈。其脉六部皆弱，两尺尤甚。

诊断

按： 此证系下焦虚寒及胸中大气虚损也。盖下焦寒甚者，能迫下焦之元阳上浮。胸中大气虚甚者，恒不能收摄，致卫气外浮。则元阳之上浮与卫气之外浮相并，即可使周身发热。其发在过午者，因过午则下焦之阴寒益盛，而胸中大气益虚也（胸中大气乃上焦之阳气，过午阴盛，是以大气益虚）。此本虚寒泄泻之证，原不难治，而医者因其过午身热，皆不敢投以温补，是以屡治不愈。拟治以大剂温补之药，并收敛其元阳归其本源，则泄泻止而灼热亦愈矣。

处方 白术炒，五钱 熟怀地黄一两 生怀山药一两 净萸肉五钱 干姜三钱 乌附子三钱 生杭芍三钱 云苓片二钱 炙甘草三钱共煎汤一大盅，温服。

复诊　服药一剂，身热即愈。服至三剂，泄泻已愈强半，脉象亦较前有力。遂即原方略为加减，俾再服之。

处方　白术炒，五钱　熟怀地黄一两　生怀山药一两　净萸肉五钱　龙眼肉五钱　干姜四钱　乌附子四钱　云苓片二钱　炙甘草三钱

效果　将药连服十余剂，病遂痊愈。

说明　大队温补药中复用芍药者，取其与附子并用，能收敛元阳归根于阴，且能分利小便，则泄泻易愈也。至后方去芍药者，因身已不热，元阳已归其宅，且泄泻已就愈，仍有茯苓以利其小便，无须再用芍药也。

小便白浊

李克明，天津东门里宝林书庄理事，年二十六岁，得小便白浊证。

病因　其家在盐山，距天津二百余里。于季秋乘载大货车还家，中途遇雨，衣服尽湿，夜宿店中，又披衣至庭中小便，为寒风所袭，遂得白浊之证。

证候　尿道中恒发刺痒，每小便完时有类精髓流出数滴。今已三阅月，屡次服药无效，颇觉身体衰弱，精神短少。其脉左部弦硬，右部微浮重按无力。

诊断　《内经》谓肾主蛰藏，肝主疏泄，又谓风气通于肝，又谓肝行肾之气。此证因风寒内袭入肝，肝得风助，其疏泄之力愈大。故当小便时，肝为肾行气过于疏泄，遂致肾脏失其蛰藏之用，尿出而精亦随之出矣。其左脉弦硬者，肝脉挟风之象；其右脉浮而无力者，因病久而气血虚弱也；其尿道恒发

刺痒者，尤显为风袭之明征也。此宜散其肝风，固其肾气，而更辅以培补气血之品。

处方　生箭芪五钱　净萸肉五钱　生怀山药五钱　生龙骨捣碎，五钱　生牡蛎捣碎，五钱　生杭芍四钱　桂枝尖三钱　生怀地黄三钱　甘草钱半

共煎汤一大盅，温服。

方解　方中以黄芪为主者，因《本经》原谓黄芪主大风。是以风之入脏者，黄芪能逐之外出，且其性善补气，气盛自无滑脱之病也。桂枝亦逐风要药，因其性善平肝，故尤善逐肝家之风。与黄芪相助为理，则逐风之力愈大也。用萸肉、龙骨、牡蛎者，以其皆为收敛之品，又皆善收敛正气而不敛邪气，能助肾脏之蛰藏而无碍肝风之消散。拙著药物讲义中论之详矣。用山药者，以其能固摄下焦气化，与萸肉同为肾气丸中要品，自能保合肾气不使虚泻也。用芍药、地黄者，欲以调剂黄芪、桂枝之热，而芍药又善平肝，地黄又善补肾，古方肾气丸以干地黄为主药，即今之生地黄也。用甘草者，取其能缓肝之急，即能缓其过于疏泄之力也。

效果　将药连服三剂，病即痊愈。因即原方去桂枝以熟地易生地，俾再服数剂，以善其后。

小便因寒闭塞

石玉和，辽宁省公署护兵，年三十二岁，于仲冬得小便不通证。

病因　晚饭之后，食梨一颗，至夜站岗又受寒过甚，遂致小便不通。

证候　病初得时，先入西医院治疗。西医治以引溺管，小

便通出，有顷小便复存蓄若干。西医又纳以橡皮引溺管，使久在其中，有尿即通出。乃初虽稍利，继则小便仍不出，遂来院中（立达医院）求为诊治。其脉弦细沉微，不足四至。自言下焦疼甚且凉甚。知其小便因受寒而凝滞也，斯当以温热之药通之。

处方　野党参五钱　椒目炒，捣，五钱　怀牛膝五钱　乌附子三钱　广肉桂三钱　当归三钱　干姜二钱　小茴香二钱　生明没药二钱　威灵仙二钱　甘草二钱

共煎一大盅，温服。

方解　方中之义，人参、灵仙并用，可治气虚小便不通。椒目与桂、附、干姜并用，可治因寒小便不通。又佐以当归、牛膝、茴香、没药、甘草诸药，或润而滑之，或引而下之，或辛香以透窍，或温通以开瘀，或和中以止疼。众药相济为功，自当随手奏效也。

效果　将药煎服一剂，小便通下。服至三剂，腹疼觉凉痊愈，脉已复常。俾停服汤药，日用生硫黄钱许，研细，分作两次服，以善其后。

说明　诸家本草，皆谓硫黄之性能使大便润、小便长。用于此证，其暖而能通之性适与此证相宜也。

不寐病门

心虚不寐

徐友梅，道尹（总统介弟），寓天津一区小松岛街，年六十六岁，于季春得不寐证。

病因　因性嗜吟咏，喜与文士结社，赋诗联句，暗耗心血，遂致不寐。

证候　自冬令间有不寐之时，未尝介意，至春日阳生，病浸加剧，迨至季春，恒数夜不寐，服一切安眠药皆不效，精神大为衰惫，心中时常发热，懒于饮食，勉强加餐，恒觉食停胃脘不下行。大便干燥，恒服药始下。其脉左部浮弦，右脉尤弦而兼硬，一息五至。

诊断　其左脉浮弦者，肝血虚损，兼肝火上升也。人之睡时魂藏于肝，今因肝脏血虚火升，魂不能藏，是以不寐；其右脉弦而兼硬者，胃中酸汁短少，更兼胃气上逆也。酸汁少则不能化食，气上逆则不能息息下行、传送饮食，是以食后恒停胃脘不下；而其大便之燥结，亦即由胃腑气化不能下达所致。治此证者，宜清肝火、生肝血、降胃气、滋胃汁。如此以调养肝胃，则夜间自能安睡，食后自不停滞矣。

处方　生怀山药一两　大甘枸杞八钱　生赭石轧细，六钱　玄参五钱　北沙参五钱　生杭芍五钱　酸枣仁炒，捣，四钱　生麦芽三钱　生鸡内金黄色的，捣，钱半　茵陈钱半　甘草二钱

共煎一大盅，温服。

复诊　将药煎服两剂，夜间可睡两三点钟。心中已不发热，食量亦少加增，大便仍滞，脉象不若从前之弦硬。遂即原方略为加减，俾再服之。

处方　生怀山药一两　大甘枸杞八钱　生赭石轧细，六钱　玄参五钱　北沙参五钱　酸枣仁炒，捣，四钱　龙眼肉三钱　生杭芍三钱　生鸡内金黄色的，捣，钱半　生远志钱半　茵陈一钱　甘草钱半

共煎汤一大盅，温服。

效果　将药连服三剂，夜间安睡如常。食欲已振，大便亦

自然通下。惟脉象仍有弦硬之意。遂将方中龙眼肉改用八钱，俾多服数剂，以善其后。

说明《易·系辞》云，一阴一阳互为之根，此天地之气化也。人禀天地之气化以生，是以上焦之气化为阳，下焦之气化为阴。当白昼时，终日言语动作，阴阳之气化皆有消耗，实赖向晦燕息以补助之。诚以人当睡时，上焦之阳气下降潜藏与下焦之阴气会合，则阴阳自能互根，心肾自然相交。是以当熟睡之时，其相火恒炽盛暗动（得心阳之助），此心有益于肾也。至睡足之时，精神自清爽异常（得肾阴之助），此肾有益于心也。即《易》所谓一阴一阳互为之根也。由斯知人能寐者，由于阳气之潜藏；其不能寐者，即由于阳气之浮越。究其所以浮越者，实因脏腑之气化有升无降也。是以方中重用赭石以降胃镇肝，即以治大便燥结。且其色赤、质重，能入心中，引心阳下降以成寐。若更佐以龙骨、牡蛎诸收敛之品以保安其神魂，则更可稳睡。而方中未加入者，因其收涩之性与大便燥结者不宜也。又《内经》治目不得瞑，有半夏秫米汤，原甚效验。诚以胃居中焦，胃中之气化若能息息下行，上焦之气化皆可因之下行。半夏善于降胃，秫米善于和胃，半夏与秫米并用，俾胃气调和顺适，不失下行之常，是以能令人瞑目安睡。方中赭石与山药并用，其和胃降胃之力实优于半夏秫米。此乃取古方之义而通变化裁，虽未显用古方而不啻用古方也。

不寐兼惊悸

表兄赵文林之夫人，年近三旬，得不寐证，兼心中恒惊悸。

病因　文林为吾邑名孝廉，远出作教员，恒半载不归。家中诸事皆其夫人自理，劳心过度，因得不寐兼惊悸病。

证候 初苦不寐时，不过数日偶然，其过半夜犹能睡，继则常常如此。又继则彻夜不寐，一连七八日，困顿已极，仿佛若睡，陡觉心中怦怦而动，即蓦然惊醒，醒后心犹怔忡，移时始定，心常发热，呼吸似觉短气，懒于饮食，大便燥结，四五日始一行。其脉左部弦硬，右部近滑，重诊不实，一息数近六至。

诊断 此因用心过度，心热耗血，更因热生痰之证也。为其血液因热暗耗，阴虚不能潜阳，是以不寐；痰停心下，火畏水刑（心属火痰属水），是以惊悸；其呼吸觉短气者，上焦凝滞之痰碍气之升降也；其大便燥结者，火盛血虚，肠中津液短也。此宜治以利痰降胃，滋阴柔肝之剂，再以养心安神之品辅之。

处方 生赭石轧细，八钱 大甘枸杞八钱 生怀地黄八钱 生怀山药六钱 瓜蒌仁炒，捣，六钱 天冬六钱 生杭芍五钱 清半夏四钱 枣仁炒，捣，四钱 生远志二钱 茵陈钱半 甘草钱半 朱砂研细，二分

药共十三味，将前十二味煎汤一大盅，送服朱砂末。

复诊 将药连服四剂，心中已不觉热，夜间可睡两点钟，惊悸已愈十之七八，气息亦较前调顺，大便之燥结亦见愈。脉象左部稍见柔和，右部仍有滑象，至数稍缓，遂即原方略为加减，俾再服之。

处方 生赭石轧细，八钱 大甘枸杞八钱 生怀地黄八钱 生怀山药六钱 龙眼肉五钱 瓜蒌仁炒，捣，五钱 玄参五钱 生杭芍五钱 生枣仁炒，捣，四钱 生远志二钱 甘草一钱

共煎汤一大盅，温服。

效果 将药连服六剂，彻夜安睡，诸病皆愈

痫痉颠狂门

痫风兼脑充血

陈德三，山东曲阜人，年三十八岁，在天津一区充商业学校教员，得痫风兼脑充血证。

病因 因肝火素盛，又在校中任讲英文，每日登堂演说，时间过长，劳心劳力皆过度，遂得斯证。

证候 其来社求诊时，但言患痫风，或数日一发，或旬余一发，其发必以夜，亦不自觉，惟睡醒后其舌边觉疼，有咬破之处，即知其睡时已发痫风，其日必精神昏愦，身体酸懒。诊其脉，左右皆弦硬异常。因问其脑中发热或作疼，或兼有眩晕之时乎？答曰：此三种病脑中皆有，余以为系痫风之连带病，故未言及耳。愚曰：非也，是子患痫风兼患脑充血也。

诊断 按痫风之证，皆因脑髓神经失其所司，而有非常之变动。其脑部若充血过甚者，恒至排挤脑髓神经，使失其常司也。此证既患痫风，又兼脑部充血，则治之者自当以先治其脑部充血为急务。

处方 治以拙拟镇肝熄风汤（方在三期七卷）。为其兼患痫风，加全蜈蚣（大者）三条。盖镇肝熄风汤原为拙拟治脑充血之主方，而蜈蚣又善治痫风之要药也。

复诊 前方连服十剂，脑部热疼眩晕皆除，惟脉仍有力。即原方略为加减，又服十剂，则脉象和平如常矣。继再治其痫风。

处方 治以拙拟愈痫丹（方在五期论治痫风篇中），日服两次，每次用生怀山药五钱煎汤送下。

效果　服药逾两月，旧病未发，遂停药勿服，痫风从此愈矣。

受风瘛疭

天津北门西白家胡同，董氏幼女，年三岁，患瘛疭病。

病因　暮春气暖，着衣过厚，在院中嬉戏，出汗受风，至夜间遂发瘛疭。

证候　剧时闭目昏昏，身躯后挺，两手紧握，轻时亦能明了，而舌肿不能吮乳，惟饮茶汤及代乳粉，大便每日溏泻两三次，如此三昼夜不愈，精神渐已不支，皮肤发热。诊其脉，亦有热象。

诊断　此因春暖衣厚，肝有郁热，因外感激发其热，上冲脑部，排挤脑髓神经失其运动之常度，是以发搐。法当清其肝热，散其外感，兼治以镇安神经之药，其病自愈。

处方　生怀山药一两　滑石八钱　生杭芍六钱　连翘三钱
甘草三钱　全蜈蚣大者，两条　朱砂细末，二分

药共七味，将前六味煎汤一盅，分数次将朱砂徐徐温送下。

效果　将药煎服一剂，瘛疭已愈。其头仍向后仰，左手仍拳曲不舒，舌肿已消强半，可以吮乳，大便之溏已愈。遂即原方减滑石之半，加玄参六钱。煎服后，左手已不拳曲，其头有后仰之意。遂减去方中滑石，加全蝎三个，服一剂痊愈。盖蜈蚣之为物，节节有脑，原善理神经以愈瘛疭；而蝎之为物，腹有八星，列作两行，实为木之成数，故能直入肝经以理肝舒筋（肝主筋）。项间之筋舒则无拘挛，头自不向后仰矣。

慢脾风

辽宁省公署科员侯寿平之幼子，年七岁，于季秋得慢脾风证。

病因　秋初病疟，月余方愈。愈后觉左胁下痞硬，又屡服消瘀之品，致脾胃虚寒不能化食，浸至吐泻交作，兼发抽掣。

证候　日昳潮热，两颧发红，昏睡露睛，手足时作抽掣，剧时督脉紧而头向后仰（俗名角弓反张）。无论饮食药物，服后半点钟即吐出，且带出痰涎若干，时作泄泻。其脉象细数无力。

诊断　疟为肝胆所受之邪。木病侮土，是以久病疟者多伤脾胃。此证从前之左胁之痞硬，脾因受伤作胀也，而又多次服消导开破之品，则中焦气化愈伤，以致寒痰留饮，积满上溢，迫激其心肺之阳上浮则面红，外越而身热，而其病本实则凉也。其不受饮食者，为寒痰所阻也；其兼泄泻者，下焦之气化不固也；其手足抽掣者，血虚不能荣筋养肝，则肝风内动而筋紧缩也；抽掣剧时头向后仰者，不但督脉因寒紧缩，且以督脉与神经相连，督脉病而脑髓神经亦病，是以改其常度而妄行也。拟先用《福幼编》逐寒荡凉汤开其寒痰，俾其能进饮食，斯为要务。

处方　胡椒一钱　干姜一钱　肉桂一钱　丁香十粒，四味共捣成粗渣　高丽参一钱　甘草一钱

先用灶心土三两煮汤澄清，以之代水，先煎人参、甘草七八沸。再入前四味，同煎三四沸，取清汤八分杯，徐徐灌之。

方解　此方即逐寒荡惊汤原方加人参、甘草也。原方干姜原系炮用，然炮之则其气轻浮，辣变为苦，其开通下达之力顿减，是以不如生者。特是生用之则奇辣过甚，故加甘草和之，

且能逗留干姜之力使绵长也。又加人参者，欲以补助胸中大气，以运化诸药之力。仲师所谓大气一转，其气（即痰饮）乃散也。又此方原以胡椒为主，若遇寒痰过甚者，可用至钱半。又此物在药房中原系背药，陈久则力减，宜向食料铺中买之。

复诊　将药服后，呕吐即止，抽掣亦愈，而潮热、泄泻亦似轻减。拟继用《福幼编》中加味理中地黄汤，略为加减俾服之。

处方　熟怀地黄五钱　生怀山药五钱　焦白术三钱　大甘枸杞三钱　野党参二钱　炙箭芪二钱　干姜二钱　生杭药二钱　净萸肉二钱　肉桂一钱，后入　红枣三枚，掰开　炙甘草一钱　胡桃一个，用仁捣碎

共煎汤一大盅，分多次徐徐温服下。

方解　此方之药为温热并用之剂，热以补阳，温以滋阴。病本寒凉是以药宜温热，而独杂以性凉之芍药者，因此证凉在脾胃，不在肝胆。若但知暖其脾胃，不知凉其肝胆，则肝胆因服热药而生火，或更激动其所寄之相火，以致小便因之不利，其大便必益泄泻。芍药能凉肝胆，尤善利小便，且尤善敛阳气之浮越以退潮热，是以方中特加之也。《福幼编》此方干姜亦系炮用，前方中之干姜变炮为生，以生者善止呕吐也。今呕吐已止，而干姜复生用者，诚以方中药多滞腻，犹恐因之生痰。以干姜生用之苦辣者开通之，则滞腻可化。而干姜苦辣过甚之性，即可因与滞腻之药并用而变为缓和。此药性之相合而化，亦即相得益彰也。又此方原亦用灶心土煎汤以之代水煎药，而此时呕吐已止，故可不用。然须知灶心土含碱质甚多，凡柴中有碱质者，烧余其碱多归灶心土，是以其所煮之汤苦咸，甚难下咽，愚即用时恒以灶圹红土代之。且灶心土一名伏龙肝，而

　　　　　🏵️张锡纯医论医案撮要

雷敩谓用此土勿误用灶下土，宜用灶额中赤土，此与灶圹中红土无异。愚从前原未见其说，后得见之，自喜拙见与古暗合也。

效果　将药连服两剂，潮热与泄泻皆愈，脉象亦较前有力。遂去白术，将干姜改用一钱，又服两剂痊愈。

慢脾风

辽宁测量局长张孝孺君之幼孙，年四岁，得慢脾风证。

病因　秋初恣食瓜果，久则损伤脾胃，消化力减，犹不知戒，中秋节后遂成慢脾风证。

证候　食饮大减，强食少许犹不能消化，医者犹投以消食开瘀之剂，脾胃益弱，浸至吐泻交作，间发抽掣，始求愚为诊视。周身肌肤灼热，其脉则微细欲无，昏睡露睛，神气虚弱。

诊断　此证因脾胃虚寒，不能熟腐水谷、消化饮食，所以作吐泻。且所食之物不能融化精微、以生气血，惟多成寒饮，积于胃中，溢于膈上，排挤心肺之阳外出，是以周身灼热而脉转微细，此里有真寒外作假热也。其昏睡露睛者，因眼胞属脾胃，其脾胃如此虚寒，眼胞必然紧缩，是以虽睡时而眼犹微睁也。其肢体抽掣者，因气血亏损，不能上达于脑以濡润斡旋其脑髓神经（《内经》谓上气不足，则脑为之不满。盖血随气升，气之上升者少，血之上升亦少。可知观囟门未合之小儿，患此证者，其囟门必然下陷，此实脑为不满之明证，即气血不能上达之明征也），是以神经失其常司，而肢体有时抽掣也。此当投以温暖之剂，健补脾胃以消其寒饮，诸病当自愈。

处方　赤石脂研细，一两　生怀山药六钱　熟怀地黄六钱　焦白术三钱　乌附子二钱　广肉桂去粗皮，后入，二钱　干姜钱半　大

云苓片钱半　炙甘草二钱　高丽参捣为粗末，钱半

药共十味，将前九味煎汤一大盅，分多次徐徐温服。每次皆送服参末少许。

方解　方中重用赤石脂者，为其在上能镇呕吐，在下能止泄泻也。人参为末送服者，因以治吐泻丸散优于汤剂，盖因丸散之渣滓能留恋于肠胃也。

效果　将药服完一剂，呕吐已止，泻愈强半，抽掣不复作，灼热亦大轻减。遂将干姜减去，白术改用四钱，再服一剂，其泻亦止。又即原方将附子减半，再加大甘枸杞五钱，服两剂，病遂痊愈。

说明

按：此证若呕吐过甚者，当先用《福幼编》逐寒荡惊汤开其寒饮，然后能受他药。而此证呕吐原不甚剧，是以未用。

将成慢脾风

邻村赵姓幼男，年八岁，脾胃受伤，将成慢脾风证。

病因　本系农家，田园种瓜，看守其间。至秋日瓜熟，饥恒食瓜当饭，因之脾胃受伤，显露慢脾风征兆。

证候　食后饮食不化，恒有吐时，其大便一日三四次，多带完谷，其腿有时不能行步，恒当行走之时委坐于地，其周身偶有灼热之时，其脉左部弦细，右部虚濡，且至数兼迟。

诊断　此证之吐而且泻及偶痿废不能行步，皆慢脾风征兆也。况其周身偶或灼热，而脉转弦细虚濡，至数且迟，此显系内有真寒外有假热之象。宜治以大剂温补脾胃之药，俾脾胃健旺，自能消化饮食，不复作吐作泻。久之则中焦气化舒畅，周身血脉贯通，余病自愈。

处方　生怀山药一两　白术生炒，四钱　熟怀地黄四钱　龙眼肉四钱　干姜三钱　生鸡内金黄色的，捣，二钱　生杭芍二钱　甘草二钱

共煎汤一大盅，分两次温服下。

复诊　将药煎服两剂，吐泻灼热皆愈，惟行走时犹偶觉腿有不利。因即原方略为加减，俾多服数剂当痊愈。

处方　生怀山药一两　熟怀地黄四钱　龙眼肉四钱　胡桃仁四钱　白术炒，三钱　川续断三钱　干姜二钱　生鸡内金黄色的，捣，二钱　生杭芍钱半　甘草钱半

共煎汤一大盅，分两次温服。

效果　将药煎服两剂，病遂痊愈。因切戒其勿再食生冷之物，以防病之反复。

颠狂失心

都凤巢，洮昌都道尹之公子，年三旬，得颠狂失心证。

病因　因读书无所成就，欲别谋营业，而庭训甚严，不能自由，心郁生热，因热生痰，遂至颠狂失心。

证候　言语错乱，精神昏瞀，时或忿怒，时或狂歌，其心中犹似烦躁，夜不能寐，恒以手自挠其胸，盖自觉发闷也。问之，亦不能答。观其身形，似颇强壮。六脉滑实，两寸尤甚，一息五至。

诊断　人之元神在脑，识神在心，心脑息息相通，其神明白湛然长醒。生理学家谓心有四支血管通脑，此即神明往来于心脑之路也。此证之脉，其关前之滑实太过，系有热痰上壅，将其心脑相通之路堵塞。遂至神明有所隔碍，失其常性，此颠狂失心之所由来也。治之者当投以开通重坠之剂，引其痰火下

行，其四支血管为痰所瘀者，复其流通之旧，则神明之往来自无所隔碍，而复湛然长醒之旧矣。

处方　生赭石轧细，两半　川大黄八钱　清半夏五钱　芒硝四钱

药共四味，先将赭石、半夏煎十余沸，加入大黄，煎两三沸，取汤一大盅，入芒硝，融化温服。

方解　方中重用赭石者，以赭石系铁氧化合，其重坠之性能引血管中之瘀痰下行也。

复诊　三日服药一次（凡下降之药不可连服，须俟其正气稍缓再服），共服三次。每次服药后通下大便两三次，似有痰涎随下，其精神较前稍明了。诊其脉，仍有滑实之象，身体未见衰弱，拟再投以较重之剂。盖凡颠狂之甚者，非重剂治之不能愈也。

处方　生赭石轧细，二钱　川大黄一两　芒硝四钱　甘遂细末，钱半

药共四味，先煎赭石十余沸，入大黄煎两三沸，取汤一大盅，入芒硝融化，将服时再调入甘遂末。

三诊　将药如法煎服一剂，下大便五六次，带有痰涎若干。中隔两日，又服药一次（药中有甘遂，必须三日服一次，不然必作呕吐），又下大便五六次，中多兼痰块挑之不开，此所谓顽痰也。从此精神大见明了，脉象亦不复滑实矣，拟改用平和之剂调治之。

处方　生怀山药一两　生杭芍六钱　清半夏四钱　石菖蒲三钱　生远志二钱　清竹沥三钱　镜面砂研细，三分

药共七味，将前五味煎汤一大盅，调入竹沥，送服朱砂细末。

效果　将药如法煎服数剂，病遂痊愈。

神经错乱

黄象三，天津北仓中学肄业生，年二十岁，得神经错乱病。

病因 在校中本属翘楚，而考时不列前茅，因此心中忿郁，久之，遂致神经错乱。

证候 心中满闷发热，不思饮食，有时下焦有气上冲，并觉胃脘之气亦随之上冲，遂致精神昏瞀，言语支离。移时，觉气消稍顺，或吐痰数口，精神遂复旧。其左脉弦而硬，右脉弦而长，两尺皆重按不实，一息五至。

诊断 此乃肝火屡动，牵引冲气、胃气相并上冲，更挟痰涎上冲，以滞塞于喉间，并冲激其脑部，是以其神经错乱，而精神言语皆失其常也。其左脉弦硬者，肝血虚而火炽盛也；右脉弦长者，冲气挟胃气上冲之现象也。方书论脉，有直上直下，冲脉昭昭之语，所谓直上直下者，即脉弦且长之形状也；其两尺不实者，下焦之气化不固也。因下焦有虚脱之象，是以冲气易挟胃气上冲也。此当治以降胃、敛冲、镇肝之剂，更兼用凉润滋阴之品，以养肝血，清肝热，庶能治愈。

处方 生赭石轧细，一两　灵磁石轧细，五钱　生怀山药八钱　生龙骨捣碎，八钱　生杭芍六钱　玄参五钱　柏子仁五钱　云苓片二钱　清半夏三钱　石菖蒲三钱　生远志二钱　镜面砂研细，三分

药共十二味，将前十一味煎汤一大盅，送服朱砂细末。

复诊 将药连服四剂，满闷发热皆大见愈，能进饮食，有时气复上冲，而不复上干神经至于错乱。左右之脉皆较前平和，而尺部仍然欠实。拟兼用培补下元之品以除病根。

处方 生赭石轧细，一两　熟怀地黄八钱　生怀山药八钱　大

甘枸杞六钱　净萸肉五钱　生杭芍四钱　玄参四钱　云苓片二钱

共煎汤一大盅，温服。

效果　将药连服六剂，诸病皆愈，脉亦复常。

或问：地黄之性，黏腻生痰，胃脘胀满有痰者多不敢用，今重用之何以能诸病皆愈？答曰：用药如用兵，此医界之恒言也。如宋八字军最弱，刘锜将之即为劲卒，遂能大败金人，奏顺昌之捷，以斯知兵无强弱，在用之者何如耳。至用药亦何独不然？

忆曾治一李姓媪，胃口满闷有痰，其脉上盛下虚。投以肾气丸作汤服，为加生赭石八钱。服后觉药有推荡之力，须臾胸次豁然。

肾气丸非重用地黄者乎？然如此用药非前无师承而能有然也。《金匮》云："短气有微饮，当从小便去之，苓桂术甘汤主之，肾气丸亦主之。"夫饮即痰也，气短亦近于满闷，而仲师竟谓可治以肾气丸。愚为于《金匮》曾熟读深思，故临证偶有会心耳。

伤寒门

伤寒兼脑膜炎

李淑颜，盐山城西八里庄人，年六旬，蒙塾教员，于季冬患伤寒兼脑膜生炎。

病因　素有头昏证，每逢上焦有热，精神即不清爽，腊底偶冒风寒，病传阳明，邪热内炽，则脑膜生炎，累及神明，失其知觉。

证候　从前医者治不如法，初得时未能解表，遂致伤寒传里，阳明腑实，舌苔黄而带黑，其干如错，不能外伸，谵语不休，分毫不省人事，两目直视不瞬。诊其脉，两手筋惕不安，脉象似有力而不实，一息五至。大便四日未行，小便则溺时不知。

诊断　此乃病实脉虚之证。其气血亏损，难抗外邪，是以有种种危险之象。其舌苔黑而干者，阳明热实津液不上潮也；其两目直视不瞬者，肝火上冲而目发胀也；其两手筋惕不安者，肝热血耗而内风将动也；其谵语不省人事者，固有外感之邪热过盛，昏其神明；实亦由外感之邪热上蒸，致脑膜生炎，累及脑髓神经也。拟用白虎加人参汤，更辅以滋补真阴之品，庶可治愈。

处方　生石膏捣细，五钱　生怀地黄二两　野台参八钱　天花粉八钱　北沙参八钱　知母六钱　生杭芍六钱　生怀山药六钱　甘草四钱　荷叶边一钱

共煎汤三盅，分三次温服下。每服一盅，调入生鸡子黄两枚。方中不用粳米者，以生山药可代粳米和胃也；用生鸡子黄者，以其善熄肝风之内动也；用荷叶者，以其形为仰盂、象震，而其梗又中空，亭亭直上，且又得水面清气最多，善引诸凉药之力直达胸中，以清脑膜之炎也。

复诊　将药如法煎服，翌晨下大便一次，舌苔干较愈，而仍无津液，精神较前明了而仍有谵语之时，其目已不直视而能瞬。诊其脉，筋惕已愈强半，至数较前稍缓，其浮分不若从前有力，而重按却比从前有根柢。此皆佳兆也，拟即前方略为加减，清其余热即以复其真阴，庶可痊愈。

处方　生石膏捣细，四两　生怀地黄二钱　野台参八钱　大甘

枸杞一两　生怀山药一两　天花粉八钱　北沙参八钱　知母六钱
生杭芍六钱　甘草四钱

共煎汤三盅。为其大便已通，俾分多次徐徐温饮下，一次
只饮一大口。

效果　阅十点钟将药服完，精神清爽，诸病皆愈。

说明

按：治脑膜炎证，羚羊角最佳。而以治筋惕不安，亦羚羊
角最效。以其上可清头脑，下可熄肝风之萌动也。然此药价太
昂，僻处药房又鲜真者，是以方中未用。且此证虽兼有脑膜炎
病，实因脏腑之邪热上蒸，清其邪热则脑膜炎自愈，原不必注
重于清脑也。

或问：筋惕之病，西人谓脑髓神经失其常度而妄行，是以
脑膜炎证，恒有痉搐拘挛，角弓反张诸病，此皆筋惕之类。诚
以脑膜生炎而累及神经也。今则谓肝经血虚有热使然，将勿西
人之说不足信欤？答曰：此二说原可相通。脑髓神经原名脑气
筋，乃灰白色之细筋也。全体之筋皆肝主之，是以脑髓神经与
肝有至切之关系。肝有所伤，脑髓神经恒失其常度。西医所谓
脑髓神经病，多系方书中谓肝经病也。况方中用荷叶边作引，
原能引诸凉药上行以清其脑部乎？

伤寒脉闭

张金铎，天津东门里面粉庄理事，年三十八岁，于季冬得
伤寒证，且无脉。

病因　旬日前曾感冒风寒，经医治愈，继出门作事，又感
风寒，遂得斯病。

证候　内外俱觉寒凉，头疼，气息微喘，身体微形寒战，

六脉皆无。

诊断　盖其身体素弱，又在重感之余，风寒深入，阻塞经络，是以脉闭。拟治以麻黄汤，再重加补气之药，补其正气以逐邪外出，当可奏效。

处方　麻黄三钱　生箭芪一两　桂枝尖二钱　杏仁去皮，二钱
甘草二钱

先煎麻黄数沸，吹去浮沫，再入余药，同煎汤一大盅，温服，被覆取微汗。

效果　服药后周身得汗，其脉即出，诸病皆愈。

说明

按：此证或疑系少阴伤寒。因少阴伤寒脉原微细，微细之至，可至于无也。而愚从太阳治者，因其头疼、微喘、寒战，皆为太阳经之现象，而无少阴证蜷卧、但欲寐之现象也。是以于麻黄汤中，重加生黄芪一两，以助麻、桂成功。此扶正即以逐邪也。

伤寒脉闭

李姓童子，年十四岁，天津河北耀华织布工厂学徒，得伤寒脉闭证。

病因　其左肋下素有郁气，发动时辄作疼。一日，发动疼剧，头上汗出，其汗未解，出冒风寒，遂得斯证。

证候　头疼身冷，恶寒无汗，心中发热，六脉皆闭。

诊断　因其素有肋下作疼之病，身形羸弱；又当汗出之时，感冒风寒。则风寒之入者必深，是以脉闭身寒；又肋下素有郁气，其肝胆之火必然郁滞，因外感所束，激动其素郁之火，所以心中觉热。法当以发表之药为主，而以清热理郁兼补

正之药佐之。

处方　麻黄二钱　玄参六钱　生怀山药六钱　野台参二钱
生鸡内金二钱　天花粉五钱　甘草钱半

先煎麻黄数沸，吹去浮沫，再入诸药，同煎一大盅，温服
取汗。若不出汗时，宜再服西药阿斯匹林一瓦以助其汗。

效果　服药两点钟，周身微发热，汗欲出不出，遂将阿斯
匹林服下，须臾，汗出遍体。翌日复诊，其脉已出，五至无
力，已不恶寒，心中仍觉发热，遂去麻黄，将玄参、山药皆改
用一两。服至三剂后，心中已不发热，遂将玄参、天花粉各减
半，再服数剂，以善其后。

少阴伤寒

李儒斋，天津山东省银行理事，年三十二岁，于夏季得伤
寒证。

病因　午间恣食瓜果，因夜间失眠，遂食余酣睡，值东风
骤至，天气忽变寒凉，因而冻醒，其未醒之时又复梦中遗精，
醒后遂觉周身寒凉抖战，腹中又复隐隐作疼，惧甚，遂急延为
诊视。

证候　迨愚至，为诊视时，其寒战腹疼益甚，其脉六部皆
微细欲无，知其已成直中少阴之伤寒也。

诊断　按直中少阴伤寒为麻黄附子细辛汤证，而因在梦遗
之后，腹中作疼，则寒凉之内侵者益深入也，是宜于麻黄附子
细辛汤中再加温暖补益之品。

处方　麻黄二钱　乌附子三钱　细辛一钱　熟地黄一两　生
怀山药五钱　净萸肉五钱　干姜三钱　公丁香十粒

煎汤一大盅，温服，温覆取汗，勿令过度。

效果　将药服后，过一点钟，周身微汗，寒战与腹疼皆愈。

或问：麻黄附子细辛汤证，伤寒始得，发热脉沉也，今斯证寒战，脉沉细，夫寒战与发热迥异矣，何以亦用麻黄附子细辛汤乎？答曰：麻黄附子细辛汤证，是由太阳传少阴也；为其病传少阴，是以脉沉；为其自太阳传少阴，是以太阳有反应之力而发热。此证昼眠冻醒，是自太阳传少阴，又因恣食寒凉，继而昼寝梦遗，其寒凉又直中少阴，内外寒凉夹攻，是以外寒战而内腹疼。太阳虽为表阳，亦无反应之力也。方中用麻黄以逐表寒，用附子以解里寒，用细辛以通融表里，使表里之寒尽化；又因其少阴新虚，加熟地黄、萸肉、山药以补之，养正即以除邪也；又因其腹疼，知寒侵太深，又加干姜、丁香助附子、细辛以除之，寒邪自无遁藏也。方中用意周匝，是以服之即效。至于麻黄发汗止二钱者，因当夏令也。若当冬令，则此证必须用四钱方能出汗，此用药因时令而有异也。至若在南方，虽当冬令，用麻黄二钱亦能发汗，且南方又有麻黄不过钱之说。此又用药因地点而有异也。

伤寒兼有伏热证

马朴臣，辽宁大西关人，年五十一岁，业商，得伤寒兼有伏热证。

病因　家本小康，因买卖俄国银币票，赔钱数万元，家计顿窘，懊悔不已，致生内热。孟冬时因受风，咳嗽有痰微喘，小便不利，周身漫肿，愚为治愈。旬日之外，又重受外感，因得斯证。

证候　表里大热，烦躁不安，脑中胀疼，大便数日一行，甚干燥，舌苔白厚，中心微黄，脉极洪实，左右皆然。此乃阳明腑实之证。凡阳明腑实之脉，多偏见于右手，此脉左右皆洪实者，因其时常懊悔，心肝积有内热也；其脑中胀疼者，因心与肝胆之热挟阳明之热上攻也。当用大剂寒凉微带表散，清其阳明胃腑之热，兼以清其心肝之热。

处方　生石膏捣细，四两　知母一两　甘草四钱　粳米六钱
青连翘三钱

共作汤煎至米熟，取汤三盅，分三次温服下，病愈勿尽剂。

方解　此方即白虎汤加连翘也。白虎汤为伤寒病阳明腑热之正药。加连翘者，取其色青入肝，气轻入心，又能引白虎汤之力达于心肝以清热也。

效果　将药三次服完，其热稍退，翌日，病复还原。连服五剂，将生石膏加至八两，病仍如故，大便亦不滑泻，病家惧不可挽救。因晓之曰："石膏原为平和之药，惟服其细末则较有力，听吾用药勿阻，此次即愈矣。"为疏方：方中生石膏仍用八两，将药煎服之后，又用生石膏细末二两，俾蘸梨片徐徐嚼服之。服至两半，其热全消，遂停服。从此病愈，不再反复。

附记：此案曾登于《名医验案类编》。何廉臣先生评此案云："日本和田东郭氏谓：'石膏非大剂则无效，故白虎汤、竹叶石膏汤及其他石膏诸方，其量皆过于平剂。世医不知此意，为小剂用之。譬如一杯水救一车薪之火，宜乎无效也。'吾国善用石膏者，除长沙汉方之外，明有缪氏仲淳，清有顾氏松园、余氏师愚、王氏孟英，皆以善治温热名。凡治阳明实热之证，无不重用石膏以奏功。今用石膏，由四两加至八两，似

已骇人听闻。然连服五、六剂，热仍如故，大便亦不滑泻。迫外加石膏细末，梨片蘸服，又至两半，热始全消而病愈。可见石膏为凉药中纯良之品，世之畏石膏如虎者，可以放胆而不必怀疑也。"

温病门

温病兼大气下陷

天津公安局科长康国屏之幼女晓卿，年九岁，于孟秋得温病兼大气下陷。

病因　因得罪其母，惧谴谪，藏楼下屋中，屋窗四敞，卧床上睡着，被风吹袭，遂成温病。

证候　初得病时服药失宜，热邪内陷，神昏不语，后经中西医多位诊治二十余日，病益加剧，医者见病危已至极点，皆辞不治。继延愚为诊视，其两目上窜，几不见黑睛，精神昏愦，毫无知觉，身体颤动不安，时作嗳声，其肌肤甚热。启其齿见其舌缩而干，苔薄微黄，偶灌以水或米汤犹知下咽，其气息不匀，间有喘时，其脉数逾六至，左部细而浮，不任重按，右部亦弦细，重诊似有力，大便旬日未行。

诊断　此外感之热久不退，灼耗真阴，以致肝脏虚损，木燥生风而欲上脱也。当用药清其实热，滋其真阴，而更辅以酸收敛肝之品，庶可救此极危之证。

处方　生石膏轧细，二两　野台参三钱　生怀地黄一两　净萸肉一两　生怀山药六钱　甘草二钱

共煎汤两大盅，分三次温饮下，每次调入生鸡子黄一枚。

方解　此方即白虎加人参汤，以生地黄代知母，生山药代粳米，而又加萸肉也。此方若不加萸肉为愚常用之方，以治寒温证当用白虎加人参汤而体弱阴亏者，今加萸肉藉以收敛肝气之将脱也。至此方不用白虎汤加减，而必用白虎加人参为之加减者，因病至此际，非加人参于白虎汤中，不能退其深陷之热，复其昏愦之神明也。此理参观四期《药物讲义》人参解后所附医案自明。

复诊　将药三次服完，目睛即不上窜，身体安稳，不复颤动，嗳声已止，气息已匀，精神较前明了而仍不能言，大便犹未通下，肌肤犹热。脉数已减，不若从前之浮弦，而右部重诊仍似有力。遂即原方略为加减，俾再服之。

处方　生石膏轧细，两半　野台参三钱　生怀地黄一两　净萸肉六钱　天冬六钱　甘草二钱

共煎汤两盅，分两次温饮下，每次调入生鸡子黄一枚。

三诊　日服药一剂，连服两日，热已全退，精神之明了，似将复原，而仍不能言，大便仍未通下，间有努力欲便之象，遂用灌肠法以通其便。再诊其脉，六部皆微弱无力，知其所以不能言者，胸中大气虚陷，不能上达于舌本也，宜于大剂滋补药中，再加升补气分之品。

处方　生怀山药一两　大甘枸杞一两　沙参一两　天冬六钱　寸麦冬六钱　生箭芪三钱　野台参三钱　升麻一钱　桔梗一钱

共煎汤一盅半，分两次温服下。

效果　将药煎服两剂，遂能言语，因即原方去升麻，减沙参之半，再加萸肉、生麦芽各三钱，再服数剂以善后。

说明　医者救危险将脱之证喜用人参，而喻嘉言谓气若上脱，但知重用人参转令人气高不返，必重用赭石辅之始能奏

效，此诚千古不磨之论也。此方中之用人参原非用其救脱。因此证真阴大亏，惟石膏与人参并用，独能于邪火炽盛之时立复真阴，此白虎加人参汤之实用也。至于萸肉，其补益气分之力远不如参，而其挽救气分之上脱则远胜于参。诚以肝主疏泄，人之元气甚虚者，恒因肝之疏泄过甚而上脱。重用萸肉以敛肝使之不复疏泄，则元气之欲上脱者即可不脱。此愚屡次用之奏效而确知其然者也。

温病兼气虚气郁

天津南开义善里，迟氏妇，年二十二岁，于季秋得温病。

病因　其素日血分不调，恒作灼热，心中亦恒发热，因热贪凉，薄受外感，即成温病。

证候　初受外感时，医者以温药发其汗，汗出之后，表里陡然大热，呕吐，难进饮食，饮水亦恒吐出，气息不调，恒作呻吟，小便不利，大便泄泻日三四次。其舌苔薄而黄，脉象似有力而不实，左部尤不任重按，一分钟百零二至，摇摇有动象。

诊断　其胃中为热药发表所伤，是以呕吐；其素日阴亏，肝肾有热，又兼外感之热内迫，致小便不利，水归大肠，是以泄泻；其舌苔薄而黄者，外感原不甚剧（舌苔薄，亦主胃气虚）。而治以滋阴清热，上止呕吐、下调二便之剂。

处方　生怀山药一两　滑石八钱　生杭芍八钱　生怀地黄六钱　清半夏温水洗三次，五钱　碎竹茹三钱　生麦芽三钱　净青黛二钱　连翘二钱　甘草三钱　鲜茅根四钱

药共十一味，先将前十味水煎十余沸，再入茅根同煎七八沸，其汤即成，取清汤两盅，分三次温饮下。服药后防其呕吐

可口含生姜一片，或于煎药时加生姜三片亦可。至药房中若无鲜茅根，可用干茅根两半煎汤，以之代水煎药。

方解　方中之义，山药与滑石并用，一滋阴以退热而能固大便，一清火以退热而善利小便；芍药与甘草并用，为芍药甘草汤，仲师用之以复真阴，而芍药亦善利小便，甘草亦善补大便。汇集四味成方，即拙拟之滋阴清燥汤也（方载三期五卷）。以治上有燥热、下焦滑泻之证，莫不随手奏效。半夏善止呕吐，然必须洗净矾味（药房清半夏亦有矾），屡洗之则药力减，是以用至五钱。竹茹亦善止呕吐，其碎者为竹之皮，津沽药房名为竹茹粉，其止呕之力较整者为优。至于青黛、生姜亦止呕吐之副品也。用生麦芽、鲜茅根者，以二药皆善利小便，而又善达肝木之郁以调气分也。用生地黄者，以其为滋补真阴之主药，即可为治脉数动摇者之要药也。

复诊　将药煎服一剂，呕吐与泄泻皆愈，小便已利。脉象不复摇摇，仍似有力，至数未减，其表里之热稍退，气息仍似不顺，舌苔仍黄。欲投以重剂以清其热，犹恐大便不实，拟再治以清解之剂。

处方　生怀地黄一两　玄参八钱　生杭芍六钱　天花粉六钱
生麦芽三钱　鲜茅根三钱　滑石三钱　甘草三钱

共煎汤一大盅，分两次温服下。

三诊　将药煎服后，病又见轻，家人以为病愈无须服药矣。至翌日晚十一点钟后，见其面红，精神昏愦，时作呻吟，始知其病犹未愈。及愚诊视时，夜已过半。其脉左右皆弦硬而长，数近七至，两目直视，其呻吟之声，似阻隔不顺，舌苔变黑。问其心中何如？自言热甚，且觉气息不接续，此其气分虚而且郁，又兼血虚阴亏，而阳明之热又炽盛也。其脉近七至者，固为阴虚有热之象，而正气虚损不能抗拒外邪者，其脉亦恒现数象。至其脉不为洪滑而为弦硬者，亦气血两亏邪热炽盛之现象也。拟用白虎加人参汤，再加滋阴理气之品，盖此时大便已实，故敢放胆治之。

处方　生石膏轧细，五钱　野台参六钱　知母六钱　天花粉六钱　玄参六钱　生杭芍五钱　生莱菔子捣碎，四钱　生麦芽三钱　鲜茅根三钱　粳米三钱　甘草三钱

共煎汤一大碗，分四次温饮下，病愈不必尽剂。

效果　将药分四次服完，热退强半，精神已清，气息已顺，脉象较前缓和，而大便犹未通下。因即原方将石膏改用四两，莱菔子改用二钱，如前煎服。服至三次后，大便通下，其热全退，遂停后服。

说明　愚用白虎加人参汤，或以玄参代知母（产后寒温证用之），或以芍药代知母（寒温兼下痢者用之），或以生地黄代知母（兼温兼阴虚者用之），或以生山药代粳米（寒温热实下焦气化不固者用之，产后寒温证用之）。又恒于原方之外，加生地黄、玄参、沙参诸药生津液，加鲜茅根、芦根、生麦芽诸药以宣通气化，初未有加莱菔子者。惟此证之气分虚而且郁，白虎汤中加人参可补其气分之虚，再加莱菔子更可理其气分之郁也。至于莱菔子必须生用者，取其有升发之力也。又须知此证不治以白虎汤而必治以白虎加人参汤者，不但为其气分虚也。凡人外感之热炽盛，真阴又复亏损，此乃极危险之证。此时若但用生地黄、玄参诸滋阴之品不能奏效，即将此等药加于白虎汤中亦不能奏效。惟生石膏与人参并用，独能于邪热炽盛之时立复真阴，此所以伤寒汗吐下后与渴者治以白虎汤时，仲圣不加他药而独加人参也。观拙著三期六卷所载治寒温诸案、乃四期一卷人参解

后附载之案、五期五卷论白虎汤及白虎加人参汤之用法，则于此理益晓然矣。

温病兼吐泻腿抽

族侄秀川，年五十三岁，在天津业商，于仲春下旬得温病兼吐泻、腿筋抽缩作疼。

病因　素为腿筋抽疼病，犯时即卧床不能起。一日在铺中，旧病陡发，急乘洋车回寓，因腿疼出汗，在路受风，遂成温病，继又吐泻交作。

证候　表里俱壮热，呕吐连连不止，饮水少许亦吐出，一日夜泻十余次，得病已三日，小便滴沥全无，腿疼，剧时恒作号呼。其脉左部浮弦似有力，按之不实，右部则弦长有力，重按甚硬，一息逾五至。

诊断　此证因阴分素亏，血不荣筋，是以腿筋抽疼，今又加以外感之壮热，传入阳明以灼耗其阴分，是以其脉象不为洪滑有力而为弦硬有力，此乃火盛阴亏之现象也；其作呕吐者，因其右脉弦硬且长，当有冲气上冲，因致胃气不下行而上逆也；其小便不利、大便滑泻者，因阴虚肾亏，不能漉水，水归大肠，是以下焦之气化不能固摄也。当用拙拟滋阴宣解汤（在三期五卷），以清热滋阴，调理二便，再加止呕吐及舒筋定疼之品辅之。

处方　生怀山药一两　滑石一两　生杭芍一两　清半夏温水淘三次，四钱　碎竹茹三钱　净青黛二钱　连翘钱半　蝉蜕钱半　甘草三钱　全蜈蚣大者，一条，为末

药共十味，将前九味煎汤一大盅，送服蜈蚣细末。防其呕吐，俾分三次温服，蜈蚣末亦分三次送服，服后口含生姜片以

防恶心。

方解　方中用蝉蜕者，不但因其能托邪外出。因蝉之为物，饮而不食，有小便无大便，是以其蜕亦有利小便固大便之力也。用蜈蚣者，因此物节节有脑，原善理脑髓神经，腿筋之抽疼，固由于肝血虚损不能荣筋，而与神经之分支在腿者，实有关系。有蜈蚣以理之，则神经不至于妄行也。

复诊　将药服后呕吐未止，幸三次所服之药皆未吐出。小便通下两次，大便之泻全止，腿疼已愈强半，表里仍壮热，脉象仍弦长有力。为其滑泻已愈，拟放胆用重剂以清阳阴之热。阳明胃之热清，则呕吐当自止矣。

处方　生石膏捣细，三钱　生怀山药两半　生怀地黄一两　生杭芍五钱　滑石五钱　碎竹茹三钱　甘草三钱

共煎汤一大碗，分四次温饮下。

方解

按：用白虎汤之定例，凡在汗、吐、下后当加人参。此方中以生地黄代知母、生山药代粳米，与石膏、甘草同用，斯亦白虎汤也。而不加人参者，以其吐犹未止，加之恐助胃气上升。于斯变通其方，重用生山药至两半，其冲和稠黏之液，既可代粳米和胃，其培脾滋肾之功，又可代人参补益气血也。至于用白虎汤而复用滑石、芍药者，因二药皆善通利小便，防其水饮仍归大肠也。且芍药与甘草同用，名芍药甘草汤。仲圣用以复真阴，前方之小便得通，实芍药之功居多（阴虚小便不利者，必重用芍药始能奏效）。翎弦为肝脉，此证之脉象弦硬，肝经必有炽盛之热。而芍药能生肝血、退肝热，为柔肝之要药，即为治脉象弦硬之要药也。

三诊　将药分四次服完，表里之热退强半，腿疼痊愈，脉

象亦较前缓和。惟呕吐未能痊愈，犹恶心懒进饮食，幸其大便犹固。俾先用生赭石细末两半，煎汤一盅半，分三次温饮下。饮至第二次后，觉胃脘开通，恶心全无。遂将赭石停饮，进稀米粥一大瓯，遂又为疏方以清余热。

处方　生石膏捣细，一钱　生怀山药一两　生怀地黄一两　生杭芍六钱　甘草二钱

共煎汤两盅，分两次温服下。

效果　将药两次服完，表里之热全消，大便通下一次，病遂脱然痊愈，惟其脉一息犹五至，知其真阴未尽复也。俾用生怀山药轧细过罗，每用七八钱或两许，煮粥调以蔗糖，当点心服之。若服久或觉发闷，可以送服西药百布圣五分。若无西药处，可用生鸡内金细末三分代之。

温病少阴证

表弟刘爽园，二十五岁，业农，于季春得温病。

病因　自正二月间，心中恒觉发热，懒于饮食，喜坐房阴乘凉，薄受外感，遂成温病。

证候　因相距四十余里，初得病时，延近处医者诊治，阅七八日，病势益剧。精神昏愦，闭目蜷卧，似睡非睡，懒于言语，咽喉微疼，口唇干裂，舌干而缩，薄有黄苔欲黑，频频饮水不少濡润，饮食懒进，一日之间，惟强饮米汤瓯许。自言心中热而且干，周身酸软无力。抚其肌肤，不甚发热，体温三十七度八分。其脉六部皆微弱而沉，左部又兼细，至数如常，大便四日未行，小便短少赤涩。

诊断　此伏气触发于外，感而成温，因肾脏虚损而窜入少阴也。《内经》谓"冬伤于寒，春必病温"。此言冬时所受之

寒甚轻，不能即时成为伤寒，恒伏于三焦脂膜之中，阻塞气化之升降，暗生内热。至春阳萌动之时，其所生之热恒激发于春阳而成温，然此等温病未必入少阴也。《内经》又谓"冬不藏精，春必病温"。此言冬不藏精之人，因阴虚多升内热，至春令阳回，其内热必益力时增，略为外感激发，即可成温病。而此等温病亦未必入少阴也，惟其人冬伤于寒又兼冬不藏精，其所伤之寒伏于三焦，随春阳而化热，恒因其素不藏精乘虚而窜入少阴。此等证若未至春令即化热，窜入少阴，则为少阴伤寒。即伤寒少阴证二三日以上，宜用黄连阿胶汤者也；若已至春令始化热，窜入少阴，当可名为少阴温病，即温病中内有实热，脉转微细者也。诚以脉生于心，必肾阴上潮与心阳相济，而后其跳动始有力，此所谓一阴一阳互为之根也。盖此证因温邪窜入少阴，俾心肾不能相济，是以内虽蕴有实热，而脉转微细。其咽喉疼者，因少阴之脉上通咽喉，其热邪循经上逆也；其唇裂舌干而缩者，肾中真阴为邪热遏抑，不能上潮，而心中之亢阳益动上升，以铄耗其津液也；至于心中发热且发干，以及大便燥结、小便赤涩，亦无非阴亏阳亢之所致；为其肾阴、心阳不能相济为功，是以精神昏愦，闭目蜷卧，烦人言语。此乃热邪深陷，气化隔阂之候，在温病中最为险证。正不可因其脉象无火，身不甚热，而视为易治之证也。愚向拟有坎离互根汤（在五期六卷）可为治此病的方，今将其方略为加减，俾与病候相宜。

处方　生石膏轧细，三两　野台参四钱　生怀地黄一两　生怀山药八钱　玄参五钱　辽沙参五钱　甘草三钱　鲜茅根五钱

药共八味，先将前七味煎十余沸，再入鲜茅根，煎七八沸，其汤即成，取清汤三盅，分三次温服下，每服一次，调入

生鸡子黄一枚。此方若无鲜茅根，可用干茅根两半，水煮数沸，取其汤代水煎药。

方解　温病之实热，非生石膏莫解。辅以人参，并能解邪实正虚之热；再辅以地黄、山药诸滋阴之品，更能解肾亏阴虚之热。且人参与滋阴之品同用，又能助肾阴上潮以解上焦之燥热。用鸡子黄者，化学家谓鸡子黄中含有副肾髓质之分泌素，为滋补肾脏最要之品也。用茅根者，以其禀少阳初生之气（春日发生最早），其质中空，凉而能散，用之作引，能使深入下陷之邪热上出、外散，以消解无余也。

复诊　将药三次服完，周身之热度增高，脉象较前有力，似近洪滑，诸病皆见轻减，精神已振，惟心中仍觉有余热，大便犹未通下。宜再以大剂凉润之药清之，而少佐以补气之品。

处方　生石膏轧细，一两　　大潞参三钱　　生怀地黄一两　　玄参八钱　　辽沙参八钱　　大甘枸杞六钱　　甘草二钱　　鲜茅根四钱

药共八味，先将前七味煎十余沸，再入茅根，煎七八沸，其汤即成。取清汤两大盅，分两次温服下，每服一次调入生鸡子黄一枚。

效果　将药连服两剂，大便通下，病遂痊愈。

说明　此证之脉象沉细，是肾气不能上潮于心，而心肾不交也。迨服药之后，脉近洪滑，是肾气已能上潮于心而心肾相交也。为其心肾相交，是以诸病皆见轻减，非若寻常温病，其脉洪大为增剧也。如谓如此以论脉跳动，终属理想之谈者，可更进征诸西人之实验，夫西人原谓肾司漉水，以外别无他用者也。今因其实验益精，已渐悟心肾相济之理，曾于所出之新药发明之。近今德国所出之药，有苏泼拉来宁为强心要药。药后附以说明，谓人肾脏之旁有小核名副肾，其汁周流身中调剂血

278

脉。经医家发明，副肾之汁有收束血管，增进血压及强心止血之力。然此汁在于人身者不能取，遂由法普唯耳坑厂，用化学方法造成精制副肾液粉子（苏发拉来宁），尤比天然副肾液之功力为佳，乃强心，强脉、止血、敛津、增长血压之要药也。夫医家之论肾，原取广义，凡督脉、任脉、冲脉及胞室与肾相连之处，皆可为副肾。彼所谓副肾，约不外此类。详观西人之所云云，不亦确知心肾可以相济乎？所有异者，中医由理想而得，故所言者肾之气化；西人由实验而得，故所言者肾之形迹，究之，人之先天原由气化以生形迹。至后天，更可由形迹以生气化，形迹与气化，实乃无所区别也。

温病结胸

张姓叟，年近五旬，住天津西关外下头，以缮缉破鞋为业，于季夏得温病结胸证。

病因 心有忿怒，继复饱食，夜眠又当窗受风，晨起遂觉头疼发热，心下痞闷，服药数次，病益进。

证候 初但心下痞闷，继则胸膈之间亦甚痞塞，且甚烦热，其脉左部沉弦，右部沉牢。

诊断 寒温下早成结胸。若表有外感，里有瘀积，不知表散药与消积药并用，而专事开破以消其积，则外感乘虚而入亦可成结胸。审证察脉，其病属结胸无疑，然其结之非剧，本陷胸汤之义而通变治之可也。

处方 病者旬余辍工，家几断炊。愚怜其贫，为拟简便之方，与以自制通彻丸（即牵牛轧取头次末，水泛为小丸）五钱及自制离中丹（即益元散以生石膏代滑石）两半。

俾先服通彻丸三钱，迟一点半钟，若不觉药力猛烈，再服下所余二钱，候须臾再服离中丹三钱。服后多饮开水，俾出汗。若痞塞开后，仍有余热者，将所余离中丹分数次徐徐服之。每服后皆宜多饮开水取微汗。

效果　如法将两种药服下，痞塞与烦热皆愈。

温病结胸

赵殿杰，年四十二岁，盐山人，在天津西门外开利源恒织布工厂，得温病结胸证。

病因　季春下旬，因饭后有汗出，受风，翌日头疼，身热无汗，心中发闷。医者外散其表热，内攻其发闷。服药后表未汗解，而热与发闷转加剧。医者见服药无效，再疏方时益将攻破之药加重，下大便一次，遂至成结胸证。

证候　胸中满闷异常，似觉有物填塞，压其气息不能上达，且发热嗜饮水，小便不利，大便日溏泻两三次。其脉左部弦长，右部中分似洪而重按不实，一息五至强。

诊断　此证因下早而成结胸，又因小便不利而致溏泻，即其证脉合参，此乃上实下虚，外感之热兼挟有阴虚之热也。治之者宜上开其结、下止其泻，兼清其内伤、外感之热，庶可奏效。

处方　生怀山药一两五钱　生莱菔子捣碎，一两　滑石一两
生杭芍六钱　甘草三钱

共煎汤一大盅，温服。

复诊　服药后上焦之结已愈强半，气息颇形顺适，灼热亦减，已不感渴，大便仍溏，服药后下一次。脉象较前平和，仍微数。遂再即原方略加减之。

处方　生怀山药一两五钱　生莱菔子捣碎，八钱　滑石八钱

生杭芍五钱　甘草三钱

先用白茅根（鲜者更好）、青竹茹各二两，同煎数沸，取汤以之代水煎药。

效果　将药煎服后，诸病皆愈，惟大便仍不实，俾每日用生怀山药细末两许，水调煮作茶汤，以之送服西药百布圣五分，充作点心，以善其后。

温　病

俞寿卿，年过四旬，住天津大胡同经理房租，于孟夏得温病。

病因　与人动气争闹，头面出汗，为风所袭，遂成温病。

证候　表里俱发热，胸膈满闷，有似结胸，呼吸甚觉不利，夜不能寐，其脉左右皆浮弦有力，舌苔白厚，大便三日未行。

诊断　此病系在太阳而连及阳明、少阳也。为其病在太阳，所以脉浮；为其连及阳明，所以按之有力；为其更连及少阳，是以脉浮有力而又兼弦也。其胸膈满闷、呼吸不利者，因其怒气溢于胸中，挟风邪痰饮凝结于太阳部位也。宜外解太阳之表，内清阳明之热，兼和解其少阳，更开荡其胸膈，方为完全之策。

处方　生石膏捣细，二两　蒌仁炒，捣，二两　生莱菔子捣碎，八钱　天花粉六钱　苏子炒，捣，三钱　连翘三钱　薄荷叶二钱　茵陈二钱　龙胆草二钱　甘草二钱

共煎汤一大盅，温服后，覆衾取微汗。

效果　服药后阅一小时，遍身得汗，胸次豁然，温热全消，夜能安睡，脉已和平如常，惟大便犹未通下。俾但用西药

旆那叶一钱，开水浸服两次，大便遂通下。

风　温

赵印龙，邑北境许孝子庄人，年近三旬，业农，于孟秋得风温病。

病因　孟秋下旬，农人忙甚，因劳力出汗过多，复在树阴乘凉过度，遂得风温病。

证候　胃热气逆，服药多呕吐。因此屡次延服药，旬余无效，及愚诊视，见其周身壮热，心中亦甚觉热，五六日间饮食分毫不进，大便数日未行。问何不少进饮食？自言有时亦思饮食，然一切食物闻之皆臭恶异常，强食之即呕吐，所以不能食也。诊其脉，弦长有力，右部微有洪象，一息五至。

诊断　即此证脉相参，知其阳明腑热已实，又挟冲气上冲，所以不能进食，服药亦多呕吐。欲治此证，当以清胃之药为主，而以降冲之药辅之，则胃气不上冲，胃气亦必随之下降，而呕吐能止，即可以受药进食矣。

处方　生石膏捣细，三两　生赭石轧细，一两　知母八钱　潞党参四钱　粳米三钱　甘草二钱

共煎汤一大碗，分三次温服下。

方解　此方乃白虎加人参汤又加赭石。为其胃腑热实，故用白虎汤；为其呕吐已久，故加人参；为其冲胃上逆，故又加赭石也。

效果　将药三次服完，呕吐即止。次日，减去赭石，又服一剂，大便通下，热退强半。至第三日，减去石膏一两，加玄参六钱，服一剂，脉静身凉，而仍分毫不能饮食，憎其臭味如前。愚晓其家人曰：此病已愈，无须用药。所以仍不饮食者，

其胃气不开也。胃之食物莫如莱菔，可用鲜莱菔切丝香油炒半熟，而以葱酱作汤勿过熟，少调以绿豆粉俾服之。至汤作熟时，病人仍不肯服，迫令尝少许，始知香美。须臾，服尽两碗，从此饮食复常。病人谓其家人曰：吾从前服约十余剂，病未见愈，今因服莱菔汤而霍然痊愈。若早知莱菔汤能如此治病，则吾之病不早愈乎？其家人不觉失笑。

附记：曾记弱冠时，比邻有病外感痰喘者，延邑中老医皮荣伯先生。以小青龙汤，一剂，喘即愈。然觉胸中似有雾气弥漫，不能进食。皮君曰：此乃湿气充盛，足以胃气不开也，此当投以开胃之剂。为疏方，用《金匮》苓桂术甘汤。煎服后未半刻，陡觉胸中阴霾顿开，毫无障碍，遂能进食。见者皆惊其用药之神奇。夫皮君能如此用药，诚无愧名医之目，而益叹经方之神妙，诚有不可令人思议者矣。此因一用莱菔，一用古方，均开胃于顷刻之间，故附志之。

风温兼伏气化热

陈百生督军（前任陕西），年四十六岁，寓天津广东路，得风温兼伏气化热病。

病因 因有事，乘京奉车北上，时当仲夏，归途受风，致成温热病。

证候 其得病之翌日，即延为诊视，起居如常，惟觉咽喉之间有热上冲，咳嗽吐痰，音微哑，周身似拘束酸软。脉象浮而微滑，右关重按甚实，知其证虽感风成温，而其热气之上冲咽喉，实有伏气化热内动也。若投以拙拟寒解汤（在三期五卷中，有生石膏一两），原可一汗而愈。富贵之人其身体倍自郑重，当此病之初起，而遽投以石膏重剂，彼将疑而不肯服矣。因与之商曰："将军之病，原可一药而愈，然必须方中生石膏一两。夫石膏原和平之药不足畏，若不欲用时而以他凉药代之，必不能一剂治愈也。"陈督曰："我之病治愈原不心急，即多服几剂药无妨"。愚见其不欲轻服石膏，遂迁就为之拟方。盖医以救人为目的，正不妨委曲以行其道也。

处方　薄荷叶三钱　青连翘三钱　蝉蜕三钱　知母六钱　玄参六钱　天花粉六钱　甘草二钱

共煎汤一大盅，温服。

复诊　翌日，复延为诊视。言服药后周身得微汗，而表里反大热，咳嗽音哑益甚。何以服如此凉药而热更增加，将毋不易治乎？言之若甚恐惧者。诊其脉，洪大而实，左右皆然，知非重用石膏不可。因谓之曰："此病乃伏气化热，又兼有新感之热，虽在初得，亦必须用石膏清之方能治愈。吾初次已曾言之，今将军果欲愈此证乎，殊非难事，然此时但用石膏一两，不足恃也。若果能用生石膏四两，今日必愈，吾能保险也。"问："石膏四两，一次全服乎？"答曰："非也。可分作数次服，病愈则停服耳。"陈督闻愚言似相信，求为出方。盖因其有恐惧之心，故可使相信耳。

处方　生石膏捣细，四两　粳米六钱

共煎汤至米熟，取汤四盅，分四次徐徐温饮下，病愈不必尽剂。饮至热退而止，大便若有滑泻，尤宜将药急停服。至方中石膏既开生者，断不可误用煅者。若恐药房或有误差，可向杂货铺中买大块石膏自制细用之。盖此时愚至津未久。津地医者率用煅石膏，鲜有用生石膏者。前此开方曾用生石膏三两，药房以煅者误充，经愚看出。是以此次如此谆谆告语也。

复诊　翌日，延为诊视，相迎而笑曰："我今热果全消

　张锡纯医论医案撮要

矣。惟喉间似微觉疼，先生可再为治之。"问："药四盅全服乎？"答曰："全服矣。当服至三盅后，心犹觉稍热，是以全服，且服后并无大便滑泻之病。石膏真良药也！"再诊其脉，已平和如常。原无须服药，问其大便，三日犹未下行，为开滋阴润便之方，谓服至大便通后，喉疼亦必自愈，即可停药勿服矣。

温病兼痧疹

舒啸岑，天津二区华新公司办公处经理，年四十五岁，于仲夏得温病兼痧疹。

病因　舒君原精医术，当温疹流行之时，屡次出门，为人诊病，受其传染，因得斯病。

证候　其前数日皆系自治，屡次服表疹清热之药，疹已遍身出齐而热仍不退，因求愚为诊治。其表里俱觉发热，且又烦躁异常，无片时宁静，而其脉则微弱不起，舌苔薄而微黄，大便日行一次，不干不溏，小便赤涩短少。

诊断　此证当先有伏气化热，因受外感之传染而激发，缘三焦脂膜窜入少阴，遏抑肾气，不能上与心火相济，是以舌苔已黄，小便短赤，阳明腑热已实，而其脉仍然无力也。其烦躁异常者，亦因水火之气不相交也。此虽温病，实与少阴伤寒之热者无异，故其脉亦与少阴伤寒之脉同。当治以白虎加人参汤，将原方稍微变通，而再加托表疹毒之品辅之。

处方　生石膏捣细，二两　大潞参四钱　天花粉八钱　生怀山药八钱　鲜茅根四钱　甘草二钱

共煎汤两盅，分两次温服下。

方解　此方即白虎加人参汤以花粉代知母，生山药代粳

米，而又加鲜茅根也。花粉与知母皆能清热，而花粉于清热之外又善解毒；山药与粳米皆能和胃，而山药于和胃之外又能滋肾。方中之义，用白虎汤以治外感实热，如此变通则兼能清其虚热、解其疹毒，且又助以人参，更可治证实脉虚之热，引以鲜茅根并可治温病下陷之热也。

复诊　将药煎服一剂，热退强半，烦躁亦大轻减，可安睡片时，至翌日过午，发热烦躁又如旧，脉象仍然无力。因将生石膏改用三两，潞参改用五钱，俾煎汤三盅，分三次温饮下，每饮一次，调入生鸡子黄一枚。服后，其病亦见愈，旋又反复，且其大便一日两次，知此寒凉之药不可再服。乃此时愚恍然会悟，得治此证之的方矣。

处方　鲜白茅根切碎，六两

添凉水五盅，在炉上煎一沸，即将药罐离开炉眼，约隔三寸许。迟十分钟再煎一沸，又离开炉眼。再迟十分钟，视其茅根皆沉水底，其汤即成，若茅根不沉水底，可再煎一沸。约可取清汤三盅，乘热顿饮之，以得微汗方佳。

效果　此方如法服两剂，其病脱然愈矣。

说明

按：此证其伏气之化热固在三焦，而毒菌之传染，实先受于上焦。于斯，毒热相并，随上焦之如雾而弥漫于全身之脏腑经络，不分界限。茅根禀少阳最初之气，凉而能散，且其形不但中空，周遭爿上皆小孔玲珑透彻，故能通达经络脏腑无微不至。惟性甚平和，非多用不能奏效，是以一剂重用至六两，其凉散之力，能将脏腑经络间之毒热尽数排出（茅根能微汗利小便，皆其排出之道路）。毒热清肃，烦躁自除矣。愚临证五十年，用白虎加人参汤时不知凡几，约皆随手奏效。今此证两次用之无效，而竟以鲜白茅根收其功。此非愚所素知，乃因一时会悟，后则屡次用之皆效，故特详之，以为治温疹者开一法门也。若其脉象洪滑甚实者，仍须重用石膏清之，或石膏、茅根并用亦可。

又按： 白茅根必须用鲜者，且必如此煎法方效。但依之成功多用可至十两，少用亦须至四两，不然此证前两方中皆有茅根四钱未见效验，其宜多用可知矣。又药房中若无鲜者，可自向洼中剖之，随处皆有。若剖多不能一时皆用，以湿土埋之，永久不坏。

温病兼劳力过度

族弟印春，年三十八岁，业商，于孟夏来津，于旅次得温病。

病因　时天气炎热，途中自挽辘车，辛苦过力，出汗受风。至津，遂成温病。

证候　表里俱觉甚热，合目恒谵语，所言多劳力之事，舌苔白厚，大便三日未行，脉象左部弦硬，右部洪实而浮，数逾五至。

诊断　此证因长途炎热劳碌，脏腑间先有积热，又为外感所袭，则其热陡发；其左脉弦硬者，劳力过度，肝肾之阴分有伤也；右部洪实者，阳明之腑热已实也；其洪实兼浮者，证犹连表也。拟治以白虎加人参汤以玄参代知母，生山药代粳米，更辅以透表之药以引热外出。

处方　生石膏捣细，三两　大潞参四钱　玄参一两　生怀山药六钱　甘草三钱　西药阿斯匹林一瓦

将前五味共煎汤两大盅，先温服一盅，迟半点钟，将阿斯

匹林用开水送下。俟汗出后再将所余一盅分两次温服下。

效果　将药服一盅后，即不作谵语，须臾，将阿斯匹林服下，遍体得汗。继又将所余之汤药徐徐服下，其病霍然痊愈。

说明　白虎汤中以石膏为主药，重用至三两，所以治右脉之洪实也；于白虎汤中加人参更以玄参代知母，生山药代粳米，退热之中大具滋阴力（石膏、人参并用，能于温寒大热之际，立复真阴），所以治左脉之弦硬也。用药如用兵，料敌详审，步伍整齐，此所以战则必胜也。至于脉象兼浮，知其表证未罢，犹可由汗而解，遂佐以阿斯匹林之善透表者以引之出汗，此所谓因其病机而利导之也。若无阿斯匹林之处，于方中加薄荷叶一钱，连翘二钱，亦能出汗。若疑二药如此少用，似不能出汗者，观三期五卷寒解汤后之诠语自明。

按：石膏之原质为硫氧氢钙化合而成，其性凉而能散，是以白虎汤证及白虎加人参汤证，往往于服药后周身得汗而解者。即使服药后未即得汗，而石膏所含硫氧氢之宣散力，实能排逐内蕴之热，息息自毛孔透出，此虽非汗解，亦等于出汗也。

又按：阿斯匹林之原质存于杨柳皮中。杨柳在春日发生最早，原禀少阳初生之气，其性凉而长于表散，且有以皮达皮之妙用。西人又制以硫酸（即硫氧），与石膏之原质原有相同之处，是以既能发表又善退热。然其透表之力胜于石膏，而其退热之力则远不如石膏，是以温病初得，其内热未实者，用开水送服一瓦或一瓦强，得汗即愈。若其内热既已炽盛，其证犹连表可发汗者，单用阿斯匹林发汗不效。若用生石膏两许，其脉甚洪实者，或用生石膏至二两，煎汤一大盅，送服阿斯匹林以发汗则效。即服后不出汗，其病亦可愈。此愚屡经试验而确知

288　🔅 张锡纯医论医案撮要

其然者也。

温病兼下痢

天津大胡同，范姓媪，年过五旬，得温病兼下痢证。

病因　家务劳心，恒动肝火。时当夏初，肝阳正旺，其热下迫，遂患痢证。因夜间屡次入厕，又受感冒，兼发生温病。

证候　表里皆觉发热，时或作渴，心中烦躁，腹中疼甚剧，恒作呻吟，昼夜下痢十余次。旬日之后，系纯白痢，其舌苔厚欲黄。屡次延医服药，但知治痢且用开降之品，致身体虚弱，卧不能起。其脉左右皆弦而有力，重按不实，搏近五至。

诊断　此病因肝火甚盛，兼有外感之热已入阳明，所以脉象弦而有力；其按之不实者，因从前服开降之药过多也；其腹疼甚剧者，因弦原主疼，兹则弦而且有力，致腹中气化不和故疼甚剧也；其烦躁者，因下久阴虚，肾气不能上达与心相济，遂不耐肝火温热之灼耗，故觉烦躁也。宜治以清温凉肝之品，而以滋阴补正之药辅之。

处方　生杭芍一两　滑石一两　生怀山药一两　天花粉五钱　山楂片四钱　连翘三钱　甘草三钱

共煎汤一大盅，温服。

复诊　将药煎服一剂，温热已愈强半，下痢腹疼皆愈，脉象亦见和缓。拟再用凉润滋阴之剂，以清其余热。

处方　生怀山药一两　生杭芍六钱　天花粉五钱　生怀地黄五钱　玄参五钱　山楂片三钱　连翘二钱　甘草二钱

共煎汤一大盅，温服。

效果　将药连服两剂，病遂痊愈。惟口中津液短少，恒作渴，运动乏力。俾用生怀山药细末煮作茶汤，兑以鲜梨自然汁，当点心服之，日两次，浃辰之间当即可复原矣。盖山药多含蛋白质，原善滋阴；而其补益之力又能培养气化之虚耗。惟其性微温，恐与病后有余热者稍有不宜。藉鲜梨自然汁之凉润以相济为用，则为益多矣。

温病兼脑膜炎

天津东门里经司胡同，侯姓幼男，年八岁，得热病兼脑膜炎。

病因　蒙学暑假乍放，幼童贪玩，群在烈日中嬉戏，出汗受风，遂得斯证。

证候　闭目昏昏，呼之不应。周身灼热无汗，其脉洪滑而长，两寸尤盛。其母言病已三日，昨日犹省人事，惟言心中发热，至夜间，即昏无知觉，然以水灌之，犹知下咽。问其大便，三日未行。其母泣问犹可救否？答以准可为之治愈。

诊断　此温热之病，阳明腑热已实，其热循经上升兼发生脑膜炎也。脑藏神明、主知觉，神经因热受伤，是以知觉全无。宜投以大剂白虎汤以清胃腑之热，而复佐以轻清之品，以引药之凉力上行，则脑中之热与胃腑之热全清，神识自明了矣。

处方　生石膏捣细，三两　知母八钱　连翘三钱　茵陈钱半
甘草三钱　粳米五钱

煎至米熟，其汤即成，取清汁三茶杯，徐徐分三次温服，病愈无须尽剂。

效果　服至两次，已明了能言，自言心中犹发热。将药服完，共热遂尽消，霍然痊愈。

说明

按：脑膜炎之名，创自西人。所谓炎者，谓其膜红、热、肿、疼也。此多为伤寒温病之兼证，故中医对于此证皆责之阳明热实。然均是阳明热实，而其神明有昏愦、不昏愦之殊，实因其脑膜有炎、有不炎也，是以西人之说原自可信。然脑中所藏者元神，心中所藏者识神，故寒温之热，若窜入手少阴，亦可使神明昏愦（此证极少）。西人不知心中有识神，而热入手少阴以昏人之神明，自非西人所能知也。

温热泄泻

天津一区钱姓幼男，年四岁，于孟秋得温热兼泄泻，病久不愈。

病因　季夏感受暑温，服药失宜，热留阳明之腑，久则灼耗胃阴，嗜凉且多嗜饮水，延至孟秋，上热未消，而下焦又添泄泻。

证候　形状瘦弱已极，周身灼热，饮食少许则恶心欲呕吐，小便不利，大便一昼夜十余次，多系稀水，卧不能动，哭泣无声，脉数十至且无力（四岁时，当以七至为正脉），指纹现淡红色，已透气关。

诊断　此因外感之热久留耗阴，气化伤损，是以上焦发热懒食，下焦小便不利而大便泄泻也。宜治以滋阴清热，利小便兼固大便之剂。

处方　生怀山药一两五钱　　滑石一两　　生杭芍六钱　　甘草三钱
煎汤一大盅，分数次徐徐温服下。

方解　此方即拙著三期五卷中滋阴清燥汤也。原方生山药是一两，今用两半者，因此幼童瘦弱已极，气化太虚也。方中之义，山药与滑石同用，一利小便，一固大便；一滋阴以退虚热，一泻火以除实热。芍药与甘草同用，甘苦化合，味近人参，能补益气化之虚损。而芍药又善滋肝肾以利小便，甘草又善调脾胃以固大便，是以汇集而为一方也。

效果　将药连服两剂，热退泻止，小便亦利，可进饮食，惟身体羸瘦不能遽复。俾用生怀山药细末七八钱许，煮作粥，调以白糖，作点心服之，且每次送西药百布圣一瓦。如此将养月余，始胖壮。

附记：此钱姓幼男之舅，系西医杨秀章君，为愚在陆军充军医正时之从事。见愚治愈此病，深叹中药若用之得法，有挽回造化之权。于斯从愚兼习中医，今已深窥医理之奥，中西并用，而为救世之良医矣。

温病门

温病兼虚热

高振之，山西人，年二十八岁，来天津谋事，寓居其友家一区陈宅，于仲秋得温病。

病因　朋友招饮，饮酒过度，又多喝热茶，周身出汗，出外受风。

证候　周身骨节作疼，身热三十九度四分，心中热而且渴，舌苔薄而微黄，大便干燥，小便短赤，时或干嗽，身体酸软殊甚，动则眩晕，脉数逾五至，浮弦无力。自始病至此已四十日矣，屡次延医服药无效。

诊断　此证乃薄受外感，并非难治之证，因治疗失宜，已逾月而外表未解，内热自不能清。病则懒食，又兼热久耗阴，遂由外感之实热，酿成内伤之虚热，二热相并，则愈难治矣。斯当以大滋真阴之药为主，而以解表泻热之药佐之。

处方　生怀山药一两　生怀地黄一两　玄参一两　沙参六钱
生杭芍六钱　大甘枸杞五钱　天冬五钱　天花粉五钱　滑石三钱
甘草三钱

共煎汤一大碗，分三次温饮下。其初饮一次时，先用白糖水送服西药阿斯匹林半瓦，然后服汤药。

复诊　初服药一次后，周身得汗，骨节已不觉疼。二次、三次继续服完，热退强半，小便通畅，脉已不浮弦，跳动稍有力，遂即原方略为加减，俾再服之。

处方　生怀山药一两　生怀地黄八钱　玄参六钱　沙参六钱
大甘枸杞六钱　天门冬六钱　滑石三钱　甘草二钱　真阿胶捣碎，
三钱

药共九味，先将前八味煎汤两大盅，去渣，入阿胶，融化，分两次温服。其服初次时，仍先用白糖水送服阿斯匹林三分瓦之一。此方中加阿胶者，以其既善滋阴，又善润大便之干燥也。

效果　将药先服一次，周身又得微汗。继将二分服下，口已不渴，其日大便亦通下，便下之后，顿觉精神清爽，灼热全无，病遂从此愈矣。

按：方中重用大队凉润之品，滋真阴即以退实热。而复以阿斯匹林解肌，滑石利小便者，所以开实热之出路也。至于服阿斯匹林半瓦，即遍身得汗者，因体虚者其汗易出，而心有燥热之人，得凉药之濡润亦恒自出汗也。

温病体虚

辽宁清丈局科员刘敷辰之幼子，年七岁，于暮春得温病。

病因　因赴澡塘洗澡，汗出未竭，遽出冒风，遂成温病。

证候　病初得时，医者不知用辛凉之药解肌，而竟用温热之药为其发汗。迨汗出遍体，而灼热转剧，又延他医，遽以承气下之，病尤加剧，因其无可下之证而误下也。从此不敢轻于服药，迟延数日，见病势浸增，遂延愚为诊视，其精神昏愦，间作谵语，气息微喘，肌肤灼热，问其心中，亦甚觉热，唇干裂，有凝血。其舌苔薄而黄，中心干黑，频频饮水不能濡润。其脉弦而有力，搏近六至，按之不实，而左部尤不任重按。其大便自服药下后未行。

诊断　此因误汗、误下，伤其气化，兼温热既久，阴分亏耗，乃邪实正虚之候也，宜治以大剂白虎加人参汤。以白虎汤清其热，以人参补其虚，再加滋阴之品数味，以滋补阴分之亏耗。

处方　生石膏捣细，四两　知母一两　野党参五钱　大生地黄一两　生怀山药七钱　玄参四钱　甘草三钱

共煎汤三大盅，分三次温饮下。病愈者勿须尽剂，热退即停服。白虎加人参汤中无粳米者，因方中有生山药可代粳米和胃也。

效果　三次将药服完，温热大减，神已清爽，大便犹未通下，心中犹觉发热，诊其脉，仍似有力。遂将原方去山药，仍煎三盅，俾徐徐温饮下，服至两盅，大便通下，遂停药勿服，病痊愈。

温热腹疼兼下痢

天津一区教堂后，张姓媪，年过五旬，先得温病腹疼，即又下痢。

病因　因其夫与子相继病故，屡次伤心，蕴有内热，又当端阳节后，天气干热非常，遂得斯证。

证候　腹中搅疼，号呼辗转，不能安卧，周身温热，心中亦甚觉热。为其卧不安枕，手足扰动，脉难细诊，其大致总近热象。其舌色紫而干，舌根微有黄苔，大便两日未行。

诊断　此乃因日日伤心，身体虚损，始则因痛悼而脏腑生热，继则因热久耗阴而更生虚热，继又因时令之燥热内侵，与内蕴之热相并，激动肝火，下迫腹中，是以作疼；火热炽盛，是以表里俱觉发热。此宜清其温热，平其肝火，理其腹疼，更宜防其腹疼成痢也。

处方　先用生杭芍一两，甘草三钱，煎汤一大盅，分两次温服。每次送服卫生防疫宝丹（方载三期霍乱门）四十粒。约点半钟服完两次，腹已不疼。

又俾用连翘一两，甘草三钱，煎汤一大盅，分作三次温服。每次送服拙拟离中丹三钱（方即益元散以生石膏代滑石）。嘱约两点钟温服一次。

复诊　翌晚三点钟，复为诊视，闭目昏昏，呼之不应。其家人言，前日将药服完，里外之热皆觉轻减，午前精神颇清爽，午后又渐发潮热，病热一时重于一时。前半点钟呼之犹知答应，兹则大声呼之亦不应矣。又自黎明时下脓血，至午后已十余次，今则将近两点钟未见下矣。诊其脉，左右皆似大而有力，重按不实，数近六至，知其身体本虚，又因屡次下痢，更兼外感实热之灼耗，是以精神昏愦，分毫不能支持也。拟放胆投以大剂白虎加人参汤，复即原方略为加减，俾与病机适宜。

处方　生石膏捣细，三两　野台参五钱　生杭芍一两　生怀地黄一两　甘草三钱　生怀山药八钱共煎汤三盅，分三次徐徐温服下。

方解　此方系以生地黄代原方中知母，生山药代原方中粳米，而又加芍药。以芍药与方中甘草并用，即《伤寒论》中芍药甘草汤，为仲圣复真阴之妙方。而用于此方之中，又善治后重腹疼，为治下痢之要药也。

复诊　将药三次服完后，时过夜半，其人豁然省悟。其家人言：自诊脉疏方后，又下脓血数次，至将药服完，即不复下脓血矣。再诊其脉，大见和平，问其心中，仍微觉热，且觉心中怔忡不安。拟再治以凉润育阴之剂，以清余热，而更加保合气化之品，以治其心中怔忡。

处方　玄参一两　生杭芍六钱　净萸肉六钱　生龙骨捣碎，六钱　生牡蛎捣碎，六钱　沙参四钱　酸枣仁炒，捣，四钱　甘草二钱

共煎汤两盅，分两次温服。每服一次，调入生鸡子黄一枚。

效果　将药连服三剂，余热全消，心中亦不复怔忡矣。遂停服汤药。俾用生怀山药细末一两弱，煮作茶汤，少兑以鲜梨自然汁，当点心服之，以善其后。

说明　温而兼痢之证，愚治之多矣，未有若此证之剧者。盖此证腹疼至辗转号呼，不能诊脉，不但因肝火下迫欲作痢也，实兼有外感毒疠之气以相助为虐。故用芍药以泻肝之热，甘草之缓肝之急，更用卫生防疫宝丹以驱逐外侵之邪气。迨腹疼已愈，又恐其温热增剧，故又俾用连翘甘草煎汤，遂服离中丹以清其温热，是以其证翌日头午颇见轻。若即其见轻时而早为之诊脉服药，原可免后此之昏沉。乃因翌日相延稍晚，竟使病势危至极点，后幸用药得宜，犹能挽回，然亦险矣。谚有之"走马看伤寒"，言其病势变更之速也。至治温病，亦何独不

然哉？又此证过午所以如此加剧者，亦以其素本阴虚，又自黎明下痢脓血多次，则虚而益虚；再加以阴亏之虚热，与外感之实热相并，是以其精神即不能支持。所赖方中药味无多，而举凡虚热、实热及下痢所生之热，兼顾无遗，且又煎一大剂分三次温饮下，使药力前后相继，此古人一煎三服之法。愚遵此法以挽回险证，救人多矣。非然者，则剂轻原不能挽回重病，若剂重、作一次服，病人又将不堪。惟将药多煎少服，病愈不必尽剂，此以小心行其放胆，洵为挽回险病之要着也。

温病兼下痢

津海道尹袁霖普君之夫人，年三十六岁，得温病兼下痢证。

病因　仲秋乘火车赴保定归母家省视，往来辛苦，路间又兼受风，遂得温病兼患下痢。

证候　周身壮热，心中热而且渴。下痢赤多白少，后重腹疼，一昼夜十余次，舌苔白厚，中心微黄。其脉左部弦硬，右部洪实，一息五至。

诊断　此风温之热已入阳明之腑，是以右脉洪实；其炽盛之肝火下迫肠中作痢，是以左脉弦硬。夫阳明脉实而渴者，宜用白虎加人参汤。因其肝热甚盛，证兼下痢，又宜以生山药代粳米，以固下焦气化，更辅以凉肝调气之品，则温与痢庶可并愈。

处方　生石膏捣细，三两　野党参四钱　生怀山药一两　生杭芍一两　知母六钱　白头翁五钱　生麦芽四钱　甘草四钱

将药煎汤三盅，分三次温饮下。

复诊　将药分三次服完，温热已退强半，痢疾已愈十之七

八，腹已不疼，脉象亦较前和平，遂即原方略为加减，俾再服之。

处方　生石膏捣细，二两　野台参三钱　生怀山药八钱　生杭芍六钱　知母五钱　白头翁五钱　秦皮三钱　甘草三钱

共煎汤两盅，分两次温服下。

效果　将药煎服两剂，诸病皆愈，惟脉象似仍有余热，胃中似不开通，懒于饮食。俾用鲜梨、鲜藕、莱菔三者等分，切片煮汁，送服益元散三钱许，日服两次，至三次则喜进饮食，脉亦和平如常矣。

说明　凡温而兼痢之证，最为难治。盖温随下痢深陷而永无出路，即痢为温热所灼而益加疼坠。惟石膏与人参并用，能升举下陷之温邪，使之徐徐上升外散。而方中生山药一味，在白虎汤中能代粳米以和胃，在治痢药中又能固摄下焦气化，协同芍药、白头翁诸药以润肝滋肾，从容以奏肤功也。至于麦芽，炒用之为消食之品，生用之不但消食，实能舒发肝气，宣散肝火，而痢病之后重可除也。至后方加秦皮者，取其性本苦寒，力善收涩，藉之以清热补虚，原为痢病将愈最宜之品，是以《伤寒论》白头翁汤中亦藉之以清厥阴热痢也。袁霖普君，为桓仁名孝廉，虽在仕途多年，而胸怀冲淡，不改儒素本色。拙著之书曾为呈部注册，对于愚之医学极为推奖。故方中如此重用寒凉而心中坦然不疑，是以愚得放手速为之治愈也。若在他富贵之家为开此等方，则绝不肯服矣。

温病兼下痢

天津河北玄纬路，姚姓媪，年六旬有二，于孟秋得温病兼下痢。

病因　孟秋天气犹热，且自觉心中有火，多食瓜果，又喜当风乘凉，遂致病温兼下痢。

证候　周身灼热，心中热且渴，连连呻吟不止，一日夜下痢十二三次，赤白参半，后重腹疼，饮食懒进，恶心欲呕。其脉左部弦而兼硬，右部似有力而重按不实，数近六至。延医治疗近旬日，病益加剧。

诊断　其左脉弦而兼硬者，肝血虚而胆火盛也；其右脉似有力而重按不实者，因其下痢久而气化已伤，外感之热又侵入阳明之腑也；其数六至者，缘外感之热灼耗已久，而其真阴大有亏损也。证脉合参，此乃邪实正虚之候。拟用拙定通变白虎加人参汤及通变白头翁汤（两方皆在三期三卷痢疾门）二方相并治之。

处方　生石膏捣细，二两　野台参四钱　生怀山药一两　生杭芍二钱　白头翁四钱　金银花四钱　秦皮二钱　生地榆二钱　甘草二钱　广三七轧细，二钱　鸦胆子去皮，拣成实者，五十粒

药共十一味，先用白糖水送服三七、鸦胆子各一半，再将余药煎汤两盅，分两次温服下。至煎渣再服时，亦先服所余之三七、鸦胆子。

复诊　将药煎服，日进一剂。服两日，表里之热皆退，痢变为泻，仍稍带痢，泻时仍觉腹疼后重而较前轻减，其脉象已近平和。此宜以大剂温补止其泄泻，再少辅以治痢之品。

处方　生怀山药一两　炒怀山药一两　龙眼肉一两　大云苓片三钱　生杭芍三钱　金银花三钱　甘草二钱

共煎汤一大盅，温服。

效果　将药煎服两剂，痢已净尽而泻未痊愈，遂即原方去金银花、芍药，加白术三钱。服两剂，其泻亦愈。

暑温兼泄泻

天津估衣街西头万全堂药局，侯姓学徒，年十三岁，得暑温兼泄泻。

病因 季夏天气暑热，出门送药受暑，表里俱觉发热，兼头目眩晕，服药失宜，又兼患泄泻。

证候 每日泄泻十余次，已逾两旬，而心中仍觉发热懒食，周身酸软无力，时或怔忡，小便赤涩发热。其脉左部微弱，右部重按颇实，搏近六至。

诊断 此暑热郁于阳明之腑，是以发热懒食；而肝肾气化不舒，是以小便不利致大便泄泻也。当清泻胃腑，调补肝肾，病当自愈。

处方 生怀山药两半　滑石一两　生杭芍六钱　净萸肉四钱
生麦芽三钱　甘草三钱

共煎汤一大盅，温服。

复诊 服药一剂泻即止，小便通畅，惟心中犹觉发热，又间有怔忡之时，遂即原方略为加减，俾再服之。

处方 生怀山药一两　生怀地黄一两　净萸肉八钱　生杭芍六钱　生麦芽二钱　甘草二钱

共煎汤一大盅，温服。

效果 将药连服两剂，其病霍然痊愈。

说明 初次所用之方，即拙拟之滋阴清燥汤（在三期五卷）加山萸肉、生麦芽也。从来寒温之热传入阳明，其上焦燥热下焦滑泻者，最为难治。因欲治其上焦之燥热，则有碍下焦之滑泻；欲补其下焦之滑泻，则有碍上焦之燥热，是以医者对之恒至束手。然此等证若不急为治愈，则下焦滑泻愈久，上焦燥热必愈甚，是以本属可治之证，因稍为迟延竟至不可救者多矣。惟拙拟之滋阴清燥汤，山药与滑石并用，一补大便，一利小便，而山药多液，滑石性凉，又善清上焦之燥热，更辅以甘草、芍药以复其阴（仲景谓作芍药甘草汤，以复其阴），阴复自能胜燥热，而芍药又善利小便，甘草亦善调大便。汇集四味为方，凡遇证之上焦燥热下焦滑泻者，莫不随手奏效也。间有阳明热实，服药后滑泻虽止而燥热未尽清者，不妨继服白虎汤。其热实体虚者，或服白虎加人参汤。若虑其复作滑泻，可于方中仍加滑石三钱，或更以生山药代粳米煎取清汤，一次只饮一大口，徐徐将药服完，其热全消，亦不至复作滑泻。愚用此法救人多矣。滋阴清燥汤后，附有治愈多案，可参观也。至此案方中加萸肉、生麦芽者，因其肝脉弱而不舒，故以萸肉补之，以生麦芽调之，所以遂具条达之性也。至于第二方中为泻止小便已利，故去滑石。为心中犹怔忡，故将萸肉加重。为犹有余热未清，故又加生地黄。因其余热无多，如此治法已可消除净尽，无须服白虎汤及白虎加人参汤也。

温　病

孙雨亭，武清县人，年三十三岁，小学教员，喜阅医书，尤喜阅拙著《衷中参西录》。于孟秋时得温病，在家治不愈，遂来津求为诊治。

病因　未病之前，心中常觉发热，继因饭后有汗，未暇休息，陡有急事冒风出门，致得温病。

证候　表里俱觉壮热，嗜饮凉水、食凉物，舌苔白厚，中心已黄，大便干燥，小便短赤。脉象洪长有力，左右皆然，一分钟七十八至。

诊断　此因未病之先已有伏气化热，或有暑气之热内伏，略为外感所激，即表里陡发壮热，一两日间阳明腑热已实，其脉之洪长有力，是明征也。拟投以大剂白虎汤，再少佐以宣散之品。

处方　生石膏捣细,四两　知母一两　鲜茅根六钱　青连翘三钱　甘草三钱　粳米三钱

共煎汤三盅，分三次温服下。

复诊　将药分三次服完，表里之热分毫未减，脉象之洪长有力亦仍旧，大便亦未通下。此非药不对证，乃药轻病重，药不胜病也。夫石膏之性，《本经》原谓其微寒，若遇阳明大热之证，当放胆用之。拟即原方去连翘加天花粉，再将石膏加重。

处方　生石膏六两　知母一两　天花粉一两　鲜茅根六钱　甘草四钱　粳米四钱

共煎汤三大盅，分三次温服下。

复诊　将药分三次服完，下燥粪数枚，其表里之热仍然不退，脉象亦仍有力。愚谓雨亭曰：余生平治寒温实热证，若屡次治以大剂白虎汤而其热不退者，恒将方中石膏研极细，将余药煎汤送服，即可奏效。今此证正宜用此方，雨亭亦以为然。

处方　生石膏研极细,二两　生怀山药二两　甘草六钱

将山药、甘草煎汤一大碗，分多次温服。每次送服行石膏末二钱许，热退勿须尽剂，即其热未尽退，若其大便再通下一次者，亦宜将药停服。

效果　分六次将汤药饮完，将石膏送服强半，热犹未退，大便亦未通下。又煎渣取汤两盅，分数次送服石膏末。甫完，陡觉表里热势大增，时当夜深，不便延医。雨亭自持其脉，弦

硬异常，因常阅《衷中参西录》，知脉虽有力而无洪滑之象者，用白虎汤时皆宜加人参。遂急买高丽参五钱，煮汤顿饮下，其脉渐渐和缓，热亦渐退。至黎明，其病霍然痊愈矣。

说明

按：伤寒定例，凡用白虎汤，若在汗吐下后及渴者，皆宜加人参。细询此证之经过，始知曾发大汗一次，此次所服之药虽非白虎汤原方，实以山药代粳米，又以石膏如此服法，其力之大，可以不用知母，是其方亦白虎汤也。若早加党参数钱，与山药、甘草同煎汤以送服石膏，当即安然病愈。乃因一时疏忽，并未见及，犹幸病者自知医理以挽回于末路。此虽白虎汤与人参前后分用之，仍不啻同时并用之也。

又按：此证加人参于白虎汤中其益有三：发汗之后，人之正气多虚。人参大能补助正气，俾正气壮旺自能运化药力以胜邪，其为益一也；又发汗易伤津液，津液伤则人之阴分恒因之亏损。人参与石膏并用，能于邪热炽盛之时滋津液以复真阴，液滋阴复则邪热易退，其为益二也；又用药之法，恒热因凉用、凉因热用，《内经》所谓伏其所因也。此证用山药、甘草煎汤送服石膏之后，病则纯热，药则纯凉，势若冰炭不相容，是以其热益激发而暴动。加人参之性温者以为之作引，此即凉因热用之义，为凉药中有热药引之以消热，而后热不格拒、转与化合，热与凉药化合，则热即消矣，此其为益三也。统此三益观之，可晓然于此病之所以愈，益叹仲圣制方之妙。即约略用之，亦可挽回至险之证也。

温病兼项后作疼

李芳岑督军之太夫人，年八旬有三，于孟夏得温病，兼项后作疼。

病因　饭后头面有汗，忽隔窗纱透入凉风，其汗遂闭，因得斯证。

证候　项疼不能转侧，并不能俯仰，周身发灼热，心中亦热，思凉物。脉象左部弦而长，右部则弦硬有力，大便干燥，小便短少。

诊断　此因汗出腠理不闭，风袭风池、风府，是以项疼，因而成风温也。高年之脉，大抵弦细，因其气虚，所以无甚起伏；因其血液短少，是以细而不濡。至于弦硬而长有力，是显有温热之现象也。此当清其实热，辅以补正兼解表之品。

处方　生石膏轧细，一两　野台参三钱　生怀地黄一两　生怀山药五钱　玄参三钱　沙参三钱　连翘二钱　西药阿斯匹林一瓦

先将阿斯匹林用白糖水送下，即将中药煎汤一大盅，至甫出汗时，即将汤药乘热服下。

效果　如法将药服下后，周身得汗，表里之热皆退，项之疼大减，而仍未脱然。俾每日用阿斯匹林一瓦强（约三分），分三次用白糖水送下，隔四点钟服一次。若初次服后微见汗者，后两次宜少服，如此两日，项疼痊愈。盖阿斯匹林不但能发汗祛热，且能为热性关节疼痛之最妙药也。

温病兼胁疼

李镜波律师，寓天津河北三马路颐寿单，年三十八岁，于孟冬上旬得温病。

病因　其夫人于秋间病故，子女皆幼，处处须自经管，伤心又兼劳心，遂致暗生内热，薄受外感，遽成温病。

证候　初得时，即表里俱热。医者治以薄荷、连翘、菊花

诸药，服后微见汗，病稍见轻。至再诊时，病人自觉呼吸短气，此气郁不舒也。医者误以为气虚，遂于清热药中加党参以补其气，服后右胁下陡然作疼，彻夜不能卧，亦不能眠，心中发热，舌苔白厚，大便四日未行。其左右脉皆弦，右部尤弦而有力，一分钟八十二至。

诊断　凡脉象弦者主疼，又主血液短少。此证之右胁非常疼痛，原为证脉相符；而其伤心劳心以致暗生内热者，其血液必然伤损，此亦证脉相符也。其右脉弦而有力者，外感之热已入阳明之腑也。

拟治以白虎汤而辅以开郁滋阴之品。

处方　生石膏轧细，二两　知母八钱　玄参八钱　天冬八钱　川楝子捣碎，五钱　生莱菔子捣碎，五钱　连翘三钱　甘草二钱　粳米三钱

共煎汤两大盅，分两次温服下。

复诊　将药服完，热退强半，胁疼已愈三分之二，脉象变为浮弦。惟胸膈似觉郁闷，大便犹未通下，再治以宽胸清热润燥之剂。为其脉浮，有还表之象，宜再少加透表之药以引之外出，其病当由汗而解。

处方　糖瓜蒌切碎，二两　生石膏捣细，一两　知母五钱　玄参五钱　连翘三钱　川楝子捣碎，四钱　甘草二钱

共煎汤两盅，分二次温服下。其服完两次之后，迟一点钟，再服西药阿斯匹林一瓦，温覆以取微汗。

效果　如法将药服完，果周身皆得微汗，病若失，其大便亦通下矣。

风温兼喘促

辽宁小南关柴市旁，赫姓幼子，年五岁，得风温兼喘促证。

病因 季春下旬，在外边嬉戏，出汗受风，遂成温病。医治失宜，七八日间又添喘促。

证候 面红身热，喘息极迫促，痰声漉漉，目似不瞬，脉象浮滑，重按有力，指有紫纹，上透气关。启口视其舌，苔白而润，问其二便，言大便两日未行，小便微黄，然甚通利。

诊断 观此证状况，已危至极点，然脉象见滑，虽主有痰亦足征阴分充足，且视其身体胖壮，知犹可治。宜用《金匮》小青龙加石膏汤，再加杏仁、川贝以利其肺气。

处方 麻黄一钱　桂枝尖一钱　生杭芍三钱　清半夏二钱　杏仁去皮，捣碎，二钱　川贝母捣碎，二钱　五味子捣碎，一钱　干姜六分　细辛六分　生石膏捣细，一两

共煎汤一大盅，分两次温服下。

方解 《金匮》小青龙加石膏汤，原治肺胀，咳而上气，烦躁而喘，然其石膏之分量，仅为为麻、桂三分之二（《金匮》小青龙加石膏汤，其石膏之分量原有差误，五期五卷曾详论之），而此方中之生石膏则十倍于麻桂。诚以其面红身热，脉象有力，若不如此重用石膏，则麻、桂、姜、辛之热即不能用矣。又《伤寒论》小青龙汤加减之例：喘者去麻黄、加杏仁。今加杏仁而不去麻黄者，因重用生石膏以监制麻黄，则麻黄即可不去也。

复诊 将药服尽一剂，喘愈强半，痰犹壅盛，肌肤犹灼热，大便犹未通下，脉象仍有力。拟再治以清热利痰之品。

处方 生石膏捣细，二两　瓜蒌仁炒，捣，二两　生赭石轧细，

一两

共煎汤两盅，分三次，徐徐温饮下。

效果　将药分三次服完，火退痰消，大便通下，病遂痊愈。

说明　此案曾登于《名医验案类编》。何廉臣先生评此案云："风温犯肺，肺胀喘促，小儿尤多，病最危险。儿科专家，往往称为马脾风者，此也。此案断定为外寒束内热，仿《金匮》小青龙加石膏汤，再加贝母开豁清泄，接方用二石、蒌仁等清镇滑降而痊。先开后降，步骤井然。惟五岁小儿能受如此重量，可见北方风气刚强，体质苗实，不比南方人之体质柔弱也。正惟能受重剂，故能奏速功。"观何廉臣先生评语，虽亦推奖此案，而究嫌药量过重，致有南北分别之设想。不知此案药方之分量，若作一次服，以治五岁孺子诚为过重。若分作三次服，则无论南北，凡身体胖壮之孺子皆可服也。试观近今新出之医书，治产后温病，有一剂用生石膏半斤者矣，曾见于刘蔚楚君《证治丛录》，刘君原广东香山人也，治鼠疫病亦有一剂用生石膏半斤者矣，曾见于李健颐君《鼠疫新篇》，李君原福建平潭人也。若在北方治此等证，岂药之分量可再加增乎？由此知医者之治病用药，不可定存南北之见也。且愚亦尝南至汉皋矣，曾在彼处临证处方，未觉有异于北方。惟用发表之剂，则南方出汗较易，其分量自宜从轻。然此乃地气寒暖之关系，非其身体强弱之关系也。既如此，一人之身则冬时发汗与夏时发汗，其所用药剂之轻重自迥殊也。尝细验天地之气化，恒数十年而一变。仲景当日原先著《伤寒论》，后著《金匮要略》。《伤寒论》小青龙汤，原有五种加法，而独无加石膏之例，因当时无当加石膏之病也。至著《金匮》时，则有小青龙加石膏汤矣，想其时已现有当加石膏之病也。忆愚弱冠时，见医者治外感痰喘证，但投以小青龙汤原方即可治愈。后数年，愚临证遇有外感痰喘证，但投以小青龙汤不效，必加生石膏数钱方效。又迟数年，必加生石膏两许，或至二两方效。由斯知为医者当随气化之转移，而时时与之消息，不可拘定成方而不知变通也。

秋温兼伏气化热

天津鼓楼东，徐姓媪，年五十九岁，于中秋上旬得温病，兼有伏气化热。

病因　从前原居他处，因迁居劳碌，天气燥热，有汗受风，遂得斯病。

证候　晨起觉周身微发热，兼酸懒不舒，过午陡觉表里大热且其热浸增，及晚四点钟往视时，见其卧床闭目，精神昏昏，呻吟不止。诊其脉，左部沉弦，右部洪实，数近六至。问其未病之前，曾有拂意之事乎？其家人曰：诚然。其禀性褊急，恒多忧思，且又易动肝火。欲见其舌苔，大声呼数次，始知启口，视其舌上，似无苔而有肿胀之意。问其大便，言素恒干燥。

诊断　其左脉沉弦者，知其肝气郁滞不能条达，是以呻吟不止，此欲藉呻吟以舒其气也；其右脉洪实者，知此证必有伏气化热，窜入阳明。不然，则外感之温病，半日之间何至若斯之剧也。此当用白虎汤以清阳明之热，而以调气舒肝之药佐之。

处方　生石膏捣细，二两　知母八钱　生莱菔子捣碎，三钱青连翘三钱　甘草二钱　粳米四钱共煎汤两盅，分两次温服。

方解　莱菔子为善化郁气之药，其性善升亦善降，炒用之则降多于升，生用之则升多于降。凡肝气之郁者宜升，是以方中用生者。至于连翘，原具有透表之力，而用于此方之中，不但取其能透表也。其性又善舒肝，凡肝气之郁而不舒者，连翘皆能舒之也。是则连翘一味，既可佐白虎以清温热，更可辅莱菔以开肝气之郁滞。

复诊　将药两次服完，周身得汗，热退十之七八，精神骤然清爽。左脉仍有弦象而不沉，右脉已无洪象而仍似有力，至数之数亦减。问其心中，仍有觉热之时，且腹中知饥而懒于进食。此则再宜用凉润滋阴之品清其余热。

处方　玄参一两　沙参五钱　生杭芍四钱　生麦芽三钱　鲜茅根四钱　滑石三钱　甘草二钱

共煎汤一大盅，温服。方中有滑石者，欲其余热自小便泻出也。

效果　将药连服两剂，大便通下，其热全消，能进饮食，脉象亦和平矣，而至数仍有数象。俾再用玄参两半，潞参三钱，煎服数剂以善其后。

说明　医者论温病之成，多言由于伏气化热，而推本于《内经》"冬伤于寒，春必病温"二语，谓所受之伏气皆为冬令所感之寒。夫春日之温病，谓系冬日所感之寒化热，斯原近理。至夏日、秋日，皆有温病，若亦谓系冬日所感之寒化热则非是。盖凡伏气伏于三焦脂膜之中，能阻塞人身气化之流通，其人恒不易得汗。若能遍体出透汗，其伏气即可随汗发出。由斯而论，人之春日或可不出汗，至夏日则人有不出汗者乎？至夏日屡次出汗，纵有伏气有不暗消者乎？盖人四时皆可受外感，其受外感之轻者不能即发，皆可伏于三焦脂膜之中而为伏气。至于伏气之化热，冷时则迟，暖时则速，若交夏令以后，其化热不过旬日间耳。乃医者多不悟此理，仍执定旧说，遂致来西医之讥，谓病菌之伏于人身，其发皆有定期，未有至一月者，而况至数月乎？此固西医之轻言多事，然亦中医自遗人以口实也。

温病兼呕吐

刘秀岩，年三十二岁，住天津城北金钢桥西，小学教员，于季夏得温热病，兼呕吐不受饮食。

病因　学校与住宅相隔甚近，暑假放学，至晚仍在校中宿卧。一日，因校中无人，其衾褥被人窃去，追之不及，因努力奔跑，周身出汗，乘凉歇息，遂得斯病。

证候　心中烦热，周身时时汗出，自第二日，呕吐不受饮食，今已四日，屡次服药，亦皆吐出，即渴时饮水亦恒吐出，舌苔白厚，大便四日未行。其脉左部弦硬，右部弦长有力，一息五至。

诊断　其脉左部弦硬者，肝胆之火炽盛也；右部弦长者，冲气挟胃气上冲也；弦长而兼有力者，外感之热已入阳明之腑也；此证因被盗怒动肝气，肝火上冲，并激动冲气挟胃气亦上冲，而外感之热又复炽盛于胃中以相助为虐，是以烦热汗出不受饮食而吐药吐水也。此当投以清热镇逆之剂。

处方　生石膏细末，二两　生赭石细末，六钱　镜面朱砂细末，五钱

和匀，分作五包，先送服一包，过两点钟再送服一包，病愈即停服，不必尽剂。方用散剂不用汤剂者，止呕吐之药丸散

优于汤剂也。

效果　服至两包，呕吐已愈，心中犹觉烦热。服至四包，烦热痊愈，大便亦通下矣。

说明　石膏为石质之药，本重坠且又寒凉，是以白虎汤中以石膏为主，而以甘草缓之，以粳米和之，欲其服后留恋于胃中，不至速于下行。故用石膏者，忌再与重坠之药并用，恐其寒凉侵下焦也，并不可与开破之药同用，因开破之药力原下行也。乃今因肝气、胆火相并上冲，更激动冲气挟胃气上冲，且更有外感之热助之上冲，因致脏腑之气化有升无降，是以饮食与药至胃中皆不能存留。此但恃石膏之寒凉重坠原不能胜任，故特有赭石之最有压力者以辅之。此所以旋转脏腑中之气化，而使之归于常也。设非遇此等证脉，则石膏原不可与赭石并用也。

温病兼呕吐

天津北门里杨姓媪，年过五旬，于冬春得温病兼呕吐。

病因　家庭勃谿，激动肝胆之火，继因汗出受风，遂得此证。

证候　表里壮热，呕吐甚剧，不能服药，少进饮食亦皆吐出，舌苔白厚，中心微黄，大便三日未行。其脉左部弦长，右部洪长，重按皆实。

诊断　此少阳、阳明合病也。为其外感之热已入阳明胃腑，是以表里俱壮热，而舌苔已黄。为其激动之火积于少阳肝胆，是以其火上冲频作呕吐。治此证者欲其受药不吐，当变汤剂为散，且又分毫无药味，庶可奏效。

处方　生石膏细末，一两　鲜梨两大个

将梨去皮，切片，蘸石膏末，细细嚼服。

复诊　将梨片与石膏末嚼服一强半未吐，迟两点钟又将所余者服完，自此不复呕吐，可进饮食，大便通下一次。诊其脉，犹有余热，问其心中，亦仍觉热，而较前则大轻减矣。拟改用汤剂以清其未尽之热。

处方　生石膏捣细，一两　生杭芍八钱　玄参三钱　沙参三钱连翘二钱　甘草二钱　鲜白茅根三钱

药共七味，先将前六味水煎十余沸，入鲜白茅根，再煎三四沸，取汤一大盅，温服。

效果　将药如法煎服一剂，热又减退若干，脉象已近和平。遂即原方将石膏改用六钱，芍药改用四钱，又服一剂，病遂痊愈。

或问：石膏为清阳明之主药。此证原阳明、少阳均有实热，何以用石膏但清阳明之热而病即可愈？答曰：凡药服下，原随气血流行，无处不到。石膏虽善清阳明之热，究之，凡脏腑间蕴有实热，石膏皆能清之。且凡呕吐者，皆气上逆也。石膏末服，其石质之重坠大能折上逆之气使之下行，又有梨片之甘凉开胃者以辅之，所以奏效甚捷也。若当秋夏之交无梨时，可以西瓜代之。

温病兼衄血便血

天津城西梁家嘴陈姓童子，年十五岁，在学校肄业，于仲秋得温病，兼衄血、便血。

病因　初因周身发热、出有斑点，有似麻疹，医用凉药清之，斑点即回，连服凉药数剂，周身热已退，而心中时觉烦躁。逾旬日，因薄受外感，其热陡然反复。

证候　表里壮热，衄血两次，小便时或带血，呕吐不受饮食，服药亦多吐出，心中自觉为热所灼，怔忡莫支。其脉摇摇而动，数逾五至，左右皆有力，而重按不实，舌苔白而欲黄，大便三日未行。

处方　本拟投以白虎加人参汤，恐其服后作呕，遂用：

生石膏细末，三两　生怀山药二两

共煎汤一大碗，俾徐徐温饮下。为防其呕吐，一次只饮一大口，限定四小时将药服完。

方解　凡呕吐之证，饮汤则吐，服粥恒可不吐。生山药二两煎取浓汁与粥无异，且无药味，服后其黏滞之力自能留恋于胃中，且其温补之性，又能固摄下焦以止便血、培养心气，以治怔忡也。而以治此温而兼虚之证，与石膏相伍为方，以石膏清其温，以山药补其虚，虽非白虎加人参汤，而亦不啻山虎加人参汤矣。

效果　翌日复诊，热退十之七八，心中亦不怔忡，少进饮食亦不呕吐，衄血便血皆愈。脉象力减，至数仍数。又俾用玄参二两，潞参、连翘各五钱，仍煎汤一大碗，徐徐温饮下。尽剂而愈，大便亦即通下。盖其大热已退而脉仍数者，以其有阴虚之热也。玄参、潞参并用，原善退阴虚作热，而犹恐其伏有疹毒，故又加连翘以托之外出也。

按： 此证若能服药不吐，投以大剂白虎加人参汤，大热退后其脉即可不数。乃因其服药呕吐，遂变通其方，重用生山药二两与生石膏同煎服。因山药能健脾滋肾，其补益之力虽不如人参，实有近于人参处也。至大热退后，脉象犹数，遂重用玄参二两以代石膏，取其能滋真阴兼能清外感余热，而又伍以潞参、连翘各五钱。潞参即古之人参，此由白虎加人参之义化裁而出，故虚热易退。而连翘又能助玄参凉润之力外透肌肤，则余热亦易清也。

温　疹

天津南门西沈家台，杨姓幼子，年四岁，于季春发生温疹。

病因　春暖时气流行，比户多有发生此病者，因受传染。

证候　周身出疹甚密，且灼热异常，闭目昏昏，时作谵语，气息迫促。其唇干裂紫黑，上多凝血，脉象数而有力，大便不实，每日溏泻两三次。

诊断　凡上焦有热之证，最忌下焦滑泻。此证上焦之热已极，而其大便又复溏泻，欲清其热，又恐其溏泻益甚，且在发疹，更虞其因溏泻毒内陷也。是以治此证者，当上清其热，下止其泻，兼托疹毒外出。证候虽险，自能治愈。

处方　生怀山药—两　滑石—两　生石膏捣细，一两　生杭芍六钱　甘草三钱　连翘三钱　蝉蜕去土，钱半

共煎一大盅，分多次徐徐温饮下。

效果　分七八次将药服完。翌日视之，其热大减，诸病皆见愈，惟不能稳睡，心中似骚扰不安。其脉象仍似有力，遂将方中滑石、石膏皆减半，煎汤送安宫牛黄丸半丸。至煎渣再服时，又送服半丸，病遂痊愈。

温疹兼喉痧

天津瑞云里，沈姓学生，年十六岁，于仲春得温疹兼喉痧证。

病因　因在体育场中游戏，努力过度，周身出汗，为风所

袭，遂得斯病。

证候　初病时微觉恶寒头疼，翌日即表里俱壮热，咽喉闷疼，延医服药，病未见轻，喉中疼闷似加剧，周身又复出疹，遂延愚为诊治。其肌肤甚热，出疹甚密，连无疹之处其肌肤亦红。诚西人所谓猩红热也，其心中亦自觉热甚。其喉中扁桃腺处皆红肿，其左边有如榆荚一块发白，自言不惟饮食疼难下咽，即呼吸亦甚觉有碍。诊其脉，左右皆洪滑有力，一分钟九十八至。愚为刺其少商出血，复为针其合谷，又为拟一清咽、表疹、泻火之方，俾服之。

处方　生石膏捣细，二两　玄参六钱　天花粉六钱　射干三钱牛蒡子捣细，三钱　浙贝母三钱　青连翘三钱　鲜芦根三钱　甘草钱半　粳米三钱

共煎汤两大盅，分两次温服下。

复诊　翌日过午，复为诊视。其表里之热皆稍退，脉象之洪滑亦稍减，疹出又稍加多。从前三日未大便，至此则通下一次。再视其喉，其红肿似加增，白处稍大。病人自言此时饮水必须努力始能下咽，呼吸之滞碍似又加剧。愚曰：此为极危险之病，非刺患处出血不可。遂用圭式小刀，于喉左右红肿之处，各刺一长口放出紫血若干，遽觉呼吸顺利。拟再投以清热消肿托表疹毒之剂。

处方　生石膏捣细，一两　天花粉六钱　赤芍三钱　板蓝根三钱　牛蒡子捣细，三钱　生蒲黄三钱　浙贝母三钱　青连翘三钱鲜芦根三钱

共煎一大盅半，分两次温服。

方解　赤芍药张隐庵、陈修园皆疑是山中野草之根，以其纹理甚粗，与园中所植之芍药根迥异也。然此物出于东三省，

愚亲至其地，见山坡多生此种芍药，开单瓣红花，其花小于寻常芍药花约三倍，而其叶则确系芍药无疑。盖南方亦有赤芍药，而其根仍白，兹则花赤其根亦赤，足以善入血分活血化瘀也。又浙贝治嗽，不如川贝；而以之治疮，浙贝似胜于川贝，以其味苦性凉能清热解毒也。

效果　将药连服两剂，其病脱然痊愈。

说明　《灵枢·痈疽》篇谓，痈发嗌中，名曰猛疽。不治，化为脓，脓不泻，塞咽，半日死。此证咽喉两旁红肿日增，即痈发嗌中名为猛疽者也。其脓成不泻，则危在目前。若其剧者，必俟其化脓而后泻之，又恒有迫不及待之时。是以此证因其红肿已甚，有碍呼吸，急刺之以出其紫血而红肿遂愈，此所谓防之于预也。且化脓而后泻之，其疮口恒至溃烂，若未成脓而泻，其紫血所刺之口半日即合矣。喉证原有内伤、外感之殊，其内伤者虽宜注重清热，亦宜少佐以宣散之品，如《白喉忌表抉微》方中之用薄荷、连翘是也。由外感者虽不忌用表散之品，然宜表散以辛凉，不宜表散以温热，若薄荷、连翘、蝉蜕、芦根诸药，皆表散之佳品也。或有谓喉证若由于外感，虽麻黄亦可用者，然用麻黄必须重用生石膏佐之，若《伤寒论》之麻杏甘石汤，诚为治外感喉证之佳方也。特是其方原非治喉证之方，是以方中石膏仅为麻黄之两倍，若借以治外感喉证，则石膏当十倍于麻黄，若遇外感实火炽盛者，石膏尤宜多加为稳妥。是以愚用此方以治外感喉证时，麻黄不过用至一钱，而生石膏恒用至两余，或重用至二两也，然此犹论喉证之红肿不甚剧者。若至肿甚有碍呼吸，不惟麻黄不可用，即薄荷亦不可用，是以治此证方中只用连翘、芦根也。以上所论者，无论内伤、外感，皆咽喉证之属热者也，而咽喉中之变证，间有真寒假热者，又当另议治法。五期四卷载有治此等咽喉证之验案可参观。

温病兼喉痧痰喘

马心琢，天津城里乡祠前皮局工人，年二十八岁，于季秋得温病兼喉痧痰喘证。

病因　初因外出受风，感冒甚微，医者用热药发之，陡成温病，而喉病、喘病遂同时发现。

证候　表里俱壮热，喘逆咳嗽，时吐痰涎，咽喉左边红肿作疼（即西人所谓扁桃体炎），其外边项左侧亦肿胀，呼吸皆有窒碍。为其病喉且兼喘逆，则吸气尤形困难，必十分努力始能将气吸入。其舌苔白而薄，中心微黄，小便赤涩，大便四日未行。其脉左右皆弦长，右部重诊有力，一分钟九十六至。

诊断　此乃外感之热已入阳明之腑，而冲气又挟胃气、肝火上冲也。为其外感之热已入阳明之腑，是以右脉之力胜于左脉；为其冲气挟胃气、肝火上冲，是以左右脉皆弦长。病现喘逆及咽喉肿疼，其肿痛偏左者，正当肝火上升之路也。拟治以麻杏甘石汤，兼加镇冲降胃、纳气利痰之品以辅之。又宜兼用针刺放血，以救目前之急。

处方　麻黄一钱　生石膏捣细，二两　生赭石轧细，一两　生怀山药八钱　杏仁去皮，炒，捣，三钱　连翘三钱　牛蒡子捣碎，三钱　射干二钱　甘草一钱

共煎汤两盅，分两次温服。

又于未服药之前，用三棱针刺其两手少商出血，用有尖小刀刺其咽喉肿处，开两小口令其出血，且用硼砂、西药盐酸加里，融以三十倍之水，俾共含漱。又于两手合谷处为之行针。

其咽喉肿处骤然轻减，然后服药。

复诊　将药服后，其喘顿愈强半，呼吸似无妨碍，表里之热亦愈强半。脉象亦较前平和，其右部仍然有力，胸膈似觉郁闷，有时觉气上冲，仍然咳嗽，大便犹未通下。拟再治以开郁降气，清热理嗽之剂。

处方　糖瓜蒌切碎，二两　生石膏捣细，一两　生赭石轧细，五钱　生杭芍三钱　川贝母三钱　碎竹茹三钱　生蒡子捣碎，三钱

共煎汤一大盅，温服。

效果　将药煎服一剂，大便通下，诸病皆愈，惟一日之间犹偶有咳嗽之时。俾用川贝母细末和梨蒸食之，以善其后。

说明　凡用古人成方治病，其药味或可不动，然必细审其药之分量或加或减，俾与病机相宜。如麻杏甘石汤原方，石膏之分量仅为麻黄之两倍，而此证所用麻杏甘石汤则石膏之分量二十倍于麻黄矣。盖《伤寒论》之麻杏甘石汤原非为治喉证而设，今藉之以治喉证。原用麻黄以散风定喘，又因此证之喉肿太甚有碍呼吸，而方中犹用麻黄，原为行险之道，故麻黄仅用一钱，而又重用生石膏二两以监制之。且于临服药时先用刀开其患处，用针刺其少商与合谷，此所以于险中求稳也。

尝闻友人杨达夫言，有一名医深于《伤寒论》，自著有《注解伤寒论》之书行世。偶患喉证，自服麻杏甘石汤，竟至不起。使其用麻杏甘石汤时，亦若愚所用者如此加减，又何患喉证不愈乎？纵使服药不能即愈，又何至竟不起乎？由此知非古人之方误人。麻杏甘石汤原为发汗后及下后，汗出而喘，无大热者之的方，原未言及治喉证也。而欲藉之以治喉证，能勿将药味之分量为之加减乎？

尝总核《伤寒论》诸方，用于今日，大抵多稍偏于热，

　张锡纯医论医案撮要

此非仲景之不善制方也。自汉季至今，上下相隔已一千六百余年，其天地之气化，人生之禀赋，必有不同之处，是以欲用古方，皆宜细为斟酌也。

温病兼喉疼

胡珍簠，道尹，年五十四岁，原籍云南，寓天津一区，于仲秋感受温病兼喉疼证。

病因 子孙繁多，教养皆自经心，又兼自理家中细务，劳心过度，暗生内热，且日饮牛乳两次作点心，亦能助热，内热上潮，遂觉咽喉不利。至仲秋感受风温，陡觉咽喉作疼。

证候 表里俱觉发热，咽喉疼痛，妨碍饮食，心中之热时觉上冲，则咽喉之疼即因之益甚，周身酸懒无力，大便干燥。脉象浮滑而长，右关尤重按有力，舌上白苔满布。

诊断 此证脉象犹浮，舌苔犹白，盖得病甫二日，表证犹未罢也。而右关重按有力，且时觉有热上冲咽喉者，是内伤外感相并而为病也。宜用重剂清其胃腑之热，而少佐以解表之品，表解里清，喉之疼痛当自愈矣。

处方 生石膏捣细，四两　西药阿斯匹林一瓦

单将生石膏煎汤一大盅，乘热将阿斯匹林融化其中服之。

因阿斯匹林之原质，存于杨柳皮津液中，实为酸凉解肌之妙药，与大量之石膏并用，服后须臾，其内伤、外感相并之热，自能化汗而解也。

效果 服后约半点钟，其上半身微似有汗，而未能遍身透出，迟一点钟，觉心中之热不复上冲，咽喉疼痛轻减，时在下午一点钟。至晚间临睡时，仍照原方再服一剂，周身皆得透汗，安睡一夜。翌晨，诸病若失矣。

胡珍簠君前清名进士，为愚民纪后初次来津之居停也，平素博极群书，对于医书亦恒素披阅，惟误信旧说，颇忌生用石膏。经愚为之解析，则豁然顿悟，是以一日之间共服生石膏八两而不疑。经此番治愈之后，益信生石膏为家常必需之品。恒预轧细末数斤，凡家中人有心中觉热者，即用两许，煮水饮之，是以家中终岁鲜病者。

温病兼阴虚

高诚轩，邻村张马村人，年二十五岁，业农，于仲夏得温病。

病因 仲夏上旬，麦秋将至，远出办事，又欲急回收麦，长途趋行于烈日之中，辛苦殊甚，因得温病。其叔父鲁轩与其表叔毛仙阁皆邑中名医，又皆善治温病，二人共治旬日无效。盖因其劳力过甚，体虚不能托病外出也。

证候 愚诊视时，其两目清白，竟无所见，两手循衣摸床，乱动不休，谵语无伦，分毫不省人事。其大便从前滑泻，此时虽不滑泻，每日仍溏便一两次。脉象浮而无力，右寸之浮尤甚，两尺按之即无，一分钟数至一百二十至。舌苔薄黄，中心干而微黑。

诊断 诊视甫毕，鲁轩与仙阁问曰：视此病脉何如，尚可救否？答曰：此证两目清白无火，而竟无所见者，肾阴将竭也；其两手乱动不休者，肝风已动也。病势至此，危险已至极点，幸喜脉浮，为病还在太阳。右寸浮尤甚，又为将汗之兆。其所以将汗而不汗者，人身之有汗，如天地之有雨。天地阴阳和而后雨，人身亦阴阳和而后汗。此证两尺脉甚弱，阳升而阴不应，是以不能作汗。当用大滋真阴之品，济阴以应其阳，必能自汗，汗出则病愈矣。然非强发其汗也，强发其汗，则汗出必脱，调剂阴阳，以听其自汗，是以汗出必愈也。鲁轩曰：余临证二十年，遇若此证者不知凡几，未尝救愈一人。今君英俊青年（时年二十六），遇此等极险之证，慨然以为可救，若果救愈此子者，当更名再生矣。遂促急为立方。

处方　熟怀地黄二两　生怀山药一两　玄参一两　大甘枸杞一两　甘草三钱　真阿胶四钱

药共六味，将前五味煎汤一大碗去渣，入阿胶融化，徐徐分数次温饮下。

效果　时当上午十点钟将药煎服，至下午两点钟将药服完，形状较前安静。再诊其脉，颇有起色，俾再用原方煎汤一大碗，陆续服之。至秉烛时，遍身得透汗，其病霍然愈矣。此案曾载于《名医验案类编》，编辑主任何廉臣先生对于此案似有疑意，以为诚如案中所述病况，实为不可挽救之证也。故今将此案又登斯编，并细载临证时问答诸语，以征此案之事实。且其哲嗣仙庄，后从愚学医，今已行道津沽彰彰有声。其父偶与追述往事，犹不胜感激也。

说明　尝实验天地之气化，恒数十年而一变。医者临证用药，即宜随气化而转移，因病者所得之病已先随气转移也。愚未习医时，见医者治伤寒温病，皆喜用下药，见热已传里，其大便稍实者，用承气汤下之则愈，如此者约二十年。及愚习医学时，其如此治法者则恒多偾事。而愚所阅之医书，又皆系赵氏《医贯》、《景岳全书》、《冯氏锦囊》诸喜用熟地之书，即外感证亦多喜用。愚之治愈此证，实得力于诸书之讲究。而此证之外，又有重用熟地治愈寒温之坏证诸多验案（三期六卷白虎加人参以山药代粳米汤后，载有数案可参观），此乃用药适与时会，故用之有效也。且自治愈此证之后，仙阁、鲁轩二君，深与愚相契，亦仿用愚方而治愈若干外感之虚证，而一变其从前之用药矣。后至愚年过四旬，觉天地之气化又变，病者多系气分不足，或气分下陷，外感中亦多兼见此证，即用白虎汤时多宜加人参方效。其初得外感应发表时，亦恒为加黄芪方效，如是者又有年。乃自民纪十稔以来，病多亢阳，宜用大剂凉润之药济阴以配其阳。其外感实热之证，多宜用大剂白虎汤，更佐以凉润之品。且人脏腑之气化多有升无降，或脑部充血，或夜眠不寐，此皆气化过升之故，亦即阳亢无制之故。治之者宜镇安其气化，潜藏其阳分，再重用凉润之药辅之，而病始可治。此诚以天地之气化又有转移，人所生之病即随之转移，而医者之用药自不得不随之转移也。

由此悟自古名医所著之书，多有所偏者，非偏也。其所逢之时，气化不同也。愚为滥竽医界者已五十年，故能举生平之所经历而细细陈之也。

温病兼喘胀

邑中牛留里，王义源君之女，年十五岁，于仲春得温病久不愈。

病因　仲春上旬，感受风温，医者诊治失宜，迁延旬余，病益增剧。医者诿为不治，始延愚为诊视。

证候　心下胀满甚剧，喘不能卧，自言心中干甚，似难支持，其舌苔白而微黄，小便赤少，大便从前滑泻，此时虽不滑泻，然仍每日下行。脉搏一息五至强，左部弦而有力，右部似大而有力，然皆不任重按。

诊断　此其温病之热，本不甚剧，因病久真阴亏损，致小便不利，所饮之水停于肠胃则胀满，迫于心下则作喘。其心中自觉干甚，固系温病之热未清，亦足征其真阴亏损，阴精不能上奉也（《内经》谓阴精上奉，其人寿）。当滋其真阴，利其小便，真阴足则以水济火，而心中自然不干；小便利则水从下消，而胀满喘促自愈。至于些些温病之余热，亦可皆随小便泻出而不治自愈矣。

处方　鲜白茅根去净皮及节间细根，锉碎，六两

用水三大碗，煎一沸。俟半点钟，视其茅根若不沉水底，再煎一沸，至茅根皆沉水底，其汤即成，去渣当茶，徐徐温饮之。

效果　如法煎饮茅根两日，其病霍然痊愈。盖白茅根凉润滋阴，又善治肝肾有热、小便不利，且具有发表之性，能透温病之热外出，一药而三善备，故单用之而能立建奇功也。然必削取鲜者用之，且复如此煎法（过煎则无效）方能有效。凡药之性，能利水者多不能滋阴，能下降者多不能上升，能清里者多不能达表。惟茅根既善滋阴，又善利水；既善引水气下行，又善助肾阴上升，且内清脏腑之热，外托肌表之邪，而尤善清肺利痰定其喘逆。盖凡物体之中空者皆象肺，茅根不但中空，其周围艽上又有十二小孔，是其中空象肺叶，而其艽上之小孔又象肺叶上之通气小管也。因其形与肺肖，是以此证之病兼喘者服之亦愈也。

温病兼虚热

邑城东赵家庄，刘氏女，年十五岁，于季春患温病久不愈。

病因　因天气渐热，犹勤纺织，劳力之余，出外乘凉，有

汗被风，遂成温病。

证候　初得周身发热，原宜辛凉解肌，医者竟用热药发之，汗未出而热益其，心中亦热而且渴。此时若用大剂白虎加人参汤清之，病亦可愈。而又小心不敢用，惟些些投以凉润小剂，迁延二十余日，外感之热似渐退。然午前稍轻而午后则仍然灼热，且多日不能饮食，形体异常清瘦。左脉弦细无根，右部关脉稍实，一息六至，舌苔薄而微黄，毫无津液，大便四五日一行，颇干燥。

诊断　此因病久耗阴，阴虚生热，又兼外感之热留滞于阳明之腑未尽消也。

当以清外感之热为主，而以滋补真阴之药辅之。

处方　生石膏捣细，一两　野党参三钱　生怀地黄一两　生怀山药一两　生杭芍四钱　滑石三钱　甘草三钱

共煎汤一大盅，分两次温服下。

复诊　将药煎服两剂后，外感之热已退，右关脉已平和，惟过午犹微发热。此其阴分犹虚也，当再滋补其阴分。

处方　玄参一两　生怀山药一两　甘枸杞大者，五钱　生杭芍五钱　滑石二钱　熟地黄一两　生鸡内金黄色的，捣，一钱　甘草二钱

共煎一大盅，分两次温服。

效果　日服药一剂，连服三日，灼热痊愈。

说明

按：此方于大队滋阴药中犹少加滑石者，恐外感之热邪未尽，引之自小便出也。愚凡治外感之热兼有虚热者，恒生山药与滑石并用，泻热补虚，一举两得。至上有外感燥热而下焦复滑泻者，用之以清热止泻（宜各用一两），尤屡次奏效。二药相

伍，原有化合之妙用。若再加芍药、甘草，即拙拟之滋阴清燥汤，载于三期五卷，可参观也。

温病兼吐血

沧州大西门外，吴姓媪，年过七旬，偶得温病兼患吐血。

病因　年岁虽高，家庭事务仍自操劳，因劳心过度，心常发热。时当季春，有汗受风，遂得温病，且兼吐血。

证候　三四日间，表里俱壮热，心中热极之时恒吐血一两口，急饮新汲井泉水其血即止，舌苔白厚欲黄，大便三日未行。脉象左部弦长，右部洪长，一息五至。

诊断　此证因家务劳心过度，心肝先有蕴热，又兼外感之热传入阳明之腑。两热相并，逼血妄行，所以吐血。然其脉象火热虽盛，而正犹不虚，虽在高年，知犹可治。其治法当以清胃腑之热为主，而兼清其心肝之热，俾内伤外感之热俱清，血自不吐矣。

处方　生石膏轧细，三两　生怀地黄一两五钱　生怀山药一两　生杭芍一两　知母三钱　甘草三钱　乌犀角一钱五分　广三七轧细，二钱

药共八味。将前六味，煎汤三盅，犀角另煎汤半盅，和匀，分三次温服下。每服药一次，即送服三七末三分之一。

效果　将药三次服完，血止热退，脉亦平和，大便犹未通下。俾煎渣再服，犀角亦煎渣取汤，和于汤药中服之，大便通下，痊愈。

说明　愚平素用白虎汤，凡年过六旬者必加人参。此证年过七旬而不加人参者，以其证兼吐血也，为不用人参，所以重用生山药一两，取其既能代粳米和胃，又可代人参稍补益其正

气也。

温病兼冲气上冲

郑伯恕，奉天裕盛铭印书局经理，年五十二岁，于季春得温病，兼冲气自下上冲。

病因 其人素有痰饮，偶有拂意之事，肝火内动，其冲气即挟痰饮上涌，连连呕吐痰水。季春之时，因受感冒成温病，温热内传，触动冲气又复上冲。

证候 表里俱壮热，嗜饮凉水，痰涎上泛，屡屡咳吐，呃逆哕气，连连不除，两胁作胀，舌苔白厚，而中心微黄，大便三日未行。其脉左部弦硬而长，右部洪滑而长，皆重按有力。此温病之热，已入阳明之腑，又兼肝火挟冲气上冲也，是以其左脉弦硬，为肝火炽盛。其弦硬而长，即为冲脉上冲之现象也；其右脉洪滑，为温热已入阳明胃腑；其洪滑而长，亦冲气上冲之现象也，因冲脉虽居于上，而与阳明、厥阴皆有连带之关系也。欲治此证，当重用白虎汤以清阳明之热，而以泻肝降冲理痰之品辅之。

处方 生石膏捣细，三两　生赭石轧细，一两　生龙骨捣碎，八钱　生牡蛎捣碎，八钱　白知母八钱　生杭芍六钱　清半夏三钱　厚朴钱半　甘草二钱　粳米四钱

共煎汤三盅，分三次温饮下。

效果 将药分三次服完，热退气平，痰涎亦减十之七八，脉象亦近平和，其大便犹未通下。遂即原方将石膏、龙骨、牡蛎各减半，再煎服一剂，大便通下，病痊愈。方书用石膏，未有与赭石并用者，即愚生平用石膏亦未尝与赭石并用，恐其寒凉之性与赭石之重坠者并用，而直趋下焦也。然遇有当用之病

　张锡纯医论医案撮要

则病当之，非人当之。有如此证，不重用石膏，则阳明之大热不除；不重用赭石，则上逆之冲气莫制。此所以并用之而无妨碍也。设若此证，但阳明热实而无冲气上逆。服此药后其大便当即通下，或更至于滑泻，而阳明胃腑之热转难尽消。为其兼有冲气上逆，故必俟服之第二剂大便始能通下，此正所谓病当之、非人当之之明征也。龙骨、牡蛎之性，皆善镇肝敛冲，以之治痰，原非所长。而陈修园谓龙骨、牡蛎同用，能引逆上之火、泛滥之水下归其宅，为治痰之神品。其所谓痰，皆逆上之火、泛滥之水所成，即此证之冲气上冲、痰饮上泛者是也。是以方中龙骨、牡蛎各重用八钱，辅翼赭石以成降逆消痰之功，而非可泛以之治痰也。至于二药必生用者，非但取其生则性凉能清热也。《伤寒·论太阳篇》用龙骨、牡蛎者三方，皆表证未罢。后世解者谓：龙骨、牡蛎，敛正气而不敛邪气，是以仲师于表证未罢者亦用之。然三方中之龙骨、牡蛎下皆未注有煅字，其生用可知，虽其性敛正气不敛邪气，若煅之则其性过涩，亦必于外感有碍也，且煅之则其气轻浮，不能沉重下达，以镇肝敛冲更可知矣。

妇女科

怀妊受温病

长安县尹，何麟皋君夫人，年三十二岁，受妊五月，于孟秋感受温病。

病因　怀妊畏热，夜眠当窗，未上窗幔，自窗纱透风，感冒成温。

证候　初病时调治失宜，温热传里，阳明腑实。延医数人皆言病原当用大凉之药，因怀妊实不敢轻用。继延愚为诊视，见其面红气粗，舌苔白厚，中心已黄，大便干燥，小便短赤。诊其脉，左右皆洪滑而实，一息五至强。

诊断　据此证状脉象观之，不但阳明胃腑之热甚实，即肝胆之热亦甚盛。想其未病之前必曾怒动肝火，若不急清其热，势将迫血妄行，危险即在目前。病家曰：先生之言诚然。今听先生用药。不知可保无虞否？答曰：此当治以白虎加人参汤，以白虎汤解其热，加参以保其胎，听吾用药，可保万全无虞。病家闻此言，深相信服。遂为疏方，俾急服之。

处方　生石膏捣细，三两　野党参四钱　生怀地黄一两　生怀山药一两　生杭芍五钱　甘草三钱

共煎汤三盅，分三次温服下。

方解

按：此方虽非白虎加人参汤原方，而实以生地黄代知母，以生山药代粳米，而外加芍药也。盖知母、地黄同能滋阴退热，而知母性滑，地黄则饶有补肾之力（八味丸中干地黄即药房中之生地黄）；粳米与山药皆有浓汁能和胃，而粳米汁浓而不黏，山药之汁浓而且黏，大有固肾之力。如此通变原方，自于胎妊大有益也。外加芍药者，欲藉之以清肝胆之热也。

复诊　将药分三次服完，翌日午前大便通下一次，热已退十之七八，脉象已非洪实，仍然有力，心中仍觉发热。拟再用凉润滋阴之品清之。

处方　玄参一两　生怀地黄一两　天花粉五钱　生杭芍五钱　鲜茅根四钱　甘草二钱

共煎汤两盅，分两次温服下。

效果　将药煎服两剂，病遂霍然痊愈。

说明　凡外感有热之证，皆右部之脉盛于左部之脉。至阳明腑实之证，尤必显然于右部见之，因胃腑之脉原候于右关也。今此证为阳明腑实，其右部之脉洪滑而实，宜矣。而左部之脉亦现此象，是以知其未病之先肝中先有郁热，继为外感之热所激，则勃然发动，而亦现洪滑而实之脉象也。

受妊呕吐

天津一区，王氏妇，年二十六岁，受妊后，呕吐不止。

病因　素有肝气病，偶有拂意，激动肝气，恒作呕吐。至受妊后，则呕吐连连不止。

证候　受妊至四十日时，每日必吐，然犹可受饮食，后则吐浸加重。迨至两月以后，勺水不存。及愚诊视时，不能食者已数日矣，困顿已极，不能起床。诊其脉，虽甚虚弱，仍现滑象，至数未改，惟左关微浮，稍似有力。

诊断　恶阻呕吐，原妊妇之常。兹因左关独浮而有力，知系肝气、胆火上冲，是以呕吐特甚。有谓恶阻呕吐虽甚剧无碍者，此未有阅历之言。愚自行道以来，耳闻目睹，因此证偾事者已有多人，甚勿忽视。此宜急治以镇肝降胃之品，不可因其受妊而不敢放胆用药也。

处方　生赭石轧细，两半　潞党参三钱　生怀山药一两　生怀地黄八钱　生杭芍六钱　大甘枸杞五钱　净萸肉四钱　青黛三钱　清半夏六钱

药共九味，先将半夏用温水淘三次，将矾味淘净。用作饭小锅煮取清汤一盅，调以面粉煮作茶汤，和以白糖令其适口，服下其吐可止，再将余药八味煎汤一大盅，分三次温服。

复诊　将药连服两剂，呕吐即止，精神气力稍振，可以起坐。其脉左关之浮已去，六部皆近和平，惟仍有恶心之时，懒于饮食。拟再治以开胃理肝，滋阴清热之剂。

处方　生怀山药一两　生杭芍五钱　冬瓜仁捣碎，四钱　北沙参四钱　碎竹茹三钱　净青黛二钱　甘草二钱

共煎汤一大盅，分两次温服下。

效果　将药连服三剂，病遂痊愈，体渐复原，能起床矣。

或问：赭石《别录》称其能坠胎，原为催生要药，今重用之以治恶阻呕吐，独不虑其有坠胎之弊乎？答曰：《别录》谓其能坠胎者，为赭石之质重坠，可坠已成形之胎也。若胎至五六月时诚然忌之，若在三月以前之胎，虽名为胎，不过血脉一团凝聚耳。此时惟忌用破血之品，而赭石毫无破血之性，且《本经》谓治赤沃漏下，李氏《纲目》谓治妇人血崩，则其性可知。且其质虽重坠，不过镇降其肝胃上逆之气使归于平，是重坠之力上逆之气当之，即病当之非人当之也。况又与潞参、萸肉、山药诸补益之药并用，此所谓节制之师，是以战则必胜也。

怀妊得温病兼痰喘

天津北阁西，董绍轩街长之夫人，年三十四岁，怀妊，感受温病兼有痰作喘。

病因　受妊已逾八月，心中常常发热，时当季春，喜在院中乘凉，为风袭，遂成此证。

证候　喘息有声，呼吸迫促异常，昼夜不能少卧，心中烦躁，舌苔白厚欲黄。左右寸脉皆洪实异常，两尺则按之不实，其数八至，大便干燥，小便赤涩。

诊断 此证前因医者欲治其喘，屡次用麻黄发之，致其元气将脱，又兼外感之热，已入阳明。其实热与外感之气相并上冲，是以其脉上盛下虚，喘逆若斯迫促。脉七至即为绝脉，今竟八至恐难挽回。欲辞不治，而病家再三恳求，遂勉为拟方，以清其热、止其喘，挽救其气化之将脱。

　　处方 净萸肉一两　生怀地黄一两　生龙骨捣碎，一两　生牡蛎捣碎，一两

　　将四味煎汤，送服生石膏细末三钱，迟五点钟若热犹不退。煎渣再服，仍送服生石膏细末三钱。

　　复诊 服药头煎、次煎后，喘愈强半，遂能卧眠，迨至黎明，胎忽滑下，且系死胎。再诊其脉，较前更数，一息九至，然不若从前之滑实，而尺脉则按之即无。其喘似又稍剧，其心中烦躁依旧，且觉怔忡，不能支持。此乃肝肾阴分大亏，不能维系阳分而气化欲涣散也，当峻补肝肾之阴，兼清外感未尽之余热。

　　处方 生怀山药六两　玄参两半　熟鸡子黄捻碎，六个　真西洋参捣为粗末，二钱

　　先将山药煎十余沸，再入玄参、鸡子黄，煎汤一大碗，分多次徐徐温饮下。每饮一次，送服洋参末少许，饮完再煎渣取汤，接续饮之。洋参末亦分多次送服，勿令余剩。国产之参，皆有热性，惟西洋参则补而不热，以治温热病气分虚者甚宜。然此参伪者极多，其性甚热，误用之足以偾事。惟其皮色黄，皮上皆系横纹，密而且细，其质甚坚者方真。若无真西洋参，可权用潞党参代之，剪成小块，用药汤送服。

　　三诊 翌日，又为诊视，其脉已减去三至为六至，尺脉按之有根，知其病已回生。问其心中，已不怔忡，惟其心中犹觉

发热。此非外感之热，乃真阴未复之热也，当纯用大滋真阴之品以复其阴。

处方　玄参三两　生怀山药两半　当归四钱　真西洋参捣为粗末，二钱

将前三味，共煎汤一大碗，分多次温饮下。每饮一次，送服洋参末少许。

四诊　前方服一剂，心中已不觉热，惟腹中作疼。问其恶露，所下甚少。当系瘀血作疼，治以化瘀血之品，其疼当自愈。

处方　生怀山药一两　当归五钱　怀牛膝五钱　生鸡内金黄色的，捣，二钱　桃仁二钱　红花钱半　真西洋参捣为粗末，二钱

将前六味共煎汤一大盅，送服洋参末一半。至煎渣服时，再送服余一半。

效果　前方日服一剂，服两日病遂痊愈。

或问：他方用石膏皆与诸药同煎，此证何以独将石膏为末送服？答曰：石膏原为石质重坠之品，此证之喘息迫促，呼吸惟在喉间，分毫不能下达，几有将脱之势。石膏为末服之，欲借其重坠之力以引气下达也。且石膏末服，其退热之力一钱可抵半两，此乃屡经自服以试验之，而确能知其如斯。此证一日服石膏末至六钱，大热始退。若用生石膏三两，同诸药煎汤，病家将不敢服。此为救人计，不得不委曲以行其术也。

或问：产后忌用寒凉，第三方用于流产之后，方中玄参重用三两，独不虑其过于苦寒乎？答曰：玄参细嚼之，其味甘而微苦，原甘凉滋阴之品，实非苦寒之药，是以《本经》谓其微寒，善治产乳余疾。故产后忌用凉药，而玄参则毫无所忌也，且后世本草谓大便滑泻忌之，因误认其为苦寒也。而此证

　　　　　　　张锡纯医论医案撮要

服过三两玄参之后，大便仍然干燥，则玄参之性可知矣。

或问：此证之胎已逾八月，即系流产，其胎应活，何以产下竟为死胎？答曰：胎在腹中，原有脐呼吸，实藉母之呼吸以为呼吸，是以凡受妊者，其吸入之气，可由任脉以达于胎儿脐中。此证因吸入之气分毫不能下达，则胎失所荫，所以不能资生也。为其不能资生，所以下降，此非因服药而下降也。

怀妊得温病兼下痢

天津一区橘街，张氏妇，年近三旬，怀妊，受温病兼下痢。

病因 受妊已六个月，心中恒觉发热，继因其夫本为显宦，时事变革，骤尔赋闲，遂致激动肝火，其热益甚，又薄为外感所束，遂致温而兼痢。

证候 表里俱壮热无汗，心中热极，思饮冰水，其家人不敢予。舌苔干而黄，频饮水不濡润，腹中常觉疼坠，下痢赤多白少，间杂以鲜血，一昼夜十余次。其脉左部弦长，右部洪滑，皆重诊有力，一息五至。

诊断 其脉左部弦长有力者，肝胆之火炽盛也。惟其肝胆之火炽盛下迫，是以不但下痢赤白，且又兼下鲜血，腹疼下坠；为其右部洪滑有力，知温热已入阳明之腑，是以舌苔干黄。心为热迫，思饮冰水，所犹喜者脉象虽热，不至甚数，且又流利无滞，胎气可保无羔也。宜治以白虎加人参汤以解温病之热，而更重用芍药以代方中知母，则肝热能清而痢亦可愈矣。

处方 生石膏捣细，二两　大潞参五钱　生杭芍一两　粳米五钱　甘草三钱共煎汤三盅，分三次温饮下。

复诊　将药分三次服完，表里之热已退强半，痢愈十之七八，腹中疼坠亦大轻减。舌苔由黄变白，已有津液，脉象仍然有力，而较前则和缓矣。遂即原方为之加减，俾再服之。

处方　生石膏捣细，三两　大潞参三钱　生怀山药八钱　生杭芍六钱　白头翁四钱　秦皮三钱　甘草二钱

共煎汤三盅，分三次温饮下。

方解

按：此方即白虎加人参汤与白头翁汤相并为一方也。为方中有芍药、山药是以白虎加人参汤中可省去知母、粳米；为白虎加人参汤中之石膏可抵黄连、黄柏，是以白头翁汤中只用白头翁、秦皮。合用之则一半治温，一半治痢，安排周匝，步伍整齐，当可奏效。

效果　将药如法服两剂，病遂痊愈。

或问：《伤寒论》用白虎汤之方定例，汗吐下后加人参，渴者加人参。此案之证非当汗吐下后，亦未言渴，何以案中两次用白虎皆加人参乎？答曰：此案证兼下痢，下痢亦下之类也；其舌苔干黄毫无津液，舌干无液亦渴之类也。且其温病之热，不但入胃，更随下痢陷至下焦，永无出路，惟人参与石膏并用，实能升举其下陷之温热而清解消散之，不至久留下焦以耗真阴。况此证温病与下痢相助为疟，实有累于胎气，几至于莫能支，加人参于白虎汤中，亦所以保其胎气，使无意外之虞也。

产后下血

天津河东十字街东，李氏妇，年近四旬，得产后下血证。

病因　身形素弱，临盆时又劳碌过甚，遂得斯证。

证候　产后未见恶露，纯下鲜血，屡次延医服药，血终不止。及愚诊视，已廿八日矣，其精神衰惫，身体羸弱，周身时或发灼，自觉心中怔忡莫支，其下血剧时腰际疼甚，呼吸常觉短气。其脉左部弦细，右部沉虚，一分钟八十二至。

诊断　即此脉证细参，当系血下陷气亦下陷。从前所服之药，但知治血，不知治气，是以屡次服药无效。此当培补其气血，而以收敛固涩之药佐之。

处方　生箭芪一两　当归身一两　生怀地黄一两　净萸肉八钱　生龙骨捣碎，八钱　桑叶十四片　广三七细末，三钱

药共七味，将前六味煎汤一大盅，送服三七末一半，至煎渣再服时，仍送服其余一半。

方解　此乃傅青主治老妇血崩之方，愚又为之加生地黄、萸肉、龙骨也。其方不但善治老妇血崩，即用以治少年者亦效。初但用其原方，后因治一壮年妇人患血崩甚剧，投以原方不效，且服药后心中觉热，遂即原方为加生地黄一两则效。从此愚再用其方时，必加生地黄一两，以济黄芪之热，皆可随手奏效。今此方中又加萸肉、龙骨者，因其下血既久，下焦之气化不能固摄，加萸肉、龙骨所以固摄下焦之气化也。

复诊　服药两剂，下血与短气皆愈强半，诸病亦皆见愈，脉象亦有起色，而起坐片时自觉筋骨酸软。此仍宜治以培补气血，固摄下焦气化，兼壮筋骨之剂。

处方　生箭芪一两　龙眼肉八钱　生怀地黄八钱　净萸肉八钱　胡桃肉五钱　北沙参五钱　升麻一钱　鹿角胶三钱

药共八味，将前七味煎汤一大盅，鹿角胶另炖化，兑服。

方中加升麻者，欲以助黄芪升补气分使之上达，兼以升提

血分使不下陷也。

三诊　将药连服三剂，呼吸已不短气，而血分则犹见少许，然非鲜血而为从前未下之恶露。此吉兆也，若此恶露不下，后必为恙，且又必须下净方妥。此当兼用化瘀之药以催之速下。

处方　生箭芪一两　龙眼肉八钱　生怀地黄八钱　生怀山药六钱　胡桃肉五钱　当归四钱　北沙参三钱　鹿角胶三钱　广三七细末，三钱

药共九味，先将前七味煎汤一大盅，鹿角胶另炖化，兑汤药中，送服三七末一半。至煎渣再服时，仍将所余之鹿角胶炖化，兑汤药中，送服所余之三七末。

方解

按：此方欲用以化瘀血，而不用桃仁、红花诸药者，恐有妨于从前之下血也。且此方中原有善化瘀血之品，鹿角胶、三七是也。盖鹿角之性原善化瘀生新，熬之成胶其性仍在。前此之恶露自下，实多赖鹿角胶之力，今又助之以三七，亦化瘀血不伤新血之品。连服数剂，自不难将恶露尽化也。

效果　将药连服五剂，恶露下尽，病遂痊愈。

产后手足抽掣

天津大伙巷，于氏妇，午过三旬，于产后得四肢抽掣病。

病因　产时所下恶露甚少，至两日又分毫恶露不见，迟半日遂发抽掣。

证候　心中发热，有时觉气血上涌，即昏然，身躯后挺，四肢抽掣，其腹中有时作疼，令人揉之则少瘥。其脉左部沉弦，右部沉涩，一息四至强。

诊断　此乃肝气胆火，挟败血上冲以瘀塞经络。而其气火相并，上冲不已，兼能妨碍神经，是以昏然后挺而四肢作抽掣也。当降其败血，使之还为恶露泻出，其病自愈。

处方　怀牛膝一两　生杭芍六钱　丹参五钱　玄参五钱　苏木三钱　桃仁去皮，三钱　红花二钱　土鳖虫五大个，捣　红娘虫即樗鸡捣，六大个，捣

共煎汤一盅，温服。

效果　此药煎服两剂，败血尽下，病若失。

产后癥瘕

邑城西韩家庄，韩氏妇，年三十六岁，得产后癥瘕证。

病因　生产时恶露所下甚少，未尝介意，迟至半年遂成癥瘕。

证候　初因恶露下少，弥月之后渐觉少腹胀满，因系农家，当时麦秋忙甚，未暇延医服药。又迟月余则胀而且疼，始服便方，数次皆无效，后则疼处按之觉硬，始延医服药。诊治月余，其疼似减轻而硬处转见增大，月信自产后未见。诊其脉，左部沉弦，右部沉涩，一息近五至。

诊断　按生理正规产后两月月信当见，有孩吃乳至四月亦当见矣，今则已半载月信未见，因其产后未下之恶露，结癥瘕于冲任之间，后生之血遂不能下为月信，而尽附益于其上，俾其日有增长，是以积久而其硬处益大也。是当以消癥瘕之药消之，又当与补益之药并用，使之消癥瘕而不至有伤气化。

处方　生箭芪五钱　天花粉五钱　生怀山药五钱　三棱三钱　莪术三钱　当归三钱　白术二钱　生鸡内金黄色的，捣，二钱　桃仁去皮，二钱　知母二钱

共煎汤一大盅，温服。

复诊　将药连服六剂，腹已不疼，其硬处未消，按之觉软，且从前食量减少，至斯已复其旧，其脉亦较前舒畅。遂即原方为之加减，俾再服之。

处方　生箭芪五钱　天花粉五钱　生怀山药四钱　三棱三钱　莪术三钱　怀牛膝三钱　野党参二钱　知母三钱　生鸡内金黄色的，捣，二钱　生水蛭捣碎，二钱

共煎汤一大盅，温服。

效果　将药连服十五六剂（随时略有加减），忽下紫黑血块若干，病遂痊愈。

说明　妇女癥瘕治愈者甚少，非其病之果难治也。《金匮》下瘀血汤，原可为治妇女癥瘕之主方，特其药性猛烈，原非长服之方。于癥瘕初结未坚硬者，服此药两三次或可将病消除。若至累月累年，癥瘕结如铁石，必须久服，方能奏效者，下瘀血汤原不能用。乃医者亦知下瘀血汤不可治坚结之癥瘕，遂改用桃仁、红花、丹参、赤芍诸平和之品；见其癥瘕处作疼，或更加香附、延胡、青皮、木香诸理气之品。如此等药用之以治坚结之癥瘕，可决其虽服至百剂，亦不能奏效。然仗之奏效则不足，伤人气化则有余。若视为平和而连次服之，十余剂外人身之气化即暗耗矣。此所以治癥瘕者十中难愈二三也。

若拙拟之方其三棱、莪术、水蛭，皆为消癥瘕专药。即鸡内金人皆用以消食，而以消癥瘕亦有力，更佐以参、芪、术诸补益之品，则消癥瘕诸药不虑其因猛烈而伤人，且又用花粉、知母以调剂补药之热，牛膝引药下行以直达病所，是以其方可久服无弊，而坚结之癥瘕即可徐徐消除也。至于水蛭必生用

者，三期八卷理冲丸后论之最详。且其性并不猛烈过甚，治此证者，宜放胆用之以挽救人命。

血闭成癥瘕

邻庄李边务，刘氏妇，年二十五岁，经血不行，结成癥瘕。

病因　处境不顺，心多抑郁，以致月信渐闭，结成癥瘕。

证候　癥瘕初结时，大如核桃，屡治不消，渐至经闭。后则癥瘕，长三年之后，大如覆盂，按之甚硬，渐至饮食减少，寒热往来，咳嗽吐痰，身体羸弱，亦以为无可医治，待时而已。后忽闻愚善治此证，求为诊视。其脉左右皆弦细无力，一息近六至。

诊断　此乃由闭经而积成癥瘕，由癥瘕而浸成虚劳之证也。此宜先注意治其虚劳，而以消癥瘕之品辅之。

处方　生怀山药一两　大甘枸杞一两　生怀地黄五钱　玄参四钱　沙参四钱　生箭芪三钱　天冬三钱　三棱钱半　莪术钱半　生鸡内金黄色的，捣，钱半

共煎汤一大盅，温服。

方解　方中用三棱、莪术，非但以之消癥瘕也。诚以此证廉于饮食，方中鸡内金固能消食，而三棱、莪术与黄芪并用，实更有开胃健脾之功。脾胃健壮，不但善消饮食，兼能运化药力，使病速愈也。

复诊　将药连服六剂，寒热已愈，饮食加多，咳嗽吐痰亦大轻减，癥瘕虽未见消，然从前时或作疼，今则不复疼矣，其脉亦较前颇有起色。拟再治以半补虚劳半消癥瘕之方。

处方　生怀山药一两　大甘枸杞一两　生怀地黄八钱　生箭

芪四钱　沙参四钱　生杭药四钱　天冬四钱　三棱二钱　莪术二钱
桃仁去皮，二钱　生鸡内金黄色的，捣，钱半

共煎汤一大盅，温服。

三诊　将药连服六剂，咳嗽吐痰皆愈，身形已渐强壮，脉
象又较前有力，至数复常。至此虚劳已愈，无庸再治。其癥瘕
虽未见消，而较前颇软，拟再专用药消之。

处方　生箭芪六钱　天花粉五钱　生怀山药五钱　三棱三钱
莪术三钱　怀牛膝三钱　潞党参三钱　知母三钱　桃仁去皮，二钱
生鸡内金黄色的，捣，二钱　生水蛭捣碎，二钱

共煎汤一大盅，温服。

效果　将药连服十二剂，其瘀血忽然降下若干，紫黑成
块，杂以脂膜，癥瘕全消。为其病积太久，恐未除根，俾日用
山楂片两许，煮汤冲红蔗糖，当茶饮之，以善其后。

产后温病

天津一区，李氏妇，年二十七岁，于中秋节后得温病。

病因　产后六日，更衣入厕受风。

证候　自厕返后，觉周身发冷，更数小时，冷已，又复发
热。自用生姜、红糖煎汤乘热饮之，周身得汗稍愈。至汗解，
而其热如故，迁延两日，热益盛，心中烦躁作渴，急延愚为诊
视，见其满面火色，且微喘。诊其脉象洪实，右部尤甚，一分
钟九十三至，舌苔满布白而微黄，大便自病后未行。

诊断　此乃产后阴虚生内热，略为外感拘束而即成温病
也。其心中烦躁而渴者，因产后肾阴虚损，不能上达舌本，且
不能与心火相济也；其微喘者，因肾虚不能纳气也；其舌苔白
而微黄者，热已入阳明之腑也；其脉洪实兼数者，此阳明腑热

已实，又有阴虚之象也。宜治以白虎加人参汤，更稍微变通之，方于产后无碍。

处方　生石膏捣细，三两　野台参四钱　玄参一两　生怀山药八钱　甘草三钱

共煎汤三盅，分三次温饮下。

方解

按：此方即白虎加人参汤，以玄参代知母、生山药代粳米也。《伤寒》书中用白虎汤之定例，汗吐下后加人参以其虚也；渴者加人参，以其津液不上潮也。至产后则虚之尤虚，且又作渴，其宜加人参明矣。至以玄参代知母者，因玄参《本经》原谓其治产乳余疾也。以生山药代粳米者，因山药之甘温既能代粳米和胃，而其所含多量之蛋白质，更能补益产后者之肾虚也。如此变通，其方虽在产后用之，可毫无妨碍，况石膏《本经》原谓其微寒，且明载其主产乳乎？

复诊　服药一剂，热退强半，渴喘皆愈，脉象已近和平，大便犹未通下。宜大滋真阴以退其余热，而复少加补气之药佐之。诚以气旺则血易生，即真阴易复也。

处方　玄参二钱　野党参五钱

共煎汤两盅，分两次温饮下。

效果　将药煎服两剂，大便通下，病遂痊愈。

流产后满闷

天津一区，张氏妇，年二十六岁，流产之后胃脘满闷，不能进食。

病因　孕已四月，自觉胃口满闷，倩人以手为之下推，因用力下推至脐，遂至流产。

证候　流产之后，忽觉气血上涌，充塞胃口，三日之间，分毫不能进食，动则作喘，头目眩晕，心中怔忡，脉象微弱，两尺无根。

其夫张耀华，曾因肺病吐脓血，经愚治愈，因相信，复急延为诊治。

诊断　此证因流产后下焦暴虚，肾气不能固摄冲气，遂因之上冲。夫冲脉原上隶阳明胃腑，其气上冲，胃气即不能下降（胃气以息息下行为顺）。是以胃中胀满，不能进食。治此等证者，若用开破之药开之，胀满去而其人或至于虚脱。宜投以峻补之剂，更用重镇之药辅之，以引之下行，则上之郁开，而下焦之虚亦即受此补剂之培养矣。

处方　大潞参四钱　生赭石轧细，一两　生怀山药一两　熟怀地黄一两　玄参八钱　净萸肉八钱　紫苏子炒，捣，三钱　生麦芽三钱

共煎汤一大盅，分两次温服下。

方解　按方中用生麦芽，非取其化食消胀也。诚以人之肝气宜升，胃气宜降。凡用重剂降胃，必须少用升肝之药佐之，以防其肝气不舒。麦芽生用原善舒肝，况其性能补益胃中酸汁，兼为化食消胀之妙品乎？

效果　将药煎服一剂，胃中豁然顿开，能进饮食。又连服两剂，喘与怔忡皆愈。

月闭兼温疹靥急

天津城里丁家胡同，杨氏女，年十五岁，先患月闭，继又染温疹靥急。

病因　自十四岁月信已通。后因肝气不舒，致月信半载不

至，继又感发温疹，初见点即靥。

证候　初因月信久闭，已发热瘦弱，懒于饮食，恒倦卧终日不起。继受温疹，寒热往来，其寒时觉体热减轻，至热时较从前之热增加数倍。又加以疹初见点即靥，其毒热内攻，心中烦躁怔忡，剧时精神昏愦，恒作谵语，舌苔白而中心已黄，毫无津液，大便数日未行。其脉觉寒时似近闭塞，觉热时又似洪大而重按不实，一息五至强。

诊断　此证因阴分亏损将成劳瘵，又兼外感内侵，病连少阳，是以寒热往来；又加以疹毒之热，不能外透而内攻，是以烦躁怔忡，神昏谵语。此乃内伤外感两剧之证也，宜用大剂滋其真阴清其毒热，更佐以托疹透表之品，当能奏效。

处方　生石膏捣细，二两　野台参三钱　玄参一两　生怀山药一两　大甘枸杞六钱　知母四钱　连翘三钱　蝉蜕二钱　茵陈二钱　僵蚕钱半　鲜芦根四钱

共煎汤三盅，分三次温饮下。嘱其服一剂热不退时，可即原方再服。若服至大便通下且微溏时，即宜停药勿服。

复诊　将药煎服两剂，大热始退，不复寒热往来，疹未表出而心已不烦躁怔忡，知其毒由内消，当不变生他故。大便通下一次，亦未见溏，再诊其脉，已近和平，惟至数仍数，知其外感已愈十之八九，而真阴犹未复也。拟再滋补其真阴，培养其血脉，俾其真阴充足，血脉调和，月信自然通顺而不愆期矣。

处方　生怀山药一两　大甘枸杞一两　玄参五钱　地骨皮五钱　龙眼肉五钱　北沙参五钱　生杭芍三钱　生鸡内金黄色的，捣，钱半　甘草二钱

共煎汤一大盅，温服。

三诊　将药连服四剂，饮食增加，精神较前振作，自觉诸病皆无，惟腹中间有疼时，此月信欲通而未能即通也。再诊其脉，已和平四至矣，知方中凉药宜减，再少加活血化瘀之品。

处方　生怀山药一两　大甘枸杞一两　龙眼肉六钱　当归五钱　玄参三钱　地骨皮三钱　生杭芍二钱　生鸡内金黄色的，捣，钱半　土鳖虫五个，大者，捣　甘草钱半　生姜三片

共煎汤一大盅，温服。

效果　此药连服十剂，腹已不疼，身形已渐胖壮，惟月信仍未至，俾停药静候。旬日后，月信遂见。因将原方略为加减，再服数剂，以善其后。

或问：方书治温疹之方，未见有用参者。开首之方原以治温疹为急务，即有内伤亦当从缓治之。而方中用野台参者，其义何居？答曰：《伤寒论》用白虎汤之例，汗吐下后加人参，以其虚也；渴者加人参，以其气虚不能助津液上潮也。今此证当久病内亏之余，不但其血分虚损，其气分亦必虚损。若但知用白虎汤以清其热，不知加参以助之，而热转不清，且更有病转加剧之时（观四期人参后附载医案可用）。此证之用人参，实欲其热之速退也，且此证疹疬之急，亦气分不足之故。用参助石膏以清外感之热，即藉其力以托疹毒外出，更可藉之以补从前之虚劳。是此方中之用参，诚为内伤外感兼顾之要药也。

或问：凡病见寒热往来者，多系病兼少阳，是以治之者恒用柴胡以和解之。今方中未用柴胡，而寒热往来亦愈。何也？答曰：柴胡虽能和解少阳，而其升提之力甚大。此证根本已虚，实不任柴胡之升提。方中茵陈乃青蒿之嫩者，经冬不枯，饱沃霜雪，至春得少阳最初之气，即萌动发生，是以其性凉而能散，最能宣通少阳之郁热，可为柴胡之代用品，实为少阳病

兼虚者无尚之妙药也。况又有芦根亦少阳药，更可与之相助为理乎？此所以不用柴胡亦能愈其寒热往来也。

处女经闭

天津南开中学旁，陈氏女，年十七岁，经通忽又半载不至。

病因　项侧生有瘰疬，服药疗治，过于咸寒，致伤脾胃，饮食减少，遂至经闭。

证候　午前微觉寒凉日加，申时又复潮热，然不甚剧，黎明时或微出汗，咳嗽有痰，夜间略甚，然仍无妨于安眠，饮食消化不良，较寻常减半，心中恒觉发热，思食凉食，大便干燥，三四日一行。其脉左部弦而微硬，右部脉亦近弦，而重诊无力，一息搏逾五至。

诊断　此因饮食减少，生血不足，以至经闭也。其午前觉凉者，其气分亦有不足，不能乘阳气上升之时而宣布也；至其晚间之觉热，则显为血虚之象；至于心中发热，是因阴虚生内热也；其热上升伤肺易生咳嗽，胃中消化不良易生痰涎，此咳嗽又多痰也；其大便燥结者，因脾胃伤损失传送之力，而血虚阴亏又不能润其肠也；左脉弦而兼硬者，心血虚损不能润肝滋肾也；右脉弦而无力者，肺之津液胃之酸汁皆亏，又兼肺胃之气分皆不足也。拟治以资生通脉汤 (方在三期八卷)，复即原方略为加减，俾与证相宜。

处方　白术炒三钱　生怀山药八钱　大甘枸杞六钱　龙眼肉五钱　生怀地黄五钱　玄参四钱　生杭芍四钱　生赭石轧细，四钱　当归四钱　桃仁二钱　红花钱半　甘草二钱

共煎汤一大盅，温服。

复诊　将药连服二十余剂（随时略有加减），饮食增多，身形健壮，诸病皆愈，惟月信犹未通，宜再注意通其月信。

处方　生水蛭轧为细末，一两　生怀药轧为细半，半斤

每用山药末七钱，凉水调和，煮作茶汤，加红蔗糖，融化，令其适口，以之送服水蛭末六分，一日再服，当点心用之，久则月信必通。

效果　按方服过旬日，月信果通下，从此经血调和无病。

方解

按：水蛭《本经》原无"炙用"之文。而后世本草谓，若不炙即用之，得水即活，殊为荒唐之言。尝试用此药，先用炙者无效，后改用生者，见效甚速（三期七卷理冲丸后附有医案，且论水蛭之性甚详）。其性并不猛烈，惟稍有刺激性，屡服恐于胃不宜。用山药煮粥送服，此即《金匮》硝石矾石散送以大麦粥之义也。且山药饶有补益之力，又为寻常服食之品，以其粥送水蛭，既可防其开破伤正，且又善于调和胃腑也。

血崩证

天津二区，徐姓妇人，年十八岁，得血崩证。

病因　家庭不和，激动肝火，因致下血不止。

证候　初时下血甚多，屡经医治，月余，血虽见少，而终不能止，脉象濡弱，而搏近五至，呼吸短气，自觉当呼气外出之时，稍须努力，不能顺呼吸之自然。过午潮热，然不甚剧。

诊断　此胸中大气下陷，其阴分兼亏损也。为其大气下陷，所以呼气努力，下血不止；为其阴分亏损，所以过午潮热。宜补其大气，滋其真阴，而兼用升举固涩之品，方能治愈。

处方　生箭芪一两　白术炒，五钱　大生地一两　龙骨煅，捣，一两　牡蛎煅捣，一两　天花粉六钱　苦参四钱　黄柏四钱　柴胡三钱　海螵蛸去甲，三钱　茜草二钱

西药麦角中者一个，掺乳糖五分，共研细。将中药煎汤两大盅，分两次服。麦角末亦分两次送服。

效果　煎服一剂，其血顿止，分毫皆无，短气与潮热皆愈。再为开调补气血之剂，俾服数剂，以善其后。

附录：

保赤良方

治小儿之书，有《儿科辑要》，著此书者为姚济苍君。辽源友人王止孚曾赠一部，书中谓：小儿初生时，宜急用手指蘸鸡蛋清摩擦其脊骨，自下而上须着力挨次摩擦。其摩擦之处，即出若干粗黑毛，如拔净可免抽风及他病。王君曾自试其方，确有效验，因多买其书，以送朋友。

会比邻王姓小孩降生后不哭不乳，授以此方治之，现出黑粗毛若干，为拔净，即啼哭食乳矣。此诚保赤之良方也。其黑毛之生，多在脊骨靠下处，擦时于其处尤宜注意。见此方者，若能广传，诚积善之一道也。